中国医师协会
肿瘤消融治疗技术规范化培训教材

甲状腺肿瘤消融治疗

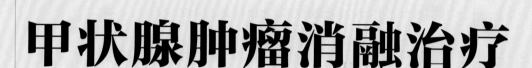

总主编　滕皋军

顾　问　梁　萍

主　编　徐　栋　葛明华

副主编　章建全　王可敬　王鸿程　邝　建

U0235316

人民卫生出版社

图书在版编目（CIP）数据

甲状腺肿瘤消融治疗 / 徐栋，葛明华主编 . —北京：
人民卫生出版社，2020

ISBN 978-7-117-28906-1

Ⅰ. ①甲… Ⅱ. ①徐…②葛… Ⅲ. ①甲状腺疾病 –
腺癌 – 显微外科学 Ⅳ. ①R736.1

中国版本图书馆 CIP 数据核字（2019）第 209427 号

| 人卫智网 | www.ipmph.com | 医学教育、学术、考试、健康，购书智慧智能综合服务平台 |
| 人卫官网 | www.pmph.com | 人卫官方资讯发布平台 |

甲状腺肿瘤消融治疗

主　　编：徐　栋　葛明华
出版发行：人民卫生出版社（中继线 010-59780011）
地　　址：北京市朝阳区潘家园南里 19 号
邮　　编：100021
E - mail：pmph @ pmph.com
购书热线：010-59787592　010-59787584　010-65264830
印　　刷：北京顶佳世纪印刷有限公司
经　　销：新华书店
开　　本：787×1092　1/16　印张：17
字　　数：414 千字
版　　次：2020 年 3 月第 1 版　2023 年 6 月第 1 版第 4 次印刷
标准书号：ISBN 978-7-117-28906-1
定　　价：128.00 元

打击盗版举报电话：010-59787491　E-mail：WQ @ pmph.com
质量问题联系电话：010-59787234　E-mail：zhiliang @ pmph.com

编 者（以姓氏笔画为序）

丁群芳	中国科学院大学附属肿瘤医院
于　杰	中国人民解放军总医院
于明安	中日友好医院
于晓玲	中国人民解放军总医院
马琳琳	中国科学院大学附属肿瘤医院
王小平	上海市中医医院
王可敬	中国科学院大学附属肿瘤医院
王立平	中国科学院大学附属肿瘤医院
王忠敏	上海交通大学医学院附属瑞金医院
王鸿程	福建省第二人民医院
王淑荣	滨州医学院烟台附属医院
车　颖	大连医科大学附属第一医院
毛建强	湖州市南浔区人民医院
方　军	中国科学院大学附属肿瘤医院
石　磊	中国科学院大学附属肿瘤医院
龙　斌	中国科学院大学附属肿瘤医院
叶　欣	山东省立医院
邝　建	广东省人民医院
李　萍	上海交通大学医学院附属仁济医院
李利梅	郑州大学第一附属医院
李林法	中国科学院大学附属肿瘤医院
李明奎	浙江萧山医院
李建华	郑州大学第一附属医院
杨　琛	中国科学院大学附属肿瘤医院
杨高怡	浙江省中西医结合医院
吴梅娟	中国科学院大学附属肿瘤医院
邱新光	郑州大学第一附属医院
余建军	宁夏回族自治区人民医院
汪丽菁	中国科学院大学附属肿瘤医院

陈丽羽　中国科学院大学附属肿瘤医院
邵国良　中国科学院大学附属肿瘤医院
范卫君　中山大学肿瘤防治中心
周建桥　上海交通大学医学院附属瑞金医院
周玲燕　中国科学院大学附属肿瘤医院
郑元义　上海市第六人民医院
郑传铭　浙江省人民医院
郑林峰　中国科学院大学附属肿瘤医院
郑家平　中国科学院大学附属肿瘤医院
孟志强　复旦大学附属肿瘤医院
赵齐羽　浙江大学医学院附属第一医院
赵坚强　中国科学院大学附属肿瘤医院
俞炎平　中国科学院大学附属肿瘤医院
徐　栋　中国科学院大学附属肿瘤医院
徐海苗　中国科学院大学附属肿瘤医院
徐辉雄　上海市第十人民医院
郭　良　中国科学院大学附属肿瘤医院
黄品同　浙江大学医学院附属第二医院
章建全　上海长征医院
彭成忠　浙江省人民医院
葛明华　浙江省人民医院
董　刚　郑州大学第一附属医院
蒋天安　浙江大学医学院附属第一医院
程志刚　中国人民解放军总医院
赏金标　中国科学院大学附属肿瘤医院
谢晓燕　中山大学附属第一医院
雷志锴　浙江大学医学院附属杭州市第一人民医院
詹维伟　上海交通大学医学院附属瑞金医院
翟　博　上海交通大学医学院附属仁济医院

主编简介

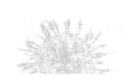

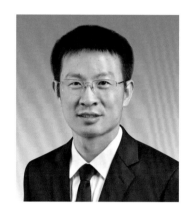

徐 栋

教授,主任医师,医学博士,博士研究生导师,中国科学院大学附属肿瘤医院(浙江省肿瘤医院)超声科主任兼超声介入病区主任,美国德州大学MD安德森癌症中心客座教授。现担任中国医师协会介入医师分会超声介入专业委员会主任委员兼甲状腺介入学组主任委员,中国抗癌协会肿瘤消融治疗专业委员会副主任委员,中国临床肿瘤学会肿瘤消融治疗专家委员会常务委员,浙江省抗癌协会肿瘤消融治疗专业委员会主任委员,浙江省数理医学学会精准超声介入与智能诊断专业委员会主任委员,浙江省医学会超声医学分会副主任委员等。

从事肿瘤微创、介入治疗工作近20年,广泛开展了超声引导下甲状腺结节、乳房肿块、子宫肌瘤/腺肌症、肝癌、肾癌、肺癌、转移性淋巴结等肿瘤的精准微创介入诊疗和消融治疗,作为共同组长联合牵头制订了《甲状腺良性结节、微小癌及颈部转移性淋巴结热消融治疗专家共识(2018 版)》。主持国家自然科学基金面上项目、浙江省自然科学基金重大项目、国家卫生健康委员会重大专项等多项课题;发表医学论文近 100 篇,培养研究生 10 余名。

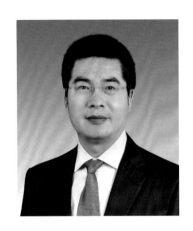

葛明华

教授，主任医师，外科学博士，博士研究生导师。兼任中国抗癌协会甲状腺癌专业委员会主任委员、头颈肿瘤专业委员会副主任委员，亚太甲状腺外科学会常务委员，中国康复医学会修复重建外科专业委员会头颈外科专业学组副组长等学术职务。国家卫生计生突出贡献中青年专家，浙江省有突出贡献中青年专家、"万人计划"科技创新领军人才、卫生领军人才培养对象、卫生创新人才、预防医学领域"科技之星"突出贡献奖获得者，"浙江省优秀医师奖"获得者，享受国务院政府特殊津贴。

擅长甲状腺、口腔颌面、耳鼻咽喉肿瘤的外科治疗和综合治疗，特别是在甲状腺癌的手术演进、颅底相关头颈部肿瘤的手术治疗、头颈部肿瘤术后大面积缺损的整复治疗、颈淋巴清扫技术方面有深入的研究。目前主持近20项国家级、省部级及厅级课题，并在国内外医学杂志发表学术论文近100篇，其中SCI收录论文近30篇。主编《甲状腺癌的临床诊治》《颈淋巴清扫术》《唾液腺癌的临床诊治》《甲状腺肿瘤学》，曾获浙江省科学技术进步奖二等奖、三等奖、中国抗癌协会科学技术进步奖二等奖各1项，浙江省医药卫生科学技术进步奖一等奖、二等奖、三等奖各1项。

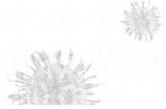

序 一

　　实体肿瘤的消融治疗具有微创、精准、疗效确切等优点，近年来在国内外得到了蓬勃发展。该技术涉及肿瘤内科、外科、影像科、超声科、介入科等多个学科，从业人员专业众多、操作基础不一，亟待建立规范化的培训制度。

　　2017年原国家卫生和计划生育委员会下发《肿瘤消融治疗技术管理规范（2017年版）》明确提出相关从业人员应当接受系统培训。"加强对医师的全方位培训，促进医师技术水平的提升"是中国医师协会的宗旨和任务，协会以医院为依托，针对不同的肿瘤消融治疗技术特点，通过"面授＋远程＋基地"的新型教育模式，对相关从业人员分期分类开展"短期面授培训、远程在线培训、基地临床实践"三阶段的全方面系统培训，重点提升肿瘤消融治疗技术应用人员专项技术能力。

　　系统化的培训亟须统一、规范化的培训教材，为此，相关专家历时一年，付出了大量心血与辛勤劳动，经过多次认真讨论和修改，编写了该教材。我相信，该教材的出版将为今后的系统化培训质量提供保证，为肿瘤消融事业发展做出重要贡献。

中国医师协会会长

张雁君

2019年7月24日

序 二

    消融技术在我国属于限制性医疗技术,2012年原卫生部医政司发函(卫医政疗便函〔2012〕260号)委托中国医师协会对从业人员组织开展"肿瘤消融治疗技术规范化培训"。从2012年至今中国医师协会已组织举办了29期"肿瘤消融治疗技术专项能力培训项目"面授培训班,培训学员5 000余人。但是培训过程中始终缺乏一套规范的教材供学员参考和学习。为此,中国医师协会委托中国医师协会介入医师分会肿瘤消融专业委员会编写有关肿瘤消融治疗方面的系列培训教材。

    本套教材按照"尊重循证医学证据,融合国际诊疗理念,规范技术,体现我国特色,便于临床实践和操作"的原则进行编写,包括若干分册。目前完成编写的是《肝脏肿瘤消融治疗》《肺部肿瘤消融治疗》《甲状腺肿瘤消融治疗》,以后将陆续完成《骨与软组织肿瘤消融治疗》《泌尿生殖系统肿瘤消融治疗》等教材的编写工作。本套教材突出了"新颖、规范、实用"的特点,不但适用于初学者,同时对有一定工作经验者也有很大的帮助。在编写过程中我作为总主编深感责任重大,对于肿瘤消融这项新技术唯恐挂一漏万。本套教材虽然经过了多次认真讨论和反复修改,但仍难免存在不足和局限性,敬祈读者不吝指正。

    本套教材的编写得到了国家卫生健康委员会医政医管局、中国医师协会及人民卫生出版社的大力支持与指导,在此表示衷心感谢。

中国医师协会介入医师分会会长

滕皋军

2019 年 7 月 20 日

前　言

　　近年来甲状腺肿瘤的发病率持续上升,人们对该疾病越发关注。随着科学技术日益进步和临床诊治理念日益更新,消融特别是以射频、微波和激光为代表的消融技术在部分甲状腺结节的微创治疗中得到了越来越多的临床关注和应用。消融治疗甲状腺肿瘤以其安全性、有效性、微创性等优势受到了甲状腺治疗从业者的关注,已成为甲状腺良性结节的治疗手段之一,在部分甲状腺恶性肿瘤的治疗中也进行了一些探索性研究。

　　甲状腺肿瘤消融治疗虽然起步较晚但发展较为迅速,已成为肿瘤消融治疗的重要组成部分。当前,越来越多来自不同学科的医学同人已关注或已加入甲状腺肿瘤消融的行列,因此对从事甲状腺肿瘤消融的医务人员进行规范化的培训日显迫切,但目前仍缺乏权威的甲状腺肿瘤消融治疗精品教材。鉴于当前形势,为规范我国肿瘤消融治疗、培养合格的肿瘤消融从业医务人员,2018 年 10 月中国医师协会研究决定,由中国医师协会介入医师分会牵头,组织中国医师协会消融培训专家组成员以及中国医师协会介入医师分会消融专家委员会的专家,共同编写了肿瘤消融培训系列教材,旨在推动我国肿瘤消融事业向更加规范化、专业化的方向发展。

　　本书编写团队充分体现了甲状腺肿瘤消融多元化的学科背景,由来自全国甲状腺肿瘤消融战线的外科、介入、影像、病理、内分泌、肿瘤、护理等专业的专家构成。本书共分为十章,系统地介绍了甲状腺肿瘤消融治疗的规范化应用,内容详尽、知识全面、实用性强,是甲状腺肿瘤消融领域重要的参考工具书。

　　本书是在中国医师协会及中国医师协会介入医师分会的领导和支持下完成的,同时也得到国家卫生健康委员会医政医管局相关领导的支持与指导,在此一并表示感谢!

　　在本书的编写过程中,各位编者已尽力将每章节内容完善,但因时间仓促、水平所限,仍难尽如人意,对该书中存在的问题,恳请各位读者不吝赐教,以便我们今后改进!

徐栋　葛明华

2019 年 6 月

目 录

临床诊断的"金标准"

——国内病理学知名专家带你一起探寻疾病的"真相"

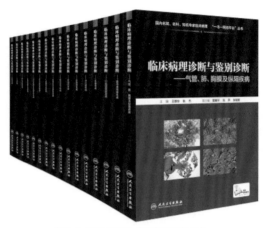

《临床病理诊断与鉴别诊断丛书》

——国内名院、名科、知名专家对临床病理诊断中能见到的几千种疾病进行了全面、系统的总结，将给病理医师"震撼感"

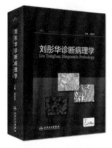

《刘彤华诊断病理学》
（第4版/配增值）

——病理科医师的案头书，二十年打磨的经典品牌，修订后的第4版在前一版的基础上吐陈纳新、纸数融合

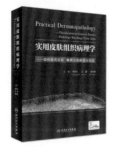

《实用皮肤组织病理学》
（第2版/配增值）

——5000余幅图片，近2000个二维码，973种皮肤病有"图"（临床图片）有"真相"（病理图片）

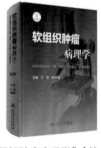

《软组织肿瘤病理学》（第2版）

——经过10年精心打磨，以4000余幅精美图片为基础，系统阐述各种软组织肿瘤的病理学改变

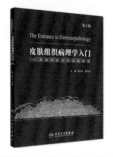

《皮肤组织病理学入门》（第2版）

——皮肤科医生的必备知识，皮肤病理学入门之选

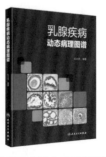

《乳腺疾病动态病理图谱》

——通过近千幅高清图片，系统展现乳腺疾病病理的动态变化

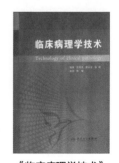

《临床病理学技术》

——以临床常用病理技术为单元，系统介绍临床病理学的相关技术

不熟悉人体结构怎敢当医生！

——几代解剖学家集腋成裘，为你揭示人体结构的奥妙

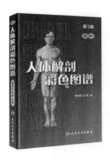

《人体解剖彩色图谱》（第 3 版 / 配增值）

——已是 100 万⁺ 读者的选择

读者对象： 医学生、临床医师

内容特色： 医学、美学与 3D/AR 技术的完美融合

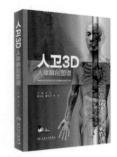

《人卫 3D 人体解剖图谱》

——数字技术应用于解剖学出版的"里程碑"

读者对象： 医学生、临床医师

内容特色： 通过数字技术精准刻画"系解"和"局解"所需展现的人体结构

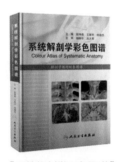

《系统解剖学彩色图谱》

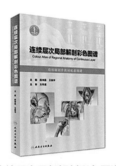

《连续层次局部解剖彩色图谱》

——"系解"和"局解"淋漓尽致的实物展现

读者对象： 医学生、临床医师

内容特色： 分别用近 800 个和 600 个精雕细刻的标本"图解"系统解剖学和局部解剖学

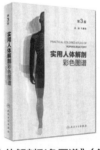

《实用人体解剖彩色图谱》（第 3 版）

——已是 10 万⁺ 读者的选择

读者对象： 医学生、临床医师

内容特色： 通过实物展现人体结构，局解和系解兼顾

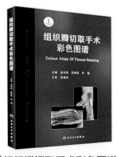

《组织瓣切取手术彩色图谱》

——令读者发出"百闻不如一见"的惊叹

读者对象： 外科医师、影像科医师

内容特色： 用真实、新鲜的临床素材，现了 84 个组织瓣切取手术入路及管的解剖结构

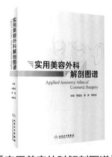

《实用美容外科解剖图谱》

——集美容外科手术操作与局部解剖于一体的实用图谱

读者对象： 外科医师

内容特色： 用 124 种手术、176 个术式完成手术方法与美学设计的融合

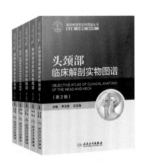

《临床解剖学实物图谱丛书》（第 2 版）

——帮助手术医师做到"游刃有余"

读者对象： 外科医师、影像科医师

内容特色： 参照手术入路，针对临床要点和难点，多方位、多剖面展现手术相关解剖结构

第三轮全国高等学校医学研究生"国家级"规划教材

购书请扫二维码

创新的学科体系，全新的编写思路

授之以渔，而不是授之以鱼　　　回顾历史，揭示其启示意义

述评结合，而不是述而不评　　　剖析现状，展现当前的困惑

启示创新，而不是展示创新　　　展望未来，预测其发展方向

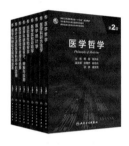

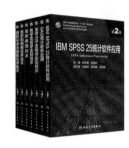

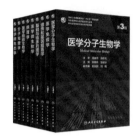

《科研公共学科》　　　　　《实验技术与统计软件系列》　　　　　《基础前沿与进展系列》

在研究生科研能力（科研的思维、科研的方法）的培养过程中起到探照灯、导航系统的作用，为学生的创新提供探索、挖掘的工具与技能，特别应注重学生进一步获取知识、挖掘知识、追索文献、提出问题、分析问题、解决问题能力的培养

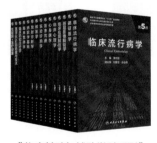

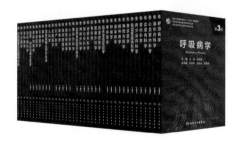

《临床基础与辅助学科系列》　　　　　　　　《临床专业学科系列》

在临床型研究生临床技能、临床创新思维培养过程中发挥手电筒、导航系统的作用，注重学生基于临床实践提出问题、分析问题、解决问题能力的培养

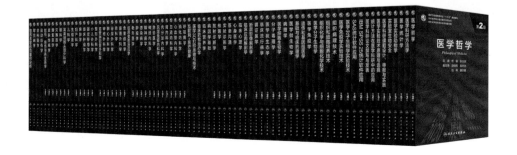

临床医生洞察人体疾病的"第三只眼"

——数百位"观千剑而识器"的影像专家帮你练就识破人体病理变化的火眼金睛

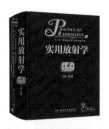

《实用放射学》第4版

——放射医师的案头书，内容丰富、翔实，侧重于实用，临床价值高

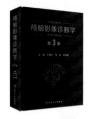

《颅脑影像诊断学》第3版

——续写大师经典，聚焦颅脑影像，疾病覆盖全，知识结构新

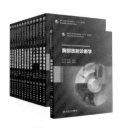

放射诊断与治疗学专业临床型研究生规划教材

专科医师核心能力提升导引丛书

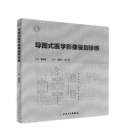

《导图式医学影像鉴别诊断》

——以常见病和多发病为主，采用导图、流程图、示意图及表格式、条目式编写，以影像征象入手，着重传授看片技巧和征象、分析思路

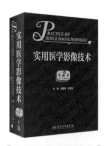

《实用医学影像技术》（第2版）

——影像技师临床操作的案头必备

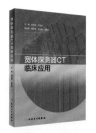

《宽体探测器CT临床应用》

——从讲解技术理论到展示临床病例，详细剖析宽体探测器CT临床应用

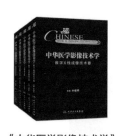

《中华医学影像技术学》

——国内该领域专家理论与实践的全面展现，为中华医学会影像技术分会的倾心之作

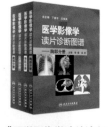

《医学影像学读片诊断图谱丛书》

——内容简洁、实用性强，影像学诊断的入门之选

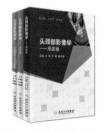

《头颈部影像学丛书》

——头颈部影像诊断的权威之作、代表之作

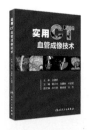

《实用CT血管成像技术》

——全面介绍多层螺旋CT血管成像技术，病例丰富，图片精美

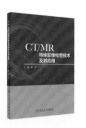

《CT/MR特殊影像检查技术及其应用》

——图片丰富，使用方便，服务临床。

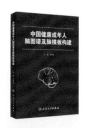

《中国健康成年人脑图谱及脑模板构建》

——建立中国人"标准脑模版"，填补"人类脑计划"空白！

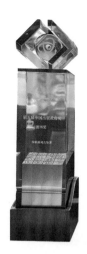

中华影像医学丛书·中华临床影像库

第五届中国出版政府奖获奖图书

编写委员会

顾　　问　刘玉清　戴建平　郭启勇　冯晓源　徐　克

主 任 委 员　金征宇

副主任委员（按姓氏笔画排序）

王振常　卢光明　刘士远　龚启勇

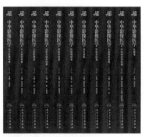

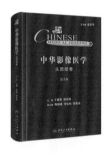

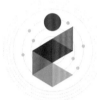

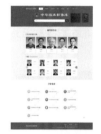

中华临床影像库

分卷	主编
头颈部卷	王振常　鲜军舫
乳腺卷	周纯武
中枢神经系统卷	龚启勇　卢光明　程敬亮
心血管系统卷	金征宇　吕　滨
呼吸系统卷	刘士远　郭佑民
消化道卷	梁长虹　胡道予
肝胆胰脾卷	宋　彬　严福华
骨肌系统卷	徐文坚　袁慧书
泌尿生殖系统卷	陈　敏　王霄英
儿科卷	李　欣　邵剑波
介入放射学卷	郑传胜　程英升
分子影像学卷	王培军

子库	主编
头颈部疾病影像库	王振常　鲜军舫
乳腺疾病影像库	周纯武
中枢神经系统疾病影像库	龚启勇　卢光明　程敬亮
心血管系统疾病影像库	金征宇　吕　滨
呼吸系统疾病影像库	刘士远　郭佑民
消化道疾病影像库	梁长虹　胡道予
肝胆胰脾疾病影像库	宋　彬　严福华
骨肌系统疾病影像库	徐文坚　袁慧书
泌尿生殖系统疾病影像库	陈　敏　王霄英
儿科疾病影像库	李　欣　邵剑波

了解更多图书
请关注我们的公众号

关注公众号
开启影像库 7 天免费体验

"视触叩听"飞翔的翅膀

——国家行业管理部门和权威专家为你制定的临床检验诊断解决方案

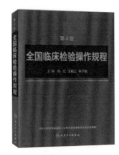

《全国临床检验操作规程》（第 4 版）

——原国家卫计委医政司向全国各级医院推荐的临床检验方法

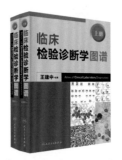

《临床检验诊断学图谱》

——一部国内外罕见的全面、系统、完美、精致的检验诊断学图谱

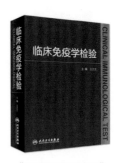

《临床免疫学检验》

——以国内检验专业的著名专家为主要编写成员，兼具权威性和实用性

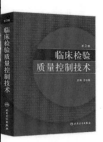

《临床检验质量控制技术》（第 3 版）

——让临床检验质量控制有章可循，有据可依

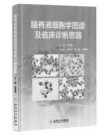

《脑脊液细胞学图谱及临床诊断思路》

——近千张高清细胞学图片，50 余例真实临床案例，系统阐述脑脊液细胞学

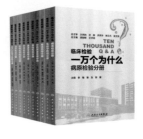

《临床检验一万个为什么丛书》

——囊括了几乎所有临床检验的经典问题

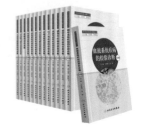

《常见疾病检验诊断丛书》

——临床医师与检验科医师沟通的桥梁

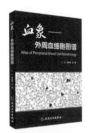
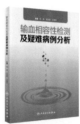
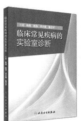
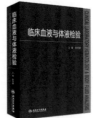
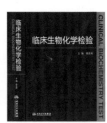

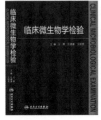
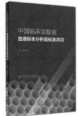
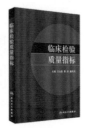
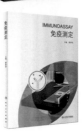
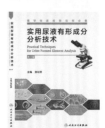

"治疗－康复－长期护理"服务链的核心

——全面落实《"健康中国2030"规划纲要》所提出的"早诊断、早治疗、早康复"

购书请扫二维码

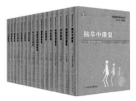

《康复医学系列丛书》

——康复医学的大型系列参考书，突出内容的实用性，强调基础理论的系统与简洁、诊疗实践方面的可操作性

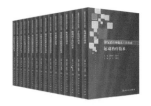

《康复治疗师临床工作指南》

——以临床工作为核心，对操作要点、临床常见问题、治疗注意事项进行重点讲述

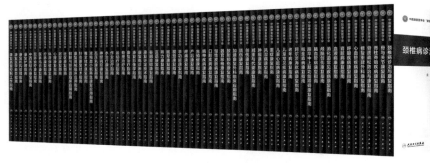

《中国康复医学会"康复医学指南"丛书》

——康复医学领域权威、系统的工作指南

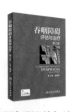

《吞咽障碍评估与治疗》
（第2版/配增值）

——八年酝酿、鸿篇巨制，包含大量吞咽障碍相关新知识、新技术、新理论

《康复科医生手册》

——全国县级医院系列实用手册之一，服务于基层康复医务工作者

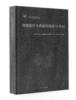

《物理医学与康复学指南与共识》

——中华医学会物理医学与康复学分会推出的首部指南，提供规范系统的康复临床思路以及科学的临床决策指导

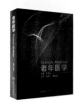

《老年医学》

——体现了老年医学"老年综合征和老年综合评估"的核心内涵，始终注重突出老年医学特色，内容系统权威

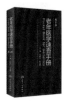

《老年医学速查手册》
（第2版）

——实用口袋书，可方便快捷地获取老年医学的知识和技能

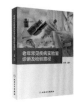

《老年常见疾病实验室诊断及检验路径》

——对老年人群的医学检验进行了严谨的筛查、分析及综合诊断

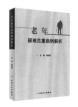

《老年疑难危重病例解析》

——精选老年疑难、复杂、危重病例，为读者提供临床诊治思辨过程以及有益的借鉴

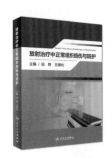
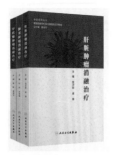
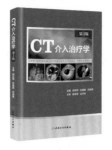
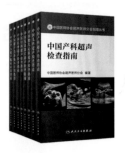

《放射治疗中正常组织损伤与防护》

——迄今为止国内正常组织放射损伤与防护方面较为全面的一本参考书

《中国医师协会肿瘤消融治疗丛书》

——规范、权威、新颖、实用，中国医师协会"肿瘤消融治疗技术专项能力培训项目"指定用书

《CT 介入治疗学》（第 3 版）

——全面介绍 CT 介入治疗在临床中的应用，理论与实践相结合

《中国医师协会超声医师分会指南丛书》

——中国医师协会超声医师分会编著的用于规范临床超声实践的权威指南

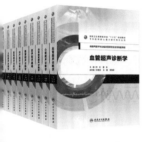
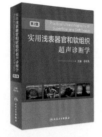
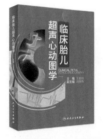
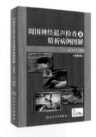

超声医学专业临床型研究生规划教材

——科医师核心能力提升导引丛书

《实用浅表器官和软组织超声诊断学》（第 2 版）

——对浅表器官超声诊断的基础知识和临床应用进行了系统描述

《临床胎儿超声心动图学》

——图像精美，内容丰富；包含大量胎儿心脏及小儿心脏超声解剖示意图、二维超声心动图和彩色多普勒血流图

《周围神经超声检查及精析病例图解》（第 2 版）

——200 余幅经典病例图＋实体解剖图＋手术实景图（病灶一目了然）+100 余段视频＋主编解说（一语道破关键）

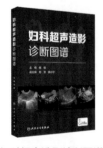
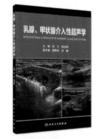
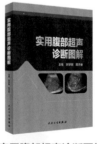
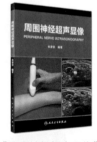

《妇科超声造影诊断图谱》

——解剖、临床与病理有机融合，型图与超声造影动态图互补，美呈现妇科超声造影理论与践

《乳腺、甲状腺介入性超声学》

——乳腺、甲状腺疾病超声引导穿刺活检、治疗的临床指导用书

《实用腹部超声诊断图解》

——完美结合超声影像图和手绘示意图，易会、易懂、易学

《周围神经超声显像》

——强调规范的周围神经超声探测方法，涵盖了以超声诊断为目的显像的几乎所有神经

第一章

绪　论

第一节　甲状腺的解剖及组织学

　　甲状腺的两个侧叶大致呈锥形,尖部又称上极,向上至甲状软骨板;底部称下极,达第 5 或第 6 气管环水平;前缘薄,后缘钝圆。成年人的甲状腺左侧叶平均长度为 4.99cm,右侧叶平均长度为 5.25cm。左侧叶平均宽度为 2.45cm,右侧叶平均宽度为 2.37cm。甲状腺峡部连接两侧叶的下部,其横径和上、下径约为 1.25cm,常位于第 2~4 气管软骨的前方,有时可偏高或偏低,其位置和大小变异较大(图 1-1-1)。

　　甲状腺呈棕红色,富含血管,腺体呈 H 形或 U 形,分左右两叶,中间以峡部相连。峡部上缘常发出一锥状叶,据统计,约 70% 的人出现锥状叶,且多连于左侧叶。锥状叶长短不一,常从峡部或邻近的侧叶向上延伸达舌骨。成人甲状腺重约 25g,女性的甲状腺略重,并在月经期和妊娠期略增大。在甲状腺表面由两层被膜包裹。内层被膜为甲状腺固有的纤维结缔组织膜很薄,称为真被膜,又称纤维囊,囊的纤维束伸入腺实质内,与腺实质内的结缔组织相延续。外层被膜为颈内脏筋膜,较厚,称假被膜,又称甲状腺外科被膜,包绕于真被膜外面,与内层被膜借疏松的纤维组织连接。甲状腺真、假被膜间填充以疏松结缔组织,其内有血管及甲状旁腺,喉返神经位于真被膜之外,故若在真被膜内手术时可避免损伤喉返神经。甲状腺癌手术中,除非癌灶已侵出甲状腺真被膜,否则应在此两层被膜之间分离甲状腺。真假被膜在气管两侧和甲状软骨两侧融合成甲状腺外侧韧带(也称 Berry 韧带)和甲状腺悬韧带,外侧韧带、悬韧带和气管前筋膜将甲状腺固定于甲状软骨和气管软骨环,因此,在做吞咽动作时,甲状腺亦随之上、下移动,临床上可借此判断是否为甲状腺的疾患。甲状腺表面被覆薄层结缔组织被膜(甲状腺真被膜),伸入甲状腺实质,将其分为大小不均、形状不规则小叶,每个小叶内含有 20~40 个甲状腺滤泡和许多滤泡旁细胞。这些结缔组织又伸入小叶之中,围绕在甲状腺滤泡周围。因此,甲状腺实质是由大量甲状腺滤泡及其周围的结缔组织组成的。甲状腺滤泡是甲状腺的基本结构和功能单位,能产生和贮存机体不可缺少的甲状腺激素。滤泡周围的结缔组织内有密集的有孔毛细血管、毛细淋巴管和交感神经与副交感神经纤维。毛细血管位于滤泡周围,再向周围为毛细淋巴管。交感神经与副交感神经纤维支配微动脉和毛细血管的舒张和收缩,并有神经末梢分布于滤泡上皮细胞的基底膜附近。甲状腺滤泡上皮的形态和功能状态主要受垂体促甲状腺激素（thyroid stimulating hormone，TSH）调节，其次还受交感神经与副交感神经的调节。

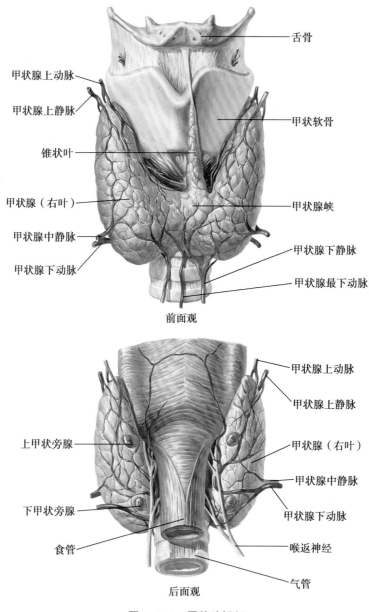

图 1-1-1　甲状腺解剖

甲状腺的血液供给极为丰富，有成对的甲状腺上、下动脉，行程中分别与支配喉的喉上神经和喉返神经关系密切。部分还有一条来自头臂干或主动脉弓的甲状腺最下动脉。此外，气管和食管动脉的分支也可分布于甲状腺。各动脉的分支在腺体表面和内部互相吻合，因此甲状腺次全切除术结扎甲状腺上、下动脉及甲状腺最下动脉后，由于气管和食管动脉的分支也可供血，残留的甲状腺组织并不至于发生缺血坏死，这些小动脉亦称甲状腺副动脉。

一、甲状腺动脉

1. 甲状腺上动脉(superior thyroid artery)　起自颈外动脉起始部的前面,伴喉上神经外支向前下方走行,至侧叶上极附近分为前后两支。前支沿侧叶前缘下行,分布于侧叶前面,并有分支沿甲状腺峡部的上缘与对侧分支吻合;后支沿侧叶后缘下行,与甲状腺下动脉的分支吻合。甲状腺上动脉沿途的分支有喉上动脉、胸锁乳突肌支和环甲肌支。喉上动脉与喉上神经内支伴行,穿甲状舌骨膜分布于喉内。

2. 甲状腺下动脉(inferior thyroid artery)　起自锁骨下动脉的甲状颈干,初沿前斜角肌内侧缘上行,至第6颈椎横突下方转向内侧,行经椎动、静脉前方和颈动脉鞘后方,继而弯向内下,近甲状腺侧叶下极再弯向上内,至侧叶后面分为上、下支,分布于甲状腺、甲状旁腺、气管和食管等。一侧甲状腺下动脉时有缺如(约19.7%),且多见于左侧。此时可由同侧甲状腺上动脉或对侧甲状腺下动脉替代供血。有时也可由起自锁骨下动脉、主动脉弓或颈总动脉的甲状腺最下动脉替代供血。偶尔同侧可出现两支甲状腺下动脉,其中一支有时可行于颈总动脉前方。

二、喉上神经、喉返神经

1. 喉上神经(superior laryngeal nerve)　发自迷走神经结状节,在咽侧下降,经颈内动脉后方,在舌骨大角处分为内、外两支:内支伴喉上动脉穿甲状舌骨膜入喉,分布于声门裂以上的喉黏膜。内支入喉后一般分3支,上支支配双侧会厌及部分前声门壁的黏膜;中间支支配杓会厌襞的感觉;下支与喉返神经末梢共同支配假声襞区。喉上神经还支配杓间肌,其末梢终于咽下缩肌。外支沿喉部下降,与甲状腺上动脉伴行而位于其深面,行向前下方,在距侧叶上极约1cm处与动脉分开弯向内侧,发出分支支配环甲肌和咽下缩肌。喉上神经外支在行程中与甲状腺上动脉相距很近且关系复杂,文献报道喉上神经外支多位于甲状腺上动脉内侧,占84.2%;部分位于动脉后方,占13.7%;偶见于上动脉分支之间,占1.9%。神经与动脉多交叉,占86%。至于交叉点与甲状腺上极的距离,文献报道>1.0cm的占42%左右,<1.0cm的占30%左右,而交叉点在上极水平以下的占约14%。甲状腺肿大时上端更将甲状腺上动脉推向喉上神经外支,使两者更相接近或者相接触。甲状腺上端特别高者尚可接近喉上神经内支。因此,甲状腺叶切除或甲状腺次全切除术结扎甲状腺上动脉时,应先分离清楚,紧贴甲状腺上极进行,以免伤及喉上神经。

2. 喉返神经(recurrent laryngeal nerve)　迷走神经的分支。左侧勾绕主动脉弓,右侧勾绕锁骨下动脉,均沿气管食管沟上行,至咽下缩肌下缘、环甲关节后方入喉(图1-1-2)。其运动支支配除环甲肌以外的所有喉肌,感觉支分布于声门裂以下的喉黏膜。喉返神经与甲状腺悬韧带的关系:约相当甲状腺峡部水平,喉返神经紧靠甲状腺而行于甲状腺悬韧带的深面,右侧喉返神经有时可包埋于该韧带内,此处常是手术时易损伤喉返神经的地方。喉返神经至咽下缩肌下缘称喉下神经,继经环甲关节后方进喉,故甲状软骨下角可作为寻找喉返神经的标志。喉返神经与甲状腺下动脉关系不恒定,有复杂的交叉关系,交叉方式取决于神经行程至气管与食管沟的距离以及动脉分支点的部位。神经可以跨过甲状腺下动脉的主干或分支,可以通过动脉的前方或后方,或者通过动脉的两条分支之间,也可能通过动脉的细小分支之间。神经也可能先分成两支,再分别通过动脉主干或其分支的前方或后方。右喉返神经可位于甲状腺下动脉分支的前面或后面,或在动脉分支之间交叉,左喉返神经一般位于甲状腺下动脉的后面。甲状腺下动脉与喉返神经关系的文献报道很多,但并不完全一致,兹举一组国内的资料统计,动脉在神经前方者占 38.1%;动脉在神经后方者占 19.1%;动脉与神经交织者占 40.7%;动脉与神经未交叉者占 2.0%。虽然如此,不论统计结果如何,也不论是哪一类型,皆表明神经与动脉的关系非常密切,手术中在此处用止血钳止血时伤及喉返神经的危险性很大。

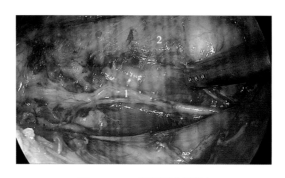

图 1-1-2 喉返神经解剖
1. 喉返神经,2. 气管

喉返神经与甲状腺后面的关系也不恒定,其取决于神经行径到气管与食管沟间的距离,以及神经与甲状腺下动脉的关系。此外,甲状腺侧叶的中 1/3 在上 2~3 气管软骨处借大量的结缔组织附着于气管及喉部,此部位也与神经关系密切。据统计,神经通过侧叶后部腺体实质中者占 7%~10%;神经通过侧叶后内的结缔组织中者占 25%~31%;其余神经通过气管与食管侧面之间的沟中,距甲状腺较远。但喉返神经穿行于腺体的解剖变异并未得到学者们的普遍认同。

解剖上的变异,称为非返性喉返神经或喉不返神经,目前资料报告的有喉返神经分出部位高,且不勾绕主动脉弓或锁骨下动脉上行,而由颈段迷走神经横向发出后直接入喉(图 1-1-3)或与同时存在的喉返神经汇合后入喉,为罕见的解剖异常。非返性喉返神经以右侧较为多见,此种变异常伴有锁骨下动脉畸形,即锁骨下动脉起自主动脉弓左侧,行经食管后方。

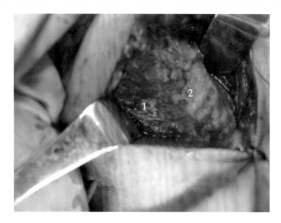

图 1-1-3 喉返神经变异
1. 喉返神经,2. 迷走神经

三、甲状腺的静脉

甲状腺的静脉在腺体表面和气管前形成静脉丛，并发出甲状腺上、中、下静脉。甲状腺上静脉与同名动脉伴行，甲状腺中、下静脉单独走行。

1. 甲状腺上静脉（superior thyroid vein）　自甲状腺侧叶上极穿出，与同名动脉伴行，汇入颈内静脉或面总静脉。

2. 甲状腺中静脉（middle thyroid vein）　自侧叶外侧缘中部穿出，汇入颈内静脉，多为1支，也可为2~3支或缺如。该静脉管径较粗，管壁较薄，横过颈总动脉前方，直接汇入颈内静脉，是较危险的不可忽视的血管。甲状腺次全切除术时，术中要仔细结扎或凝闭此静脉，以免出血或气栓。

3. 甲状腺下静脉（inferior thyroid vein）　自侧叶下极穿出，经气管前下行，汇入头臂静脉。有时左、右甲状腺下静脉可合成一干，再汇入左头臂静脉。甲状腺下静脉除收集甲状腺的静脉血外，还收集位于气管前面的静脉丛（该丛收集食管、气管、喉的静脉血），吻合形成了甲状腺奇静脉丛。

四、甲状腺的淋巴回流

甲状腺滤泡周围的毛细血管丛附近有毛细淋巴管，毛细淋巴管逐级汇集成淋巴结，走行于小叶间结缔组织内，常围绕动脉，并与被膜淋巴网相通，最后注入颈部淋巴结。甲状腺不同部位的淋巴管引流去向不同，可分为上、下两部分，每部又分为内侧、外侧及后方三部分。

1. 上内侧部淋巴管　起自甲状腺峡部的上半部及其附近侧叶的上内侧部；如有锥状叶，其淋巴管也包括在该范围内。上内侧部的淋巴管一部分向上注入喉前淋巴结，多数经过环甲肌前向外上方，注入颈内静脉二腹肌淋巴结或注入平对舌动脉起点至甲状腺上动脉起点处之间的颈深中部淋巴结、气管前淋巴结（位于气管前甲状腺峡部下方）、向下与上纵隔的气管前淋巴结相连注入颈深下淋巴结。

2. 上外侧部淋巴管　起自甲状腺侧叶上外侧部，沿甲状腺上动、静脉走行，注入平对甲状腺上动脉起点和颈总动脉分叉处的颈内静脉淋巴结上群。

3. 上后部淋巴管　起自侧叶的上后部，向后注入咽后淋巴结。

4. 下内侧部淋巴管　起自甲状腺峡部的下半部分及其附近的侧叶下内侧部，沿甲状腺下静脉下行，注入气管前淋巴结及气管旁淋巴结。

5. 下外侧部淋巴管　起自甲状腺侧叶的下外侧部，沿甲状腺下动脉的分支，经过颈总动脉的后方或前方，注入颈深下组淋巴结或气管旁淋巴结或直接注入胸导管。

6. 下后部淋巴管　起自侧叶的下后部，注入沿喉返神经排列的气管旁淋巴结。

五、甲状旁腺

甲状旁腺（parathyroid glands）是扁圆形小体，长约6mm，宽3~4mm，前后径1~2mm，每个重约50mg。腺体呈棕黄色或黄色，表面光滑。甲状旁腺的数目一般左右各有2个，通常为上下两对，共4个，但有约6%的人多于4个，约14%的人少于4个。甲状旁腺通常位于甲状腺侧叶后缘、真假被膜之间的疏松结缔组织内，有时有1个或多个藏于甲状腺实质内，偶尔可见于前纵隔、胸膜内、主动脉弓下方等。从胚胎发育角度分析，甲状旁腺可以存在于上自口底、下至胸腔、内至咽壁、外至甲状腺背外侧和第三、四咽囊下降途径中的任何部位，因此，在实际手术中常常出现在术野内找不到甲状旁腺的情况。上位甲状旁腺的位置比下甲状旁腺的位置恒定，通常位于甲状腺后缘中间或中上 1/3 交界处，偶见于甲状腺上动脉旁、喉上神经旁、甲状舌骨膜内、食管侧壁或食管后及咽后，甚至甲状腺内。下位甲状旁腺的位置变异较大，但与甲状腺下动脉的关系十分密切，多位于甲状腺侧叶下 1/3 部分背面或侧叶最下端近甲状腺下动脉入腺体处，即多位于喉返神经与甲状腺下动脉交叉处周围 2cm 范围内（图 1-1-4、图 1-1-5）。

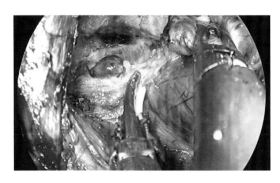

图 1-1-4　上位甲状旁腺

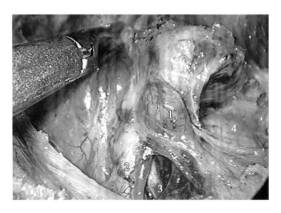

图 1-1-5　下位甲状旁腺
1. 下位甲状旁腺，2. 甲状腺下动脉，
3. 喉返神经，4. 气管

第二节　甲状腺结节性疾病概述

甲状腺结节性疾病是指由各种原因导致的甲状腺内一个或多个异常组织结构的病变。甲状腺结节发生率非常高，在不同检查方法中的表现不同，如触诊发现的甲状腺结节为甲状腺区域内扪及的肿块；甲状腺超声检查发现的甲状腺结节为局灶性回声异常的区域，还有

CT、MRI 等检查中发现的甲状腺异常信号灶等。甲状腺结节的触诊检出率为 3%~7%,借助高清晰超声的检出率可高达 19%~ 67%,其中 5%~15% 的甲状腺结节为恶性。

一、甲状腺结节性疾病的类型

(一)增生性结节性甲状腺肿

增生性结节性甲状腺肿由碘摄入量过高或过低、食用致甲状腺肿的物质、服用致甲状腺肿药物或甲状腺激素合成酶缺陷等引起。结节性甲状腺肿(nodular goiter)是由于 TSH 的长期刺激,使甲状腺组织反复增生,从而使单纯性甲状腺肿,发展到后期,形成了单个或多发结节,它是一种良性增生性疾病,约占人群的 5%。临床上结节性甲状腺肿多见于中年女性,常表现为甲状腺肿大,并可见到或触及大小不等的多个结节,结节的质地多为中等硬度。临床症状不多,大多仅为颈前区不适。甲状腺功能多数正常。由于病变累及范围及所处病程的不同阶段,而表现复杂多样的超声图像。结节一般多发,大小不等。

(二)肿瘤性结节

甲状腺腺瘤、乳头状甲状腺癌、滤泡状甲状腺癌、Hürthle 细胞癌、甲状腺髓样癌、未分化癌、淋巴瘤等甲状腺滤泡细胞和非滤泡细胞恶性肿瘤以及转移癌均可表现为甲状腺结节。甲状腺腺瘤(thyroid adenoma,TA)是最常见的甲状腺良性肿瘤。其原因不明,可能与遗传因素、性别、放射线及 TSH 长期过度刺激有关。甲状腺腺瘤多见于 40 岁以下女性。起病隐匿,以颈部包块为主诉,多无症状,病程中突然增大(出血)者常伴有局部胀痛。查体发现颈前区结节,多为单发,呈圆形或椭圆形,常局限于一侧腺体,质地中等,表面光滑,无压痛,随吞咽上下移动。腺瘤周围常有完整包膜。甲状腺恶性肿瘤中最常见的是甲状腺癌(thyroid carcinoma),极少数可有恶性淋巴瘤及转移瘤,甲状腺癌占全身恶性肿瘤的 1%。常分为乳头状癌、滤泡癌、髓样癌及未分化癌,乳头状癌(papillary carcinoma)约占成人甲状腺癌总数的 70%,常见于中青年女性,该类型分化好,生长缓慢,恶性程度低。

二、甲状腺结节的评估

就甲状腺结节的良恶性评估而言,除了详细的临床评估、个人史和家族病史分析外,最重要的评估工具是甲状腺影像学检查。超声是首选,根据结节超声影像特点及最大尺寸决定是否行细针穿刺活检。降钙素是术前甲状腺髓样癌有用的诊断指标。

1. 超声在甲状腺结节的诊断中起重要作用　首先,超声检查是甲状腺内结节最敏感的影像检查方法;其次,超声检查对甲状腺癌的诊断有高度敏感性和特异性,在所有的影像检查中占有主要地位;再次,超声能引导甲状腺结节的穿刺细胞学检查(fine-needle aspiration,FNA)。

2. 穿刺细胞学检查　穿刺细胞学检查(FNA)是明确可疑甲状腺结节性质的可靠手段,对细针穿刺活检未能明确性质的病灶处置(尤其是滤泡型或嗜酸细胞型病灶)应结合 TSH 的水平是过高、正常或偏低,如果 TSH 过高或正常,则再次活检,并在临床发现结节生长或超声发现可疑征象时考虑外科手术;如果 TSH 偏低,则行甲状腺核素扫描,如果是冷结节,则基于上述同样因素重复活检;如果是热结节,则考虑是甲状腺毒症并进行治疗。可对细针穿刺标本进行分子生物学检测,如 BRAF、TERT 等基因检测。

虽然 50% 以上的恶性结节为无症状性的,但当症状和体征出现时,其恶性的可能性明显增加。例如,当发生以下情况时,恶性结节的可能性增加了近 7 倍:固定于邻近结构、区域淋巴结肿大、声带麻痹、增长迅速或其他侵犯入颈部结构引起的症状。如果同时有两种或两种以上症状出现,甲状腺癌的临床诊断基本可以确定。

3. 结节大小、患者年龄和性别 小于1cm无症状甲状腺结节在人群中发生率其实很高,但他们大都是因为头颈部其他疾病进行影像学检查时被无意发现。被称为"偶发瘤"的小于 1cm 的结节通常都为良性病变,一般无需做活检。相反直径大于 4cm 的结节,被认为恶性可能性较大。年龄小于 15 岁和大于 60 岁的患者,发生恶性的危险性更高。尤其是年龄大于 60 岁的男性患者,其单个甲状腺结节恶性的可能性是中年女性患者的 4 倍。

4. 其他需要综合评估的因素 包括头颈部放射史、甲状腺癌家族史、与甲状腺癌相关的家族综合征、与多发性内分泌瘤病相关的其他疾病的证据,例如甲状旁腺功能亢进症、嗜铬细胞瘤、马方(Marfan)综合征或黏膜神经瘤。

(王可敬 郭 良 郑传铭 邱新光 赏金标 李建华 赵坚强)

参 考 文 献

[1] Peter L,Williams PL.Gray's Anatomy.38th edition.New York:Churchill Livingston,1995.

[2] 高英茂 . 组织学与胚胎学 . 北京:人民卫生出版社,2005.

[3] 贾弘禔 . 生物化学 . 北京:人民卫生出版社,2005.

[4] 姚泰 . 生理学 . 北京:人民卫生出版社,2005.

[5] 吕新生,韩明 . 甲状腺 . 乳腺外科 . 长沙:湖南科学技术出版社,1998.

[6] 陈国锐,王深明 . 甲状腺外科 . 北京:人民卫生出版社,2005.

[7] 田兴松,刘奇 . 实用甲状腺外科学 . 北京:人民卫生出版社,2009.

[8] 白耀 . 甲状腺病学——基础与临床 . 北京:科学技术文献出版社,2003.

[9] 曾志成,杨科球,王森,等 . 喉上神经的应用解剖 . 中华临床解剖学杂志,1996,14(1):238-240.

[10] 范景斌 . 甲状腺手术中喉上神经损伤的特点及预防 . 黑龙江医学,2007,31(11):860-862.

[11] 汤治平,梁志宏,赵象文,等 . 甲状腺韧带解剖的再认识以及甲状腺手术新路径的研究 . 中华普通外科学文献(电子版),2009,3(2):136-138.

[12] 葛明华 . 甲状腺癌的临床诊治 . 北京:军事医学科学出版社,2010.

[13] 高明,葛明华 . 甲状腺肿瘤学 . 北京:人民卫生出版社,2018.

[14] 王萍,刘健,岳立胜,罗玉群,等 . 2016 版《甲状腺结节超声诊断指南》在甲状腺良恶性结节鉴别中的应用 . 实用医学影像杂志,2018,18(6):466-468.

[15] 张贺香,胡萍香,胡业深,等 .TI-RADS 分级对不同性别甲状腺结节患者的诊断价值 . 实用临床医学,2017,18(6):83-85.

[16] 莫伶丽,田福年,莫金霖,等 . 多模态超声引导下经皮微波消融术治疗甲状腺良性结节的疗效与安全性分析 . 广西医科大学学报,2017,34(1):86-90.

[17] 周正国,刘牛,朱正球,等 . 实时剪切波弹性成像对甲状腺结节良恶性的诊断价值 . 东南大学学报(医学版),2017,36(3):453-456.

[18] 李新华,倪厚杰 . 甲状腺良性病变超声检查误诊为甲状腺癌18例原因分析 . 临床误诊误治,2017,30(7):102-103.

[19] 黄丽丽,孔德华,周琦,等 . 甲状腺良恶性结节实时超声造影误诊分析 . 中华内分泌外科杂志,2017,11(4):307-310.

[20] 孔敏刚,李颖如 . 超声实时弹性成像技术诊断甲状腺结节的临床价值分析 . 医学影像学杂志,2017,27(11):2225-2228.

［21］王丽荟,陈路增,高莹,等.超声引导下甲状腺结节粗针穿刺活检与细针抽吸取材满意率比较.中国超声医学杂志,2017,33（3）:199-202.

［22］卢玉婵,周显礼.超声引导下细针抽吸活检对甲状腺结节的诊断价值及研究进展.临床超声医学杂志,2017,19（8）:551-553.

［23］李蓉.超声诊断甲状腺结节的研究进展.影像研究与医学应用,2017,1（3）:1-2.

第二章

甲状腺结节性疾病的诊断

第一节 临 床 诊 断

甲状腺结节性疾病是指由各种原因导致的甲状腺内一个或多个异常组织结构的病变。甲状腺结节发生率非常高,触诊检出率为3%~7%,借助高清晰超声的检出率可高达19%~67%,其中5%~15%的甲状腺结节为恶性。

甲状腺良性结节性疾病主要包括:结节性甲状腺肿、甲状腺腺瘤、亚急性甲状腺炎、慢性淋巴细胞性甲状腺炎、纤维性甲状腺炎;甲状腺恶性肿瘤的主要病理类型为:乳头状甲状腺癌、滤泡状甲状腺癌、甲状腺髓样癌、甲状腺未分化癌等。大多数甲状腺结节患者没有临床症状,合并甲状腺功能亢进(甲亢)或甲状腺功能减退(甲减)时,可出现相应的临床表现。部分患者由于结节压迫周围组织,癌结节侵犯神经、气管或食管等,可出现声音嘶哑、压气感、呼吸/吞咽困难等症状。

一、结节性甲状腺肿

多见于中年以上,女性多于男性,病变可长达数年至数十年,常为多发,大小不一,多累及双侧甲状腺,病程长者可有囊性变,肿物巨大可压迫气管,使气管移位,并有不同程度的呼吸困难表现。当肿瘤压迫食管,会出现吞咽困难的表现。碘缺乏地区的结节性甲状腺肿患者,呈弥漫性甲状腺肿,其甲状腺功能可有低下表现,临床上也可发生心率减慢,水肿与皮肤粗糙及贫血表现等。少数结节可发生癌变,结节快速增大,部分可伴颈部淋巴结转移等。

合并甲状腺功能亢进症时,患者有乏力、体重下降、心悸、心律失常、怕热多汗、易激动等症状,但甲状腺局部无血管杂音及震颤,突眼少见,手指震颤亦少见。老年患者症状常不典型。

二、甲状腺腺瘤

本病多见于20~30岁年轻人,多为单发,边界清,表面光滑,触诊质地偏硬,无压痛及粘连,生长缓慢,突然增大常为囊内出血所致,随着腺瘤增大可出现压迫症状,腺瘤可发生退行性病变或转归为自主性高功能性甲状腺腺瘤或癌变。

自主性高功能性甲状腺腺瘤多见于女性,患者往往有长期甲状腺结节的病史,早期多无症状或仅有轻度的心慌、消瘦、乏力,随病情的发展,患者表现有不同程度的甲状腺功能亢进症状,个别可以发生甲亢危象。

部分甲状腺腺瘤可发生癌变,癌变率为 10%~20%。有下列情况者,应当考虑癌变的可能性:

1. 肿瘤近期迅速增大。
2. 瘤体活动受限或固定。
3. 出现声音嘶哑、呼吸困难等压迫症状。
4. 肿瘤硬实,表面粗糙不平。
5. 出现颈部淋巴结肿大。

三、亚急性甲状腺炎

亚急性甲状腺炎(subacute thyroiditis,ST)又称亚急性肉芽肿性甲状腺炎、巨细胞甲状腺炎、病毒性甲状腺炎,DeQuervain 甲状腺炎等,1904 年由 DeQuervain 首先报告。

近年来认为本病是由病毒感染引起,最常见的是柯萨奇病毒,其次是腺病毒、流感病毒、腮腺炎病毒等,多见于中年女性。发病有季节性,如夏季是其发病的高峰。病期数周或数月,发病前常有呼吸道感染的病史,病毒感染后 1~3 周发病、典型者整个病期可分为早期伴甲状腺功能亢进症,中期伴甲状腺功能减退症以及恢复期三期。起病早期多急骤,呈发热,伴以怕冷、寒战、疲乏无力和食欲不振。最为特征性的表现为甲状腺部位的疼痛和压痛,常向颌下、耳后或颈部等处放射,咀嚼和吞咽时疼痛加重。甲状腺弥漫性增大,也可出现不对称的结节样肿物,肿物有压痛。病变广泛时,泡内甲状腺激素以及非激素碘化蛋白质一时性大量释放入血,因而除感染的一般表现外,尚可伴有甲状腺功能亢进的常见表现。当甲状腺腺泡内甲状腺激素由于感染破坏而发生耗竭,甲状腺实质细胞尚未修复前,血清甲状腺激素浓度可降至甲状腺功能减退水平,临床上也可转变为甲减表现。本病为自限性疾病,患者大多可得完全恢复,极少数变成永久性甲状腺功能减退症患者。少数患者需穿刺活检或手术以排除甲状腺癌。

四、慢性淋巴细胞性甲状腺炎

慢性淋巴细胞性甲状腺炎是一种以自身甲状腺组织为抗原的慢性自身免疫性疾病,又称自身免疫性甲状腺炎。1912 年,由日本九州大学 Hashimoto 首先报道,故又被命名为桥本甲状腺炎,为临床中最常见的甲状腺炎症类型。多见于中年女性,好发年龄为40~50 岁。常表现为慢性进行性双侧甲状腺弥漫性肿大,有时与甲状腺癌难以区别,甲状腺往往随病程发展而逐渐增大,但很少压迫颈部出现呼吸和吞咽困难。触诊时,甲状腺质地韧,表面光滑或细沙粒状,也可呈大小不等的结节状,一般与周围组织无粘连,吞咽运动时可上下移动。颈部淋巴结一般不肿大,少数病例也可伴颈部淋巴结肿大,但质软。一般早期无自觉症状,也可出现全身乏力,部分患者有颈部压迫感或甲状腺区的隐痛,偶尔有轻压痛。

目前对慢性淋巴细胞性甲状腺炎的诊断标准尚未统一,1975 年 Fisher 提出五项指标诊断方案：

1. 甲状腺弥漫性肿大，质坚韧，表面不平或有结节。

2. Tg-Ab、TM-Ab 阳性。

3. 血 TSH 升高。

4. 甲状腺扫描有不规则浓聚或稀疏。

5. 过氯酸钾排泌试验阳性。

五项中有两项者可拟诊为慢性淋巴细胞性甲状腺炎，具有四项者可确诊。一般在临床中只要具有典型慢性淋巴细胞性甲状腺炎临床表现（中年女性，甲状腺轻度肿大，质地韧），血清 Tg-Ab、TPO-Ab 阳性即可临床诊断为慢性淋巴细胞性甲状腺炎。对临床表现不典型者，需要有高滴度的抗甲状腺抗体测定方能诊断。对这些患者如查血清 Tg-Ab、TPO-Ab 为显著阳性，应给予必要的影像学检查协诊，如合并甲状腺功能减退症，对诊断十分有利。必要时应以 FNA 或冰冻切片组织学检查确诊。

五、纤维性甲状腺炎

本病起病慢，病程长，甲状腺腺体逐渐变硬，与周围组织常有致密粘连、很少有疼痛和压迫症状，但可造成气管和食管压迫，发生呼吸紧迫、吞咽困难，累及喉返神经者可引起声音嘶哑或言语失音，颈部淋巴结一般不肿大，晚期病例可出现甲状腺功能低下。

症状不严重仅有甲状腺激素水平下降者可选用甲状腺制剂作为替代治疗，如病变已引起明显的气管压迫症状，一般仅需切除或切断甲状腺峡部，以缓解或预防压迫症状，无须行两叶甲状腺次全切除术。

六、甲状腺癌

临床上对有以下病史和体格检查结果者应考虑为甲状腺癌结节的可能（即危险因素）：①童年期头颈部放射线照射史或放射性尘埃接触史；②全身放射治疗史；③有分化型甲状腺癌（DTC）、甲状腺髓样癌（MTC）或多发性内分泌瘤病Ⅱ型、家族性多发性息肉病、某些甲状腺癌综合征（如 Cowden 综合征、Carney 综合征、Werner 综合征和 Gardner 综合征等）的既往史或家族史；④年龄小于 14 岁或大于 70 岁；⑤男性；⑥结节生长迅速；⑦伴持续性声音嘶哑、发音困难、吞咽困难或呼吸困难；⑧结节形状不规则、与周围组织相对固定；⑨伴颈部淋巴结肿大。

（一）乳头状甲状腺癌

1. 发病特点 发病高峰年龄为 30~50 岁，女性患者是男性患者的 3 倍。部分患者有颈部的放射线照射史，文献报道，在外部射线所致的甲状腺癌中，85% 为乳头状癌。由于恶性程度较低，病程可长达数年至数十年，甚至发生肺转移后，仍可带瘤生存。

2. 临床表现 乳头状甲状腺癌表现为缓慢增大的颈部肿块，多为无痛性，常在无意中被患者或他人发现、因医师例行检查发现或在 B 超等检查时发现。由于患者无明显的不适、肿瘤生长缓慢，故易误诊为良性病变。在病变的晚期，可出现不同程度的声音嘶哑、发音困难、吞咽困难和呼吸困难等。少部分患者也可以颈部的转移性肿块、肺转移灶症状为首发表现。一般而言，乳头状甲状腺癌的患者没有甲状腺功能的改变，但少部分患者可伴有甲亢。颈部体检时，特征性表现是甲状腺内非对称性的肿物，质地较硬，边缘多较模糊，肿物表面凹凸不平。若肿块仍局限在甲状腺的腺体内,则肿块可随吞咽活动;若肿瘤侵犯了气管或周围组织,则肿块可表现为活动度差或固定。

3. 转移特点 约50%的乳头状甲状腺癌患者可发生区域淋巴结转移,以气管旁、颈内静脉链和锁骨上淋巴结转移多见,也可转移至上纵隔,少数病例可出现喉前和副神经链淋巴结转移,临床上偶可见腋窝淋巴结转移。少部分病例通过血行途径转移,主要为肺部转移,可在肺部形成几个肿瘤结节或使整个肺部呈现雪花状。乳头状癌肺部转移对肺功能影响小,患者可荷瘤维持相对正常的肺功能10~30年。部分肺转移病灶可有分泌甲状腺素的功能,成为甲状腺切除术后体内甲状腺素的唯一来源。肺部转移灶可逐渐进展,导致阻塞性和限制性肺病。骨也是甲状腺癌远处转移的常见部位,尤其是颅骨、髂骨和椎体等。

(二)甲状腺滤泡状癌

1. 发病特点 可发生于任何年龄,但多见于中老年人,发病的高峰年龄为40~60岁,女性患者是男性的3倍。较少发生区域淋巴结转移,而远处转移则相对多见。有些病例就诊时,已存在明显远处转移,甚至远处转移灶的活检证实后才就诊。

2. 临床表现 大部分患者的首发表现为甲状腺肿物,肿物生长缓慢,临床表现与乳头状癌类似,但肿块一般较大。体检时,肿物的质地硬韧,实性,边界不清,表面不光滑。早期,甲状腺的活动度较好,肿瘤侵犯甲状腺邻近的组织后则固定。可出现不同程度的压迫症状,表现为声音嘶哑、发音困难、吞咽困难和呼吸困难等。由于甲状腺滤泡状癌易发生血行转移,部分患者可能以转移症状,如股骨、脊柱的病理性骨折为首发症状。少数滤泡状癌浸润和破坏邻近组织,可以出现呼吸道阻塞等症状。由于其组织细胞学近似甲状腺滤泡结构,可具有吸碘功能,因此,少数患者可表现为甲亢,吸 ^{131}I 率升高,晚期肿瘤发展较大时,还可引起上腔静脉压迫综合征。

3. 转移特点 由于甲状腺滤泡状癌较多侵犯血管,可以发生局部侵犯和经血道远处转移,与乳头状甲状腺癌相比较少,发生颈部和纵隔区域的淋巴结转移为8%~13%,远处转移以肺部和骨骼转移为多,其他脏器如脑、肝、膀胱和皮肤等也可累及。骨骼的转移灶多为溶骨性改变,较少出现成骨性改变。由于甲状腺滤泡状癌的转移灶常保留摄碘的功能,有助于口服核素碘后通过内照射进行放射治疗。有些转移灶可分泌甲状腺激素,甚至可过度分泌甲状腺激素。

(三)甲状腺髓样癌

1. 发病特点 甲状腺髓样癌是一种中度恶性的肿瘤,为发生自甲状腺滤泡旁细胞,即C细胞的恶性肿瘤,可发生于任何年龄,男女发病率无明显差异,大多数是散发性,10%~20%为家族性。散发髓样癌主要发生在50~60岁患者,女性比例稍高。年龄较轻者往往有家族性趋势。

2. 临床表现 一般临床表现与乳头状甲状腺癌、甲状腺滤泡状癌基本相似,表现为颈前肿物和颈淋巴结转移,因为C细胞主要位于腺叶中上极,因此髓样癌典型表现为甲状腺中上极结节,多数生长缓慢,病程较长。此外,C细胞为神经内分泌细胞,属胺前身物摄取和脱羧细胞(APUD),可甲状腺髓样癌产生多种激素及其他生物活性物质,如降钙素,前列腺素、促肾上腺皮质激素(adreno-cortico-tropic-hormone,ACTH)、降钙素基因相关肽(calcitonin generelated peptide,CGRP),从而使患者出现特有的内分泌综合征,约30%患者有慢性腹泻史,并伴有面部潮红似类癌综合征或库欣综合征。该疾病由 Horn 于 1951 年首先描述,1959 年 Hazard 等进一步阐明了这种特殊类型的癌。15% 的散发患者表现为上消化道或呼吸道受压或受侵。

甲状腺髓样癌根据其临床特点,可分为散发型和家族型,散发型约占全部甲状腺髓样癌的 80% 以上,临床上与一般甲状腺癌表现相同;家族型又分为多发性内分泌肿瘤 – Ⅱa 型 (multiple endocrine neoplasia type– Ⅱa,MEN– Ⅱa)、MEN– Ⅱb 型和不伴内分泌征的家族性髓样癌(families mTC,FMTC)。

3. 转移特点　颈部淋巴结转移较多见,约 50% 以颈部淋巴结转移为首发症状,据 Moley 报道,淋巴结转移率高达 75%。另外有 5%~10% 的患者表现为肺或骨转移症状。

(四)甲状腺未分化癌

1. 发病特点　甲状腺未分化癌是高度恶性肿瘤,是人类恶性肿瘤中恶性程度最高的一类,罕见但致死率极高,好发于老年人,发病率为 (0.5~10)/10 万,占全部甲状腺恶性肿瘤的 5%~15%。未分化癌生长迅速,往往早期侵犯周围组织,平均生存时间 3~10 个月。甲状腺未分化癌不吸收和浓聚碘,也不表达甲状腺球蛋白。

2. 临床表现　复杂多变,一般具有以下特点:①症状的多样性,常为几种症状相互交错或同时出现或以呼吸、消化系统某一症状为突出表现,如常伴有吞咽困难、呼吸不畅、声音嘶哑和颈区疼痛等症状。双侧颈部常伴有肿大淋巴结,血道转移亦较常见;②颈前常触及板样硬肿物,固定、边界不清,这是肿瘤广泛侵及周围组织且与转移淋巴结融合而成所致。

3. 转移特点　早期即可发生血道和淋巴道的转移及局部的浸润,转移常见于肺、肝、肾及上纵隔等部位,临床上常见报告有食管和气管受累及淋巴结和肺转移。

(五)甲状腺癌的临床分期

针对甲状腺癌的分期包括根据术前评估(病史、查体、辅助检查)确立的临床分期(cTNM)和根据术后病理的病理分期(pTNM),具体分期标准如下(AJCC 第 8 版、表 2–1–1):

乳头状甲状腺癌、滤泡癌、低分化癌、Hürthle 细胞癌和未分化癌

pTX:原发肿瘤不能评估

pT0 :无肿瘤证据

pT1 :肿瘤局限在甲状腺内,最大径 ≤ 2cm

　　　T1a 肿瘤最大径 ≤ 1cm

　　　T1b 肿瘤最大径 >1cm,≤ 2cm

pT2 :肿瘤 2~4cm

pT3 :肿瘤 >4cm,局限于甲状腺内或大体侵犯甲状腺外带状肌

pT3a:肿瘤 >4cm,局限于甲状腺内

pT3b:大体侵犯甲状腺外带状肌,无论肿瘤大小

　　　带状肌包括:胸骨舌骨肌、胸骨甲状肌、甲状舌骨肌、肩胛舌骨肌

pT4 :大体侵犯甲状腺外带状肌外

pT4a:侵犯喉、气管、食管、喉返神经及皮下软组织

pT4b:侵犯椎前筋膜或包裹颈动脉、纵隔血管

　　　甲状腺髓样癌

pTX:原发肿瘤不能评估

pT0:无肿瘤证据

pT1:肿瘤局限在甲状腺内,最大径≤2cm

表 2-1-1 不同病理类型甲状腺癌 TNM 分期

病理类型	分期		T	N	M
乳头状或滤泡状癌 (分化型)	年龄<55岁	Ⅰ期	任何	任何	0
		Ⅱ期	任何	任何	1
	年龄≥55岁	Ⅰ期	1	0/x	0
			2	0/x	0
		Ⅱ期	1~2	1	0
			3a~3b	任何	0
		Ⅲ期	4a	任何	0
		ⅣA期	4b	任何	0
		ⅣB期	任何	任何	1
髓样癌 (所有年龄组)		Ⅰ期	1	0	0
		Ⅱ期	2~3	0	0
		Ⅲ期	1~3	1a	0
		ⅣA	4a	任何	0
			1~3	1b	0
		ⅣB期	4b	任何	0
		ⅣC期	任何	任何	1
未分化癌 (所有年龄组)		ⅣA期	1~3a	0/x	0
		ⅣB期	1~3a	1	0
			3b~4	任何	0
		ⅣC期	任何	任何	1

T1a 肿瘤最大径≤1cm

T1b 肿瘤最大径>1cm,≤2cm

pT2:肿瘤 2~4cm

pT3:肿瘤 >4cm,局限于甲状腺内或大体侵犯甲状腺外带状肌

pT3a：肿瘤 >4cm，局限于甲状腺内

pT3b：大体侵犯甲状腺外带状肌，无论肿瘤大小

　　　带状肌包括：胸骨舌骨肌、胸骨甲状肌、甲状舌骨肌、肩胛舌骨肌

pT4：进展期病变

pT4a：中度进展，任何大小的肿瘤，侵犯甲状腺外颈部周围器官和软组织，如喉、气管、食管、喉返神经及皮下软组织

pT4b：重度进展，任何大小的肿瘤，侵犯椎前筋膜或包裹颈动脉、纵隔血管

　　　区域淋巴结：适用于所有甲状腺癌

pN0：无淋巴结转移证据

pN1：区域淋巴结转移

pN1a：转移至Ⅵ、Ⅶ区（包括气管旁、气管前、喉前/Delphian 或上纵隔）淋巴结，可以为单侧或双侧。

pN1b：单侧、双侧或对侧颈淋巴结转移（包括Ⅰ、Ⅱ、Ⅲ、Ⅳ或Ⅴ区）淋巴结或咽后淋巴结转移。

第二节　影像学诊断

正常甲状腺位于喉和气管的前外侧，分为左、右两叶，中间有峡部相连。甲状腺的动脉主要由甲状腺上动脉及下动脉构成，部分存在甲状腺最下动脉，分别由颈外动脉及锁骨下动脉发出，并在甲状腺动脉的周围吻合成动脉网。

甲状腺结节性病变是甲状腺常见疾病，包括良性结节性病变，如甲状腺腺瘤、结节性甲状腺肿等，恶性结节性病变主要为甲状腺癌，包括乳头状癌、滤泡癌、髓样癌和未分化癌等。

一、临床表现

较大结节主要表现为颈前中下部无痛性结节或肿物，可随吞咽运动，良性结节多质地中等或软，活动度好；恶性结节多质地较硬，活动度差，边缘不规则，边界不清，常伴有颈部淋巴结肿大。病史可长可短，最长者可达数十年，如有近期病变增大，需警惕恶变或病灶内出血可能。较小结节不易扪及。

二、影像学检查方法的选择

（一）核医学检查

甲状腺静态显像是临床上较早应用的核医学影像诊断方法之一，它反映了甲状腺的大小、位置、形态和结构，更反映了甲状腺的功能状况，根据甲状腺结节摄取放射性显像剂（$^{99m}TcO_4^-$）的能力，与周围甲状腺组织比较，一般将结节分为冷结节、热结节、温结节和凉结节四类（图 2-2-1），近年来，甲状腺 SPECT-CT 融合显像及 PET-CT 检查对疾病的诊断与治疗决策的制订具有一定的指导意义。

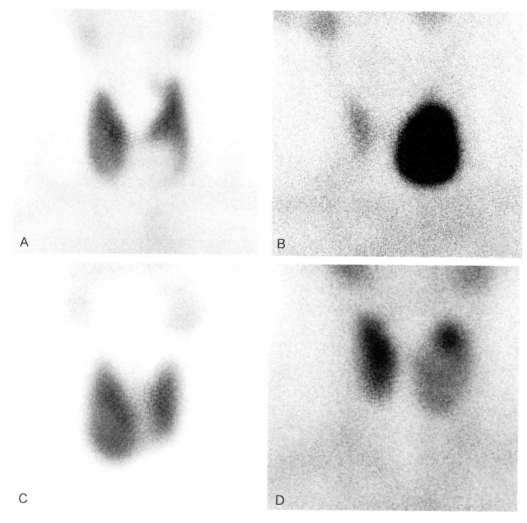

图 2-2-1 甲状腺四类结节核医学影像表现

A. 左叶冷结节；B. 左叶热结节；C. 右叶温结节；D. 左叶凉结节

（二）超声检查

随着高频探头的广泛应用及检查者经验的增加，超声成为甲状腺结节诊断的首选检查。对结节性病变的检出以及良恶性结节的鉴别有极高的价值。超声引导下的细针穿刺活检术是经济可靠的诊断方法，细胞学诊断恶性结节准确率近 100%，但必须由有丰富经验的超声专科医师及细胞学病理科医师共同合作才能获得可靠的诊断。

（三）CT 检查

CT 扫描为评价甲状腺结节性病变较有价值的检查方法，能明确约 90% 甲状腺结节病变的性质，且对颈部和上纵隔淋巴结转移的评价有很高的准确度，也能清楚显示病变范围及与周围重要组织结构的关系。

（四）MRI 检查

MRI 的临床价值与 CT 扫描相仿，主要是评估病变范围及与周围重要组织的关系。但因扫描成像时间长，限制了其临床广泛应用。

当临床怀疑甲状腺有可疑的结节性病变时,首先应用高频超声、甲状腺核素扫描发现病变,明确结节的性质,如定位困难或需要观察病变与周围组织如气管、食管、颈部大血管、纵隔等重要结构关系时应选用 CT 或 MRI 检查。

三、正常甲状腺影像表现

(一)核医学检查

甲状腺静态显像显示正常甲状腺组织放射性分布均匀,边缘轮廓整齐光滑,峡部及边缘因组织较薄而显影略稀疏,但正常人的甲状腺形态变异较大,SPECT-CT 断层融合显像具有重要的增益价值,在图像分析时可避免把变异的图像误判为异常图像。^{18}F-FDG PET-CT 检查表现为甲状腺两叶轻度弥漫性放射性摄取,分布均匀。

(二)超声检查

超声扫查横切时,颈前正中甲状软骨下方,甲状腺呈蝶形或马蹄形实质性细密均匀回声,腺体境界清晰,边缘规则,包膜完整,两侧叶基本对称,以位于中央较薄的峡部相连。在声像图上从前往后可见皮肤、皮下组织、颈阔肌和舌骨下肌群(最常见的为胸骨舌骨肌及胸骨甲状肌),舌骨下肌的后方(约距离皮肤1cm 处)、甲状腺的外侧可见胸锁乳突肌,气管位于峡部后方中央,呈弧形强回声并伴有宽大的声影(图 2-2-2)。

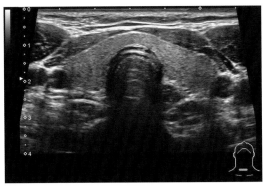

图 2-2-2 正常甲状腺超声影像表现

(三)CT 检查

甲状腺双侧叶位于气管两侧,峡部位于气管前方,因富含碘,CT 平扫显示均匀高密度;静脉注射对比剂增强 CT 扫描,甲状腺显著均匀强化(图 2-2-3)。

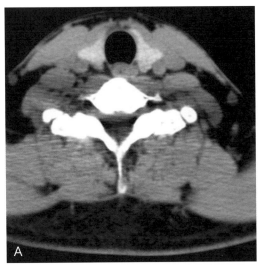 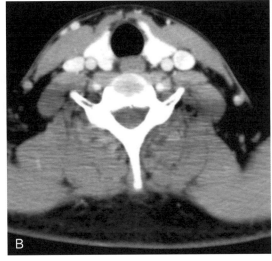

图 2-2-3 正常甲状腺 CT 影像表现
A. 平扫图像;B. 增强图像

(四) MRI 检查

T_1WI 甲状腺较周围肌肉信号稍高, T_2WI 则表现为均匀高信号。

四、甲状腺结节性病变的影像学鉴别诊断

甲状腺结节性病变分为良性和恶性两种,良性结节性病变主要包括腺瘤及结节性甲状腺肿,恶性结节性病变主要有乳头状甲状腺癌、滤泡状癌、未分化癌及髓样癌等。

(一) 超声鉴别诊断

涉及范围较广,部分超声征象良、恶性结节有重叠,主要良、恶性鉴别征象总结见表 2-2-1。

表 2-2-1　甲状腺结节超声征象鉴别

鉴别点	超声征象	结节性质
结节形态	纵横比≥1	甲状腺癌
	纵横比<1	结节性甲状腺肿、腺瘤
结节成分	实性或实性为主	甲状腺癌或结节性甲状腺肿、腺瘤
	囊实性	结节性甲状腺肿,少数甲状腺癌、腺瘤
	囊性或以囊性为主或海绵状	甲状腺囊肿、结节性甲状腺肿
结节边缘	不规则(分叶或成角、向甲状腺外延伸)	甲状腺癌
	光滑(或模糊)	结节性甲状腺肿、腺瘤,少数甲状腺癌
结节内部回声	极低回声或低回声	甲状腺癌
	高回声或等回声	结节性甲状腺肿、腺瘤
	无回声	甲状腺囊肿
结节内部钙化	内部微钙化或周围型钙化	甲状腺癌,少数结节性甲状腺肿
	内部粗钙化	结节性甲状腺肿,少数甲状腺癌
	无钙化或彗尾状钙化	结节性甲状腺肿、腺瘤
周旁淋巴结异常	淋巴结内伴钙化、囊性变、血供丰富	甲状腺癌
	淋巴结内回声均匀、淋巴门血供单一	结节性甲状腺肿、腺瘤

(二) CT 鉴别诊断

甲状腺腺瘤常为单发,平扫呈低密度或稍高密度,结节周围可见环状低密度区,增强扫描腺瘤结节可轻度或明显强化,周围低密度区均匀强化,与恶性结节较易鉴别;结节性甲状腺肿可单发也可多发,结节内部可见坏死、钙化及纤维分隔,边界清或不清,增强扫描方式也是多种多样,颈部淋巴结不伴有或伴有轻度淋巴结肿大,与恶性结节较难鉴别。恶性结节中以乳头状癌为主占恶性结节总发病数的 90% 左右,该种疾病与良性结节,尤其是结节性甲状腺肿较难鉴别,其内部沙砾样钙化、淋巴结肿大伴囊变、钙化,边缘中断及瘤内半岛样强化征象有助于鉴别;滤泡状癌,恶性程度高,易侵犯周围组织结构,常常合并血行转移,其形态、界线与乳头状癌相似,强化程度可以多种多样;甲状腺髓样癌来源于滤泡旁细胞,属于神经

内分泌肿瘤,单发或多发,多为实性结节,可出现假包膜与点状钙化,家族性/遗传性患者常双侧同时发病,侵袭性也更加显著,免疫组化显示降钙素阳性有助于鉴别;甲状腺未分化癌来源性结节性甲状腺肿或分化癌,常常快速生长,表现为直径大于5cm的肿块,极易向周围侵犯,坏死出血及钙化多见。

(三)核医学鉴别诊断

核医学检查主要侧重于甲状腺结节性病变的功能状态,而不是良恶性的鉴别,不同结节的影像表现及临床意义见表2-2-2。

表2-2-2 甲状腺结节核素显像表现及临床意义

结节类型	影像表现	常见疾病	恶变概率
热结节	结节部位放射性摄取高于周围正常甲状腺组织	自主性高功能性甲状腺腺瘤,先天性一叶缺如的功能代偿	1%
温结节	临床触诊或其他影像学检查提示有功能正常的甲状腺腺瘤,但结节部位放射性摄取与正常甲状腺组织相似	功能正常的甲状腺腺瘤、结节性甲状腺肿、甲状腺炎	4%~5%
冷(凉)结节	结节部位呈放射性缺损或放射性分布明显低于周围正常的甲状腺组织	甲状腺腺瘤、甲状腺囊肿、甲状腺癌、慢性淋巴细胞性甲状腺炎甲状腺结节内出血或钙化	10%~20%

五、甲状腺良性结节影像表现

(一)结节性甲状腺肿

结节性甲状腺肿是单纯性甲状腺肿的一种常见类型,是甲状腺激素合成不足,引起垂体促甲状腺素增多,刺激甲状腺滤泡上皮增生,滤泡肥大所致。镜下可见胶体潴留结节及腺瘤样增生结节。前者为滤泡腔内充满胶质;后者为实性滤泡上皮增生。

1. 超声表现 常表现为一侧或双侧甲状腺增大,回声减低,可见单个或多个低回声结节。结节有囊变时,表现为无回声,后方回声增强,病灶内有钙化时,可见强回声区伴后方声影。具体超声征象如下:结节形态多数规则,呈椭圆形或类圆形,边缘多光滑清晰,当结节弥散分布于整个甲状腺时,结节边界会因此无法辨认,呈边缘模糊的融合团块样改变;少数增生严重的结节可呈现分叶状边缘。部分结节发生囊性变时,由于回声对比明显,结节境界较清楚(图2-2-4)。

结节内回声及成分呈多样性,与其发生的病理改变有关,可呈高、等、低回声,成分也可呈实性、囊性或混合性结构并存,典型的混合性海绵状结构被认为是良性结节的特征(图2-2-5)。结节性甲状腺肿结节可存在粗大钙化或周边"蛋壳样"钙化(图2-2-6)。当甲状腺胶质在囊性结节内高度浓缩,超声上表现为结节囊性成分内的点状强回声,后伴"彗星尾征"(图2-2-7)。结节较大时内部血供丰富,周缘可见环状或半环状血流信号(图2-2-8),并可见分支样血流通入结节内部(图2-2-9),少数结节血流极其丰富呈"花篮样"(图2-2-10)。体积较小的结节或者囊性结节以周边血流信号为主,内部实性部分见血流信号少见。结节周围附属征象:结节周边多无声晕,一部分结节由于膨胀性向外生长挤压周围正常组织,形成所谓的"假包膜",周缘可见低回声晕(图 2-2-11)。一般不存在包膜不完整、颈部淋巴结异常等情况。部分结节伴桥本氏甲状腺炎时可有气管旁肿大淋巴结,为慢性炎症反复刺激形成(图 2-2-12)。

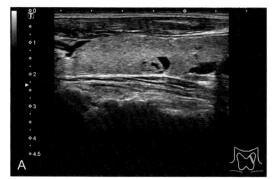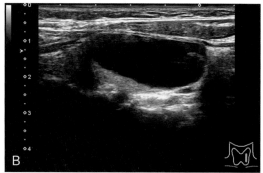

图 2-2-4 结节性甲状腺肿伴囊性变

A.结节性甲状腺肿伴囊性变,实性成分为主;

B.结节性甲状腺肿伴囊性变,囊性成分为主

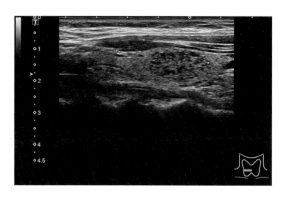

图 2-2-5 结节性甲状腺肿之典型海绵状结构

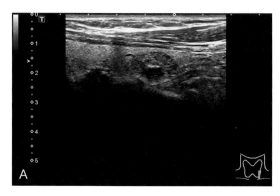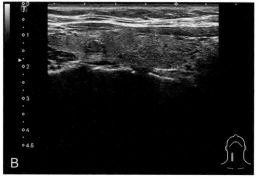

图 2-2-6 结节性甲状腺肿伴钙化

A.结节性甲状腺肿伴粗大钙化;B.结节性甲状腺肿伴"蛋壳样"钙化

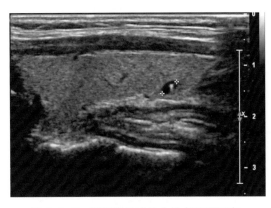

图 2-2-7　结节囊性成分内的点状强回声，
后伴"彗星尾征"

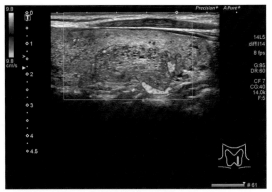

图 2-2-8　结节性甲状腺肿较大结节周缘
半环状血流信号

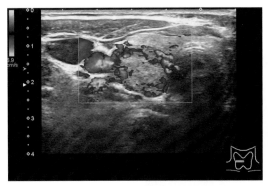

图 2-2-9　结节性甲状腺肿较大结节周缘血流信
号，并见分支样血流通入结节内部

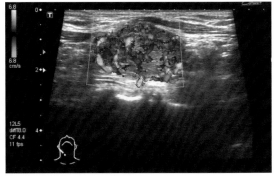

图 2-2-10　结节性甲状腺肿较大结节血流
极其丰富呈"花篮样"

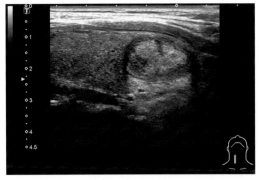

图 2-2-11　结节性甲状腺肿"假包膜"

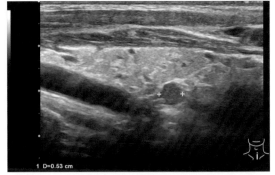

图 2-2-12　结节性甲状腺肿伴桥本氏甲状腺炎时，
气管旁肿大淋巴结

2. CT 表现

（1）结节病变形态规则、边缘清晰，与邻近的器官组织有脂肪间隙相隔，无明显侵犯或浸润征象（图 2-2-13）。

（2）甲状腺不同程度肿大，内见多个、散在、规则的低密度结节为其特征性改变，发生率 31% 左右。

（3）钙化：多为斑片状、斑点状粗钙化，颗粒状小钙化少见。

（4）结节增大可向下延伸至纵隔。

（5）少有淋巴结肿大，发生率不超出 5%。

3. MRI 表现　结节无包膜，边界多清楚，信号不均，其形态、信号取决于内部的结构。T_1WI 可为低信号（囊性变）、中或高（蛋白含量高的胶体、出血）信号；T_2WI 常呈高信号，钙化斑为无信号区。

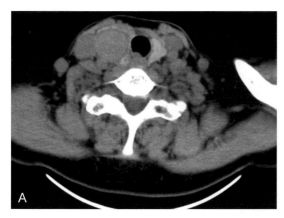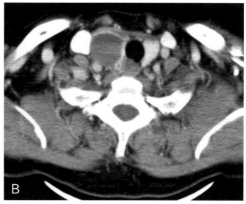

图 2-2-13　结节性甲状腺肿 CT 图像

A. CT 平扫示甲状腺右叶低密度结节，边缘清晰，内密度均匀增高；

B. CT 增强扫描示强化不明显，与邻近的器官组织有脂肪间隙相隔

4. 核医学检查表现　甲状腺静态显像多表现为甲状腺内放射性分布不均，结节部位呈放射性缺损或放射性分布明显低于周围正常的甲状腺组织，若放射性分布低于周围正常甲状腺组织者但高于本底为凉结节，若结节部位无放射性分布，表现缺损者为冷结节，均可表现为单发或多发（图 2-2-14），SPECT-CT 可进一步协助诊断（图 2-2-15、图 2-2-16）。^{18}F-FDG PET-CT 表现除具备常规平扫 CT 影像表现外，甲状腺组织放射性轻度摄取，分布不均，结节部位标准化摄取值（standardized uptake value，SUV）一般不会增高（图 2-2-17），故临床不作为常规推荐。

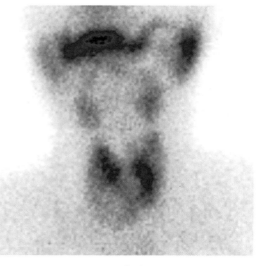

图 2-2-14　双侧结节性甲状腺肿 SPECT

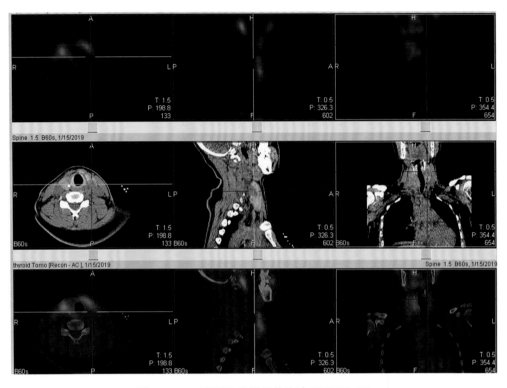

图 2-2-15　双侧结节性甲状腺肿 SPECT-CT

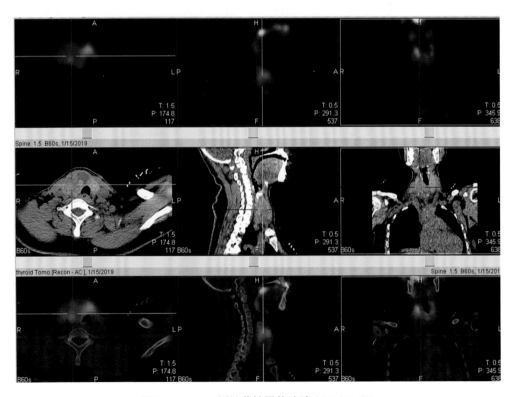

图 2-2-16　双侧结节性甲状腺肿 SPECT-CT

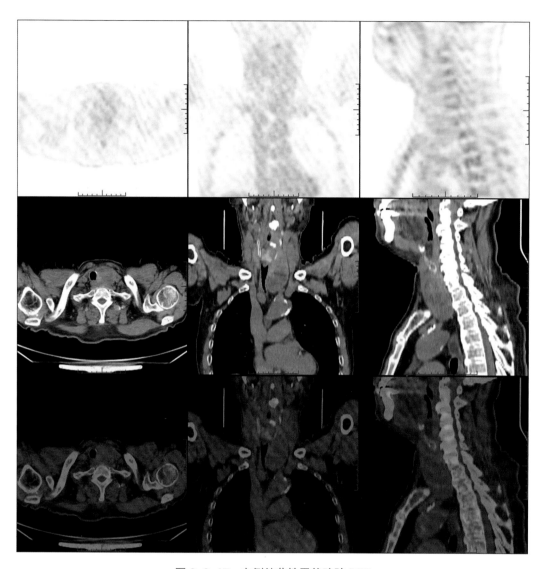

图 2-2-17　左侧结节性甲状腺肿 PET

（二）甲状腺腺瘤

甲状腺腺瘤为起源于滤泡上皮的良性肿瘤，约占甲状腺上皮性肿瘤的 60%。好发于 30 岁以上的女性，常为单发。腺瘤常有完整包膜，部分包膜很厚。瘤内常见出血、坏死、胶样变性、囊性变及钙化。

1. 超声表现　常表现为一侧甲状腺内单个结节，多有完整包膜。结节形态呈圆形或椭圆形，纵横比小于 1，边缘光滑清楚，与周围组织无粘连，可随吞咽上下移动，无分叶状或不规则的边缘。结节呈高回声、等回声或低回声、混合回声均有，多为实性结节，内部回声均匀，少数伴有囊性变时，表现为无回声，后方回声增强。结节内钙化多呈粗大钙化，可出现于结节内部中央或者周边（图 2-2-18）。结节内周边环形血流向结节中心汇聚，呈"轮辐状"分布，多见于典型腺瘤（图 2-2-19），结节周边见薄低回声晕（图 2-2-20），声晕纤细且宽窄一致是甲状腺腺瘤特有附属征象之一。

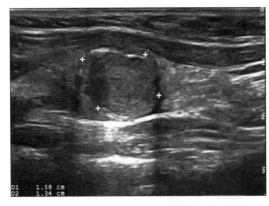

图 2-2-18 甲状腺腺瘤结节周边粗大钙化

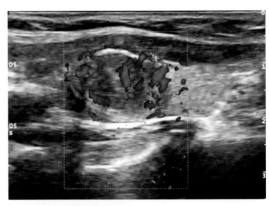

图 2-2-19 甲状腺腺瘤结节周边血流向结节中心汇聚

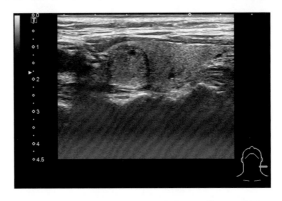

图 2-2-20 甲状腺腺瘤结节周边见薄低回声晕

2. CT 表现 甲状腺腺瘤 CT 多表现为边缘规则的结节,部分肿瘤与周围结构之间有明显被压缩的脂肪间隙,根据病理成分不同,肿瘤可表现为均匀密度或不均匀密度,如肿瘤主要由含胶质较少的增生滤泡上皮组成,则多为均匀实性密度(图 2-2-21)。如肿瘤有充满胶质的大滤泡或巨大滤泡构成,影像表现为边缘规则的囊性低密度结节。

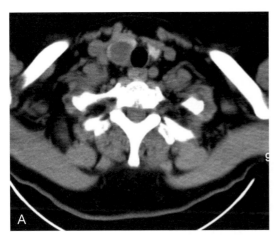

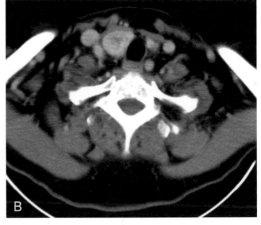

图 2-2-21 甲状腺腺瘤 CT 图像
A. CT 平扫示甲状腺右叶边缘光整低密度结节,边界清晰;
B. CT 增强扫描后结节明显强化,甲状腺被膜光整

3. MRI 表现　实性的甲状腺腺瘤结节 T_1WI 信号不一,与正常甲状腺比较呈中、低信号,出血部分呈高信号。T_2WI 呈高信号。可以见到完整的低信号晕环(包膜),其厚薄不一。如果有出血、囊变者信号不均匀。其信号特征因出血或液化囊变而异。一般而言,具有完整包膜的单发结节常提示为甲状腺腺瘤。

4. 核医学检查表现　甲状腺腺瘤在甲状腺静态显像时,表现形式多样,临床上以热结节多见,表现为局部放射性分布异常浓聚,单发热结节多见于自主性高功能性甲状腺腺瘤(automomous hyperfunctioning adenoma,AHA),又称为 Plummer 病(图 2-2-22、图 2-2-23),此种结节的特点是其功能不受垂体分泌的TSH 调节,而是甲状腺滤泡上皮细胞本身功能亢进所致,其分泌的甲状腺激素通过 TSH反馈抑制周围正常甲状腺组织而表现为周围

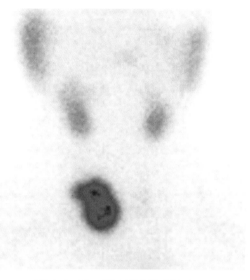

图 2-2-22　高功能腺瘤 SPECT

正常甲状腺组织放射性摄取减低或不显影,临床可有或无甲亢症状,恶变可能性极小,该类结节需与先天性一叶缺如、一叶发育不全伴对侧代偿性增生、甲状腺一叶切除后、气管前不

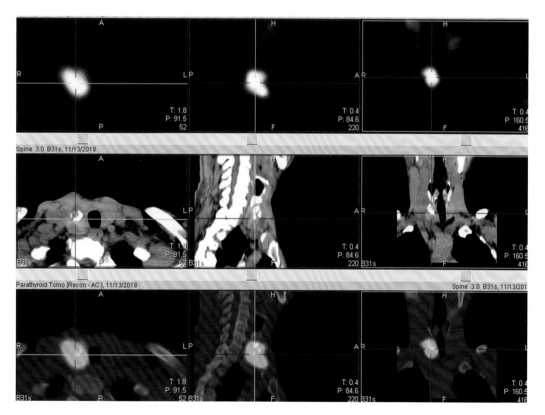

图 2-2-23　高功能腺瘤 SPECT-CT

分叶甲状腺相鉴别,SPECT-CT断层融合显像在鉴别诊断方面具有重要的临床价值。功能正常的甲状腺腺瘤或甲状腺腺瘤伴囊变、出血时,可表现为温结节、冷(凉)结节。

六、甲状腺恶性结节影像表现

甲状腺癌在人体内分泌恶性肿瘤中位居首位。病理类型主要有乳头状癌、滤泡癌、未分化癌及起源于滤泡旁细胞(C细胞)的髓样癌。其预后与性别、年龄、病理类型、肿瘤的大小及侵犯范围有关。青年女性、分化型癌、局限性侵犯者预后较好。因此甲状腺癌的TNM分期是根据肿瘤的类型和年龄而异,与其他肿瘤有所不同。影像学检查可以提供肿瘤侵犯范围的详细信息,临床医师可据之进行肿瘤分期,从而制订正确的治疗计划。

(一)甲状腺癌TNM分期
详见本章第一节

(二)甲状腺癌影像学表现

1. 超声表现 表现为一侧或双侧甲状腺内低、中等回声结节,回声不均匀,边缘不规则,部分呈明显浸润性生长,多无包膜。病理类型不同超声表现各有不同。

2. CT表现 病变形态不规则、边缘模糊,由于肿瘤多呈浸润性生长,约90%边缘不规则、边缘模糊不清,部分有明显外侵征象,需注意肿瘤与气管、食管、颈动脉等重要结构的关系。

(1)甲状腺内不规则高密度区混杂不规则低密度灶为其特征性改变,约55%的甲状腺癌内出现此征象,是甲状腺癌具有特征性的密度改变(图2-2-24)。

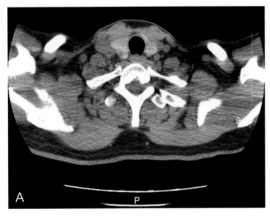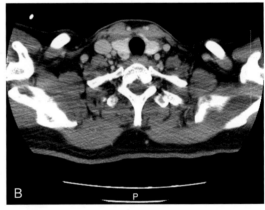

图2-2-24 乳头状甲状腺癌CT图像

A. CT平扫示甲状腺右叶后缘被膜下混杂密度结节,边界不清;B. CT增强扫描示甲状腺右叶不均匀密度结节,中等度强化,可见壁结节状强化,局部外突,边界大致可辨

(2)病变内出现囊性变伴有明显强化的乳头状结节为乳头状甲状腺癌的特征性CT表现。约25%的乳头状甲状腺癌可出现此征象。

(3)15%~18%的甲状腺癌可伴有钙化,对良恶性鉴别无意义。但是沙砾样钙化可以作为恶性病变定性诊断的指征。

(4)58%~69%的甲状腺癌伴有颈部淋巴结转移,是甲状腺恶性结节定性诊断的可靠的间接诊断依据。

3. MRI 表现　肿瘤结节在 T_1WI 呈中等或低信号,如有出血可呈高信号。T_2WI 信号明显增高,均质或不均质。偶可有不完整的包膜,囊变者其壁厚薄不均。钙化为低/无信号。MRI 对钙化的检出不如 CT 敏感,但对多灶肿瘤结节由于其在 T_2WI 像信号明显增高,对比强烈,故敏感性高于 CT。

4. 核医学检查表现　甲状腺静态显像多表现为冷结节,其影像特征主要表现为结节轮廓不清、甲状腺外形改变、结节所在侧叶无肿大、分布缺损区横贯一侧叶呈断裂样改变、一侧叶整体呈分布缺损区并向对侧扩展等。^{18}F-FDG PET-CT 显像多表现为肿瘤部位放射性摄取异常增高,部分分化良好的甲状腺癌也可表现为低摄取,平扫 CT 见结节边界不清,密度不均或分叶状,包膜中断、可见细小钙化,伴或不伴周围组织受侵等征象时,可提高甲状腺癌的诊断率,但需与甲状腺腺瘤伴出血、感染等良性肿瘤鉴别,临床不作为常规推荐。

(三)常见甲状腺癌的影像特点

1. 乳头状癌　在甲状腺癌中占 60%~70%,为青年最常见的甲状腺恶性结节类型。患者常无碘缺乏病史。有 1/4 的青年患者在初诊时已有颈淋巴结转移。即使临床触诊颈部淋巴结阴性者,术后病理检查仍有约 50% 颈部淋巴结转移。大体病理肿瘤结节呈灰白色,质硬,多无明显包膜,呈浸润性生长,部分有囊变或钙化的沙砾体。可以单发或多灶性分布在甲状腺两叶,病理检查有滤泡癌和乳头状癌混合存在时,其生物学行为与乳头状癌相同。

(1)超声表现:典型乳头状甲状腺癌超声检查结节形态多为直立状(纵横比大于 1)(图 2-2-25)。结节边缘不规则,可表现为毛刺样、锯齿状,这与恶性肿瘤特有的浸润性生长方式有关;或者边缘呈分叶状,可表现为乳头状、微小分叶状、分叶状或花瓣状形态(图 2-2-26)。肿瘤累及包膜,可有包膜不完整和/或颈前肌受侵等腺外延展情况。结节内部以极低回声、低回声为主(图 2-2-27)。结节成分多为实性结节,少数较大结节伴坏死时可见囊性成分。结节内可存在微钙化和/或粗大钙化(图 2-2-28),以微钙化形式多见。微小癌尤其直径 5mm 以下结节内部多数回声均匀,少见钙化。部分研究结果显示,在实质部分出现"彗星尾征"的结节中有 1.75% 是恶性结节,只有位于液化区域或者交界区的"彗星尾征",才能被认为是良性征象。而具有周边环状钙化的结节中恶性占 18.5%,良性占 81.5%,由此可见并不能因为结节表现为周边钙化而放松对结节的随访。

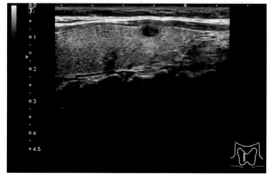

图 2-2-25　PTC 小结节低回声直立状

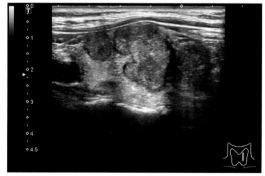

图 2-2-26　PTC 结节边缘呈分叶状

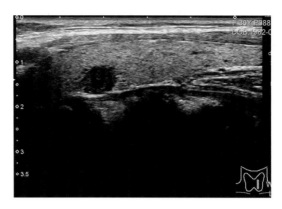

图 2-2-27　PTC 结节内部呈极低回声

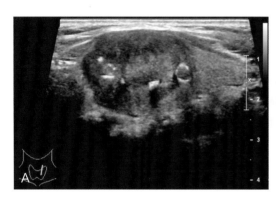

图 2-2-28　PTC 结节内伴钙化
A. PTC 结节内存在微钙化和粗大钙化；B. PTC 结节内微钙化

结节其他超声征象：恶性结节的内部血流分布与其病理类型以及结节大小均有关系。微小乳头状癌多表现为无血流分布或者以周边血供为主，而体积较大的乳头状癌，以周边型以及混合血流结节其他征象分布为主（图 2-2-29）。结节周围附属征象：经典乳头状甲状腺癌多无晕环，结节偶有不完整的厚薄不均声晕。50%~70% 乳头状甲状腺癌会出现颈部转移性淋巴结，典型的转移性淋巴结内存在钙化、囊实性结构、丰富血供等超声表现（图 2-2-30），于颈前气管旁Ⅵ区、侧颈部Ⅲ、Ⅳ区常见。

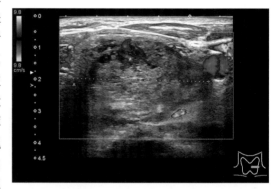

图 2-2-29　未分化癌结节血流图

（2）CT 或 MRI 表现：见肿瘤结节囊性变及囊壁明显强化的乳头状结节，并有沙砾样钙化，是乳头状癌的特征。

（3）核医学检查表现：甲状腺静态显像多表现为冷结节（图 2-2-31），^{18}F-FDG PET-CT 显像多表现肿瘤部位放射性摄取异常增高（图 2-2-32）。

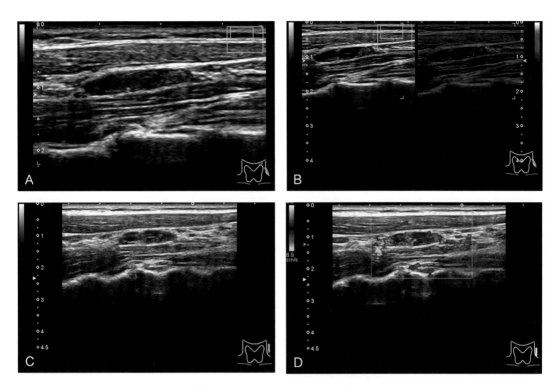

图 2-2-30 PTC 颈淋巴结转移灶

A. PTC 颈淋巴结转移灶内伴钙化;B. PTC 颈淋巴结转移灶内伴钙化(萤火虫成像);

C. PTC 颈淋巴结转移灶内伴囊性变;D. PTC 颈淋巴结转移灶内血供丰富

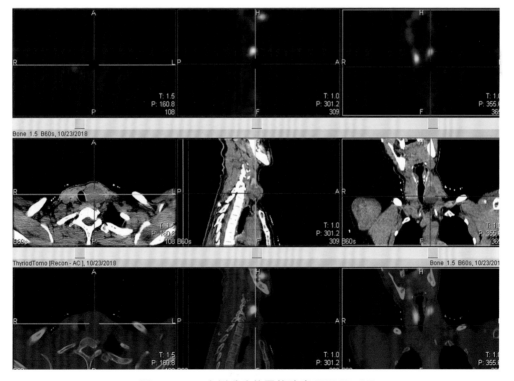

图 2-2-31 左侧乳头状甲状腺癌 SPECT-CT

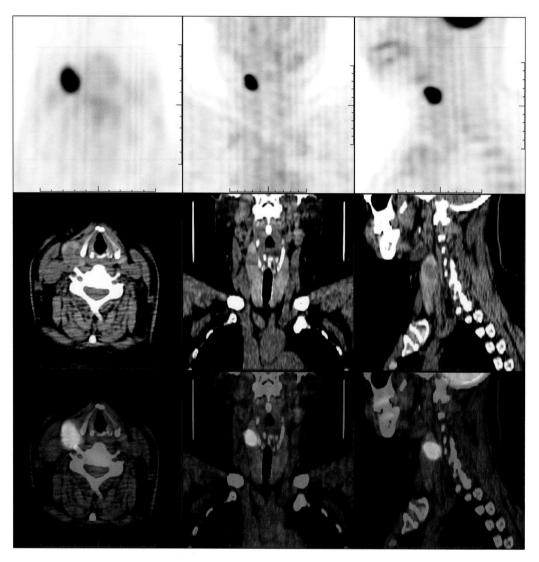

图 2-2-32 右侧乳头状甲状腺癌 PET

2. 滤泡癌 常见于长期缺碘的患者,也可有散发病例。大体病理见单个较大的肿物。多发病变(图 2-2-33)较乳头状癌少见。分为局限型和广泛侵犯型,可有不完整的包膜,血供丰富。也可有坏死、出血或囊变区域。但囊变区域不如乳头状癌明显,常有明显外侵,血行转移多见,淋巴转移少见,约为 20%。

(1)超声表现:甲状腺滤泡状癌常见超声声像图特征为结节纵横比小于 1,呈椭圆形或者卵圆形,一般体积较大,单发多见。结节外周多存在包膜,因此与周围正常组织分界清晰,边缘大多规则,无分叶或锯齿样改变。结节内部等回声或低回声多见,与滤泡性腺瘤相比内部回声更加不均匀,但较少见到液化区。实质性肿块或者混合性肿块的实性部分能够观察到迅速增大,应考虑为结节恶变可能。结节内会出现钙化,但几乎不存在微钙化。结节血供丰富是滤泡癌特征之一,内部血管呈迂曲扩张紊乱状(图 2-2-34),但"轮辐状"分布的血流特征不明显。结节周边声晕呈厚度不一的暗环或者局部暗带(图 2-2-35),甚至部分可呈毛刺样突起改变。部分滤泡状癌结节可见侧边声影，一般认为是周边纤维化包裹的结果。

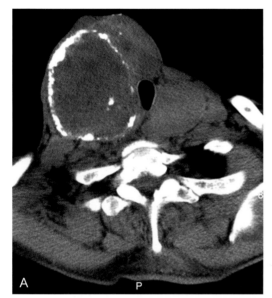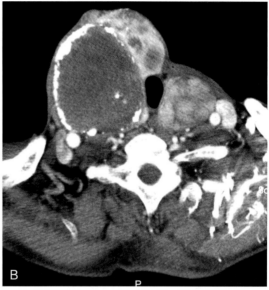

图 2-2-33 滤泡状甲状腺癌 CT 图像
A.滤泡癌 CT 平扫图像;B.滤泡癌 CT 增强图像

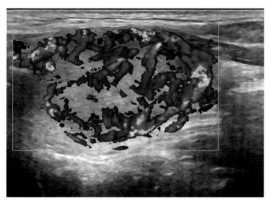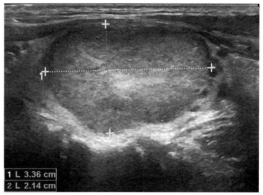

图 2-2-34 滤泡癌结节内血供丰富
呈迂曲扩张紊乱状

图 2-2-35 滤泡癌结节呈稍低回声，
周边局部暗带

（2）CT/MRI 表现:滤泡状甲状腺癌 CT 表现为较大肿物,密度不均,强化明显,常可见侵犯周围器官组织结构。

（3）核医学检查表现:甲状腺静态显像和 ^{18}F-FDG PET-CT 显像代谢特点同乳头状癌。

3. 未分化癌　甲状腺未分化癌是头颈部恶性程度较高的肿瘤,占甲状腺恶性肿瘤的 2%~5%,生长迅速,其临床表现各异,发现时一般体积较大,并且常出现浸润,无法手术治疗,预后也较差,平均生存时间不足 6 个月。多见于 50 岁以上的女性患者。

未分化癌通常起源于乳头状癌或滤泡性腺癌,可同时存在两者的成分,因此,其具有甲状腺恶性肿瘤的常见特征,超声检查无法和上述类型肿瘤一一鉴别。患者的临床病史、症状和体征对于诊断非常重要,通常需要行CT检查以评估肿瘤范围。

(1)超声表现:甲状腺未分化癌常见超声特征为结节形态体积较大,多叶受累;常单发,生长迅速。纵横比可大于1。结节边缘分叶状多见,部分体积较大结节边缘模糊。约1/3的患者出现包膜外侵犯,可以累及气管、食管、喉返神经、喉部和颈部血管,超声可发现部分包膜受侵表现(图2-2-36)。80%的患者有局部或者远处转移,早期即可通过血液和淋巴管发生远处转移,超声可发现部分典型的转移淋巴结内部伴有液化坏死(图2-2-37)。结节回声为不均质低回声,内部成分以实性为主,可伴坏死液化。结节内可存在钙化,以粗大钙化为多。结节内部可出现杂乱的丰富血流信号,周边无声晕。

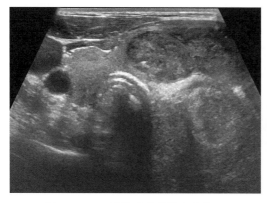

图 2-2-36 甲状腺未分化癌声像图
结节边缘不规则,呈大分叶状,
体积较大压迫食管、气管

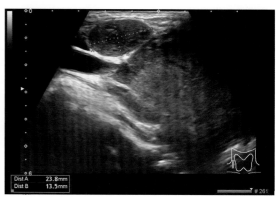

图 2-2-37 甲状腺未分化癌转移性淋巴结部分
区域液化坏死

(2)CT/MRI表现:甲状腺未分化癌CT影像学检查表现为大的具有恶性特征的肿物,广泛侵犯邻近组织结构(图2-2-38)。

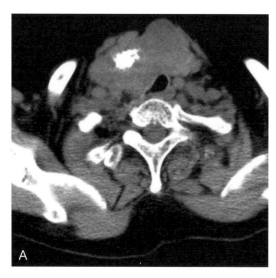

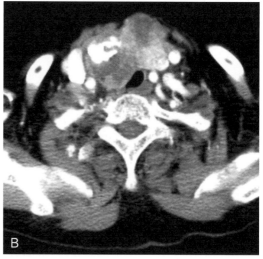

图 2-2-38 甲状腺未分化癌CT图像
A. CT平扫示甲状腺双侧叶多发占位,中央见块状钙化;
B. 增强CT扫描示明显不均匀强化,边界不清,呈浸润性生长

（3）核医学检查表现：甲状腺静态显像多表现为冷结节，PET-CT 影像上表现为低密度较大肿物，密度不均、边界不清伴葡萄糖代谢不均匀性异常增高，常侵犯周围结构及淋巴结坏死等（图 2-2-39）。

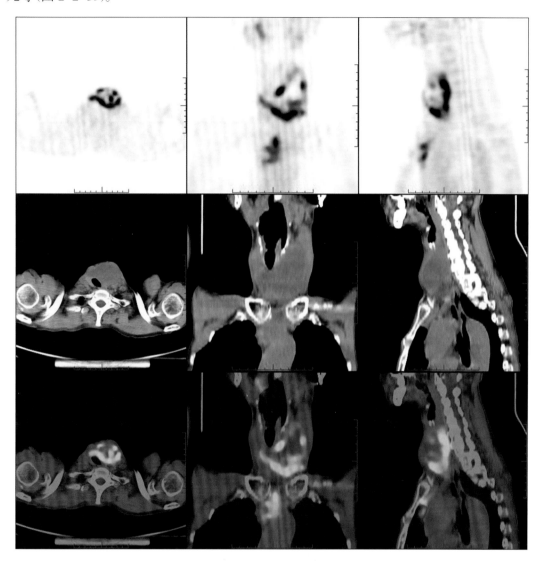

图 2-2-39　甲状腺左侧叶未分化癌伴外侵、上纵隔淋巴结转移 PET

4. 髓样癌　占甲状腺癌 5%~10%，多为散发，约 1/4 见于多发性内分泌瘤病（multiple endocrine neoplasia，MEN）患者。肿瘤多为单发，但家族性 MEN 者常有多发。

（1）超声表现：根据超声声像图特征髓样癌可分为边缘规则型和非规则型。规则型髓样癌和低回声滤泡癌声像特点极为相似，非规则型髓样癌则具备甲状腺恶性肿瘤的一些常见特征性表现。病变早期或者病程较短者，病灶局限，结节会表现为规则型，体积较小；一旦进入病程中晚期，结节则可能表现为非规则型，体积较大，部分向周围侵犯性生长。

非规则型的甲状腺髓样癌常见超声特征：结节形态与乳头状癌相比，体积更大，外形扁长，更倾向表现为水平位生长的类圆形或椭圆形。由于 C 细胞位于甲状腺侧叶上极区域，髓样癌较多发生于甲状腺腺体上 1/3 与下 2/3 连接处,常为单发。一般不出现纵横比失调。结节边缘锐利清晰,不规则或规则形均有出现。常见颈部淋巴结肿大,结节内类似的粗大钙化在颈部转移淋巴结中也经常存在。结节多数表现为低回声(58.7%)或极低回声,实性为主,可出现囊变。结节内可出现微钙化和 / 或粗大钙化(图 2-2-40)。与乳头状癌相比,粗大钙化所占的比例更高。钙化体积大,形态不规则,钙化面不光滑,可以呈锯齿状,多发的钙化可能连接成片状。多数结节内部呈富血供,血流分布形态以周边型及混合型为主,部分仅见周边血流分布(图 2-2-41),但研究表明与乳头状甲状腺癌鉴别意义不大。髓样癌结节不存在周边暗带。

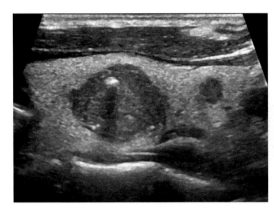
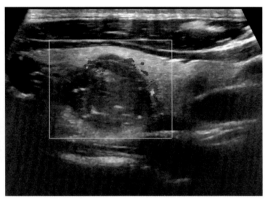

图 2-2-40 甲状腺髓样癌结节内部低回声, 存在粗大钙化与细小钙化

图 2-2-41 甲状腺髓样癌结节 周边少许血流信号

(2) CT/MRI 表现:甲状腺髓样癌 CT 常见粗大或细小的钙化,边界清楚,血供丰富,增强后可有明显强化,很少出血、囊变,约半数有淋巴结转移,其转移灶也常见血供丰富,明显强化,且常有淋巴结包膜外侵犯(图 2-2-42)。

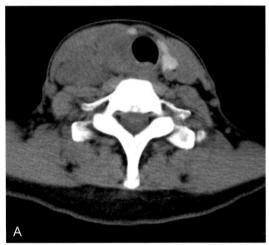
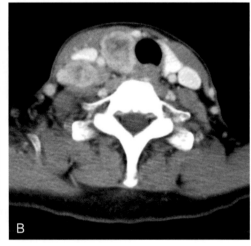

图 2-2-42 甲状腺髓样癌伴颈部淋巴结转移 CT 图像
A. CT 平扫示甲状腺右侧叶低密度占位,边缘不清;
B. 增强 CT 扫描示占位明显不均匀强化,边界不清,右颈部不均匀强化转移淋巴结

(3)核医学检查表现:因甲状腺髓样癌起源于滤泡旁细胞,没有摄碘功能,无法进行 ^{131}I 全身显像,而 PET-CT 检查的价值也有限,常表现为假阴性结果,但对于降钙素异常增高疑似有复发或转移的患者仍有一定的临床价值,或选择一些新型显像剂,如 ^{18}F-FDOPA、^{68}Ga-DOTATATE 等受体显像剂。

七、超声、CT、核医学检查在诊断甲状腺结节性病变中的应用价值

随着超声仪器及技术的不断开发及应用,极大地提高了甲状腺显示的分辨率与清晰度,且超声检查设备相对简单、无辐射损伤,故超声检查仍然是目前甲状腺结节性疾病的首选筛查方法,且高分辨率超声经过系统规范的超声诊断可作为鉴别诊断的主要方法,对于直径 5mm 以下的结节更具优势。CT 扫描则更加容易看到钙化病灶,全面观察病灶与周围邻近组织的关系及淋巴结转移情况具有优势,尤其是纵隔淋巴结的转移情况,对于骨质及远处转移作用较为局限。以 SPECT-CT、PET-CT 为代表的核医学检查不仅可以显示脏器或组织的位置、形态、大小等解剖学结构,更重要的是可以同时提供有关脏器和组织的血流、功能、代谢、受体功能、乏氧、凋亡、血管生成等生物信息,在甲状腺结节性病变诊治领域中起着不可替代的作用,多模态核医学检查对甲状腺结节性病变的定性诊断具有重要的临床价值。

第三节 实验室诊断

甲状腺结节性疾病是甲状腺出现结节样形态学改变的甲状腺疾病的概称。多种病理生理机制可导致甲状腺出现结节样改变,结节的形态特征、构成也各异。在国际疾病分类(ICD10、ICD11)中,可出现结节性改变的甲状腺疾病众多。①根据功能和结节数量可分为非毒性单结节性甲状腺肿、非毒性多结节性甲状腺肿、Plummer's 病、毒性多结节性甲状腺肿等;②根据结节形态、构成和部位可分为甲状腺(囊性)结节、胶性甲状腺(囊性)结节、胸骨后甲状腺(囊性)结节、胸骨后结节性甲状腺肿;③根据病因可分为:碘缺乏相关性结节性(地方性)甲状腺肿、单纯结节性甲状腺肿、先天性甲状腺肿、先天性(非毒性)甲状腺肿、先天性甲状腺功能减退症伴有弥漫性甲状腺肿、激素障碍性甲状腺肿;家族性激素生成障碍性甲状腺肿;各种甲状腺炎,如急性化脓性甲状腺炎、亚急性甲状腺炎、自身免疫性甲状腺炎(桥本甲状腺炎、无痛性甲状腺炎、产后甲状腺炎、慢性纤维性甲状腺炎);侵袭性纤维性甲状腺炎等;④根据良恶性分为甲状腺良性肿瘤;胸骨后甲状腺良性肿瘤;甲状腺腺瘤;淋巴瘤性甲状腺腺瘤;甲状腺恶性肿瘤(乳头状癌、滤泡状癌、Hürthle 细胞癌、未分化癌、髓样癌);甲状腺(非霍奇金)恶性淋巴瘤等。

在针对甲状腺结节性疾病采取任何治疗措施前,必须进行完整诊断。①形态学特征:弥漫性肿、结节性肿(多结节、单结节、囊性、实性、混合性);②结节功能:高功能、正常功能和无功能;③病变部位:下丘脑-垂体、甲状腺、异位;④病因/病理学诊断:先天性、碘相关性、出血性、胶质性、炎症(自身免疫性、感染性炎症、药物性)肿瘤(良性、恶性)等。只有明确诊断,才能正确指导治疗方案的选择、治疗效果评价和预后判断。

一、甲状腺与下丘脑—腺垂体—甲状腺轴

（一）甲状腺

甲状腺是人体内最表浅的内分泌腺体,位于颈前部甲状软骨稍下方,通常由两侧叶、峡部和锥状叶组成。主要的功能是合成和分泌甲状腺激素,调控人体各种组织细胞的新陈代谢、分化、生长、发育和功能维持,维持神经系统的兴奋性。

甲状腺由无数个柱状上皮细胞围成的滤泡构成,滤泡腔内充满胶质,胶质的主要成分是滤泡上皮细胞合成的甲状腺球蛋白(thyroglobulin,Tg)。滤泡上皮细胞腔侧膜的甲状腺过氧化物酶(thyroid peroxidase,TPO)催化分子碘与 Tg 分子上的酪氨酸残基结合,形成 3- 碘酪氨酸(MIT)或 3,5- 二碘酪氨酸(DIT),并促进 MIT、DIT 偶联缩合形成三碘甲状腺原氨酸(triiodothyronine,T_3)和甲状腺素(thyroxine,T_4)。甲状腺激素(主要为 T_4)合成后,随 Tg 储存于甲状腺滤泡腔中。甲状腺激素释放时,在细胞内形成胶体小滴,内涵体酶和溶酶体酶将 Tg 分子上的 T_4 和 T_3 解离下来并释放入血。T_4 占甲状腺激素的 90% 以上,在外周经脱碘转化为 T_3,作用于靶器官发挥生物学效应。

另外,在甲状腺滤泡间质组织中,散在分布着滤泡旁细胞,其分泌的降钙素(calcitonin,hCT)是一种由 32 个氨基酸组成肽类激素,生理作用是抑制骨、肠道、肾脏钙重吸收、降低血钙、拮抗甲状旁腺素作用,调节机体的骨代谢,不受下丘脑 - 垂体调控。

（二）下丘脑—腺垂体—甲状腺轴

甲状腺功能受大脑皮层 - 下丘脑 - 垂体前叶系统的控制和调节。

在大脑皮层调控下,下丘脑分泌促甲状腺激素释放激素(TSH-releasing hormone TRH),刺激垂体前叶细胞分泌促甲状腺素(thyroid stimulating hormone,TSH)。TSH 是调节甲状腺生理功能的最重要激素。TSH 通过 TSH 受体(TSHR)发挥作用。TSHR 位于甲状腺细胞基底膜,属于 G 蛋白偶联受体家族成员。TSH 与 TSHR 结合后,刺激腺苷酸环化酶催化单磷酸腺苷(AMP)生成环化单磷酸腺苷(cAMP),通过一系列信号通路促进 Tg 的降解和甲状腺激素的释放,并通过刺激钠/碘协同转运体(sodium/iodine symporter NIS)、Tg 和 TPO 等合成或活性增加,提高甲状腺上皮细胞摄碘和激素合成能力,在 TSH 刺激下甲状腺激素的合成和释放增加。而 TRH 和 TSH 的分泌又同时受循环中 T_4 和 T_3 水平的反馈抑制。

下丘脑(TRH) - 垂体前叶(TSH) - 甲状腺(T_3、T_4)构成人体主要内分泌轴之一的下丘脑—腺垂体—甲状腺轴。在这个负反馈调节轴中,任何一个环节出现病理改变,都会导致甲状腺的形态或功能异常。因此,对于甲状腺相关疾病,不能仅仅关注甲状腺本身,需要根据病理因素、病变部位加以诊断和治疗。

二、甲状腺相关实验室指标

目前临床应用的甲状腺相关实验室指标可分为:

1. 相关功能激素指标　包括总 T_4(TT$_4$)、游离 T_4(FT$_4$)、总 T_3(TT$_3$)、游离 T_3(FT$_3$)、促甲状腺激素(TSH)、降钙素(hCT)。

2. 自身免疫抗体指标　包括甲状腺过氧化物酶抗体(TPO-Ab)、甲状腺球蛋白抗体(Tg-Ab)、TSH- 受体抗体(TSH receptor antibody,TR-Ab)。

3. 相关蛋白指标　甲状腺球蛋白(Tg)。

（一）相关功能激素指标

1. 促甲状腺激素（TSH） TSH 由垂体前叶嗜碱性细胞所分泌，属于蛋白类激素，结构与 LH、FSH、HCG 相似，由两条多肽链组成（α 和 β 亚基），四种激素的 α 亚基相同，结构与生理作用的特异性由 β 亚基决定。由于结构的相似性，这类激素有轻度的交叉作用。如妊娠期，大量的 HCG 对 TSH 受体有轻微刺激作用，部分发挥 TSH 作用。表现为妊娠期甲亢综合征，TSH 轻度降低、T_4、T_3 正常或轻度升高。

下丘脑 - 垂体功能正常时，超敏 TSH 检测是评价甲状腺功能的最佳单个检查指标，由于受甲状腺激素（T_3、T_4）负反馈调节，它可反映循环中甲状腺激素水平是否正常。原发性甲状腺功能减退最早的临床表现通常是血清 TSH 升高，原发性甲状腺功能亢进时最早出现血清 TSH 降低。从这个意义上讲，血清甲状腺激素水平是静态指标，而 TSH 为动态指标。

下丘脑 - 垂体病变时，TSH 自主分泌过多或分泌障碍，导致继发性甲状腺功能异常，如垂体 TSH 瘤，可导致继发性甲状腺功能亢进，表现为 T_4、T_3 升高同时 TSH 升高。席汉氏综合征或垂体柄阻断综合征时，TSH 分泌受损，可导致继发性甲状腺功能减退，表现为 T_4、T_3 降低同时 TSH 降低或正常。这种情况下，评估甲状腺功能依赖于血清甲状腺激素（T_4、T_3）水平。

TSH 测定临床应用：①甲状腺功能早期筛查，包括新生儿先天性甲减的筛查，通常只有 TSH 异常时才进一步检测 T_4 和 T_3；②亚临床甲状腺功能异常诊断；③原发性甲减，采用左甲状腺素钠（$L–T_4$）替代治疗的疗效监测和剂量调整；④分化型甲状腺癌（DTC）$L–T_4$ 抑制治疗的疗效监测和剂量调整；⑤结合 FT_4/TT_4 水平，诊断甲状腺功能正常的病态综合征（euthyroid sick syndrome，ESS）；⑥继发性（中枢性）甲亢 / 甲减的诊断；⑦不适当 TSH 分泌综合征的诊断：甲状腺激素水平增高而 TSH 正常或增高的患者需考虑本病，但须先排除垂体疾病、结合蛋白异常和测定技术问题等。

2. 甲状腺激素 包括 T_3、T_4，属于氨基酸类激素，由两个碘化酪氨酸偶联而成，呈疏水性，在血液中运输需要与转运蛋白[主要为甲状腺素结合球蛋白（thyroxine binding globulin，TBG）]结合。血液中 99.98% 的 T_4、99.7% T_3 与转运蛋白结合。结合型激素转化为游离形式后才能作用于靶组织。游离的甲状腺激素透过细胞膜，与靶细胞的胞内受体结合而发挥生理作用。

T_4、T_3 升高，意味着甲状腺功能亢进，极少数为甲状腺激素抵抗；T_4、T_3 降低，则为甲状腺功能减退。

实验室检查的甲状腺激素包括：

（1）总 T_4 和总 T_3：是结合型与游离型激素之和，主要反映结合型激素，受 TBG 影响大。是评价甲状腺功能状态的关键指标。甲亢时，TT_3 常较 TT_4 增高出现更早，对轻型甲亢、早期甲亢及甲亢治疗后复发更敏感；甲减时，TT_4 降低更早更明显，早期 TT_3 可正常，TT_4 在甲减诊断中起关键作用。

需要注意的是，血清 TBG 水平变化可影响 TT_4、TT_3 测定结果，对 TT_4 的影响较大。

妊娠、病毒性肝炎、遗传性 TBG 增多症、某些药物（雌激素、口服避孕药、吩噻嗪、三苯氧胺等）等因素，可使 TBG 增高，从而导致 TT_4 和 TT_3 假性增高。

低蛋白血症、遗传性 TBG 缺乏症、多种药物（雄激素、糖皮质激素、生长激素、利福平等）等因素，可使 TBG 降低而导致 TT_4 和 TT_3 假性降低。

（2）游离 T_4（FT_4）和游离 T_3（FT_3）：为游离型激素，是实际进入靶细胞与受体结合发挥作用的效应激素。

超敏FT_3、FT_4检测可使一些TT_3、TT_4正常的早期甲亢得到确诊,明显优于TT_3、TT_4。另外,在妊娠期和应用雌激素等药物时,TBG水平升高,可使TT_4和TT_3出现假性升高,FT_4和FT_3则受影响较少,更能准确反映甲状腺功能水平。

但由于血液中含量非常低,同时受检验费用限制,目前大多临床实验室采用间接方法检测FT_4和FT_3,并非直接测定游离型激素,因此仍一定程度受TBG浓度影响。

诊断原发性甲亢灵敏度的顺序为$TSH>FT_3>TT_3>FT_4>TT_4$;原发性甲减的诊断灵敏度顺序为$TSH>FT_4>TT_4>FT_3>TT_3$。

3. 降钙素 降钙素由甲状腺C细胞合成与分泌,其结构和生理作用与甲状腺素完全不一样,并不归属于下丘脑—腺垂体—甲状腺轴。hCT与甲状旁腺素(PTH)、$1,25(OH)Vit D_3$一起构成钙调节激素,共同维持正常骨代谢和血钙浓度,其分泌受血钙浓度调节。

甲状腺髓样癌(MTC)细胞来自甲状腺滤泡旁C细胞,具有分泌降钙素作用,因此降钙素是MTC的特异性血清标志物。同时,血清降钙素升高幅度与MTC肿瘤负荷呈正相关。虽然血清癌胚抗原(CEA)在MTC患者通常也升高,但缺乏特异性。

血清降钙素测定临床应用:

1)主要用作肿瘤标志物,诊断MTC。以及用作MTC术后随访监测。

2)MTC手术前及手术后2周和6个月测定降钙素和CEA,如果基础及激发后降钙素水平均测不出,才能排除存在残留组织或复发的可能性。

3)MEN–Ⅱ 90%以上合并MTC,而且是患者死亡的主要原因,故主张对所有嗜铬细胞瘤患者常规监测血清降钙素,以排除MTC和MEN–Ⅱ的可能性。

由于MTC在超声影像学上缺乏特异性声像特征,细胞和组织学病理诊断也存在一定困难,而MTC的预后较差。随着hCT检测技术提高和费用降低,对甲状腺结节患者常规检测hCT越来越被医学界所接受。

需要重视的是,虽然甲状腺滤泡旁C细胞是循环降钙素主要来源,但某些甲状腺以外神经内分泌细胞也可分泌降钙素。因此,发现血清降钙素水平升高,需要鉴别MTC以外疾病:①神经内分泌肿瘤,如小细胞肺癌、支气管和肠道类癌及所有神经内分泌肿瘤;②良性C细胞增生(HCC),见于自身免疫性甲状腺疾病(桥本甲状腺炎或Graves病)及分化型甲状腺癌;③其他疾病,肾病(严重肾功能不全)、高胃酸血症、高钙血症、急性肺炎、局部或全身性脓毒血症等。

(二)自身免疫抗体指标

自身免疫抗体指标包括TPO-Ab(甲状腺过氧化物酶抗体)、Tg-Ab(甲状腺球蛋白抗体)、TR-Ab(TSH受体抗体),三者均为自身免疫性甲状腺疾病的诊断指标,与甲状腺功能之间的相关性差,不能直接反映甲状腺功能,是反映甲状腺病理生理机制和病因学的指标,对于甲状腺功能的长期预后有指导意义。

1. TPO-Ab 是一组针对甲状腺过氧化物酶(TPO)不同抗原决定簇的多克隆抗体(IgG型为主),对于甲状腺细胞有细胞毒性作用,参与甲状腺组织破坏过程,反映机体存在针对甲状腺组织的慢性淋巴细胞性自身免疫炎症(桥本氏甲状腺炎)。长期、高滴度TPO-Ab可导致甲状腺功能减退。

TPO-Ab升高,临床意义包括:①自身免疫性甲状腺疾病,尤其是桥本氏甲状腺炎的主要诊断指标;②全身性自身免疫性疾病的危险因素;③干扰素α、白介素–2或锂治疗期间出现甲减的风险增加;④胺碘酮治疗期间出现甲状腺功能异常的风险增加;⑤Down's 综合征患者出现甲减的危险因素;⑥妊娠期间甲状腺功能异常或产后甲状腺炎的危险因素;⑦流产和体外受精失败的危险因素。

2. Tg-Ab 针对 Tg 不同抗原决定簇的多克隆抗体。以 IgG 为主,也有 IgA 和 IgM 型抗体。一般认为 Tg-Ab 对甲状腺无损伤作用。血清中即使存在低水平 Tg-Ab 也可干扰大多数方法的 Tg 测定结果,引起 Tg 水平假性偏低或增高。

Tg-Ab 测定的临床应用:①自身免疫甲状腺疾病的诊断;意义与 TPO-Ab 基本相同,抗体滴度变化与 TPO-Ab 具有一致性;②在分化型甲状腺癌(DTC),血清 Tg-Ab 测定主要用作血清 Tg 测定的辅助检查。DTC 患者治疗后,Tg 水平即使显著降低,但 Tg-Ab 水平较治疗前显著增高,也提示肿瘤复发风险较大。对于 Tg-Ab 阳性的 DTC 患者,Tg-Ab 可作为肿瘤标志物,Tg-Ab 水平增高常为患者肿瘤复发的第一个指征,但随访时应采用同一种试剂盒和方法进行测定。

3. TR-Ab 也称为 TSH 结合抑制免疫球蛋白(TSH binding inhibitory immunoglobulin,TBII),其与 TSH 受体结合,可以阻断 TSH 和 TSH 受体的结合。由于结构上的差异,TR-Ab 存在不同的类型,如刺激性抗体(TS-Ab),具有类似 TSH 的功能,和 TSH 受体结合后,可发挥 TSH 的生理功能,刺激甲状腺滤泡上皮细胞合成、分泌甲状腺激素,是 Graves 病的致病性抗体;而刺激阻断性抗体(TSB-Ab),没有类似 TSH 的功能,与 TSH 受体结合后阻断了 TSH 与 TSH 受体的结合,使 TSH 不能发挥其生理作用,导致甲状腺激素合成分泌减少,从而表现出甲状腺功能减退。

目前国内常用的临床实验室检测技术所检测的 TR-Ab,并不能区分这个抗体是刺激性抗体(TS-Ab),还是刺激阻断性抗体(TSB-Ab)。国内已有少数实验室引进了国际最新的检测技术方法,可以直接检测 TS-Ab,也称其为促甲状腺素受体刺激性免疫球蛋白。

临床应用:

(1)格雷夫斯病(Graves disease,GD)的诊断与鉴别诊断:原发甲亢患者若 TR-Ab 阳性则强烈提示为 GD。可用作为以下疾病的鉴别诊断指标:不典型或轻度甲亢、无痛性甲状腺炎或产后甲状腺炎、多结节性甲状腺肿伴甲亢。建议所有不典型甲亢患者检测 TR-Ab 结合超声检查鉴别 GD 和非自身免疫性原发甲亢,以利于选择更合适的治疗方案。

(2)GD 治疗评估和复发预测:GD 起病时的 TR-Ab 滴度可以预测抗甲亢药物治疗(ATD)的反应和疗效,>40IU/L 提示抗甲亢药物疗效较差,可尽早考虑同位素或手术治疗。治疗过程中 TR-Ab 趋向正常,表明患者病情得到有效缓解,ATD 治疗 6 个月时,TR-Ab>10IU/L,GD 很可能得不到有效缓解(阳性预测值为 96.4%)。停药时,TR-Ab 持续阳性,提示停药很易复发,滴度越高,复发风险越高。

(3)对于有 GD 或病史的妊娠妇女:妊娠早期 TR-Ab 有助鉴别 GD 和妊娠甲状腺毒症;孕期 TR-Ab 水平有助于预测胎儿或新生儿甲亢的可能性,孕 28~30 周 TR-Ab 升高孕妇的新生儿甲亢风险增加,与 TR-Ab 滴度相关,TR-Ab>5IU/L 预测新生儿甲亢敏感性 100%,特异性 76%;分娩后甲亢加重,TR-Ab 有助鉴别 GD 和产后甲状腺炎。

(4)甲状腺功能正常格雷夫斯眼病的诊断及其严重程度和结局的判断:TR-Ab 高的格雷夫斯眼病患者病情较重,需要延长免疫抑制治疗的时间,缩短治疗间隔;TR-Ab 较低甚至测不出来的患者则不一定需激素治疗,但有待于前瞻性的临床干预试验证实。

(5) GD 状态下 TR-Ab 对甲状腺细胞的生长促进作用可能与 GD 合并甲状腺癌的侵袭性和术后复发有关。

（三）甲状腺球蛋白

甲状腺球蛋白(Tg)由甲状腺滤泡上皮细胞合成,是甲状腺激素合成和储存的载体,储存在甲状腺滤泡腔中。

在对血清 Tg 水平做临床评价时,须同时结合 Tg-Ab 水平。目前血清 Tg 检测技术受 Tg-Ab 水平的影响,Tg-Ab 的存在,可使 Tg 结果过高或过低。另外,Tg 检测存在"hook"现象,即血清 Tg 浓度很高时(如超过 1 000μg/L),由于抗原量过多,远超过抗体结合能力,可使 Tg 测定结果假性偏低。

血清 Tg 水平升高与以下因素有关:① TSH、hCG 或 TR-Ab 刺激甲状腺上皮细胞增生或肿大;②甲状腺组织炎症和损坏破坏,滤泡腔中 Tg 释放入血增加;③分化型甲状腺癌(乳头状甲状腺癌和滤泡状甲状腺癌)细胞具有合成与分泌 Tg 的功能。因此,Tg 是分化型甲状腺癌(DTC)治疗后的重要的肿瘤标记指标,比放射性碘扫描更加敏感、简便。DTC 手术切除或放射性碘治疗后,如果 Tg 在血中持续存在,提示体内可能仍有残存的甲状腺癌组织。

血清 Tg 测定的临床应用:

(1)非肿瘤性疾病:①评估甲状腺炎的活动性,炎症活动期血清 Tg 水平增高;②鉴别外源甲状腺激素所致的甲状腺毒症,其特征为血清 Tg 不增高。

(2)分化型甲状腺癌(DTC):首先需要强调的是,尽管 DTC 患者约2/3手术前 Tg 水平升高,但许多甲状腺良性疾病也伴有 Tg 水平升高,故 Tg 不能作为 DTC 的诊断指标。

血清 Tg 可作为 DTC 经甲状腺全切除术及 ^{131}I 清除治疗后随访,监测复发的肿瘤标记物,具有很高的敏感性和特异性,前提是 Tg-Ab 阴性。

DTC 甲状腺全切除术和/或 ^{131}I 放射治疗后,血清 Tg 应当不能测到。如果在随访中出现以下情况,提示原肿瘤治疗不彻底或者复发:①在基础状态下可测到 Tg 或原为阴性变成阳性;②停用甲状腺激素抑制治疗 3~4 周(内源性 TSH 增高)后 Tg 增高达 2μg/L 以上;③外源性 TSH 刺激后 Tg 增高达 2μg/L 以上。

TSH 刺激后(内源性 TSH 或重组人 TSH,均要求 TSH>30mIU/L)测定血清 Tg,比在 L-T_4 治疗期间测定基础 Tg 对发现 DTC 残留组织或转移更为敏感。

Tg-Ab 阳性患者,由于 Tg-Ab 对 Tg 测定的干扰,Tg 测定结果往往不可靠,TSH 刺激的血清 Tg 反应也无意义。

(3)淋巴结细针穿刺洗脱液 Tg 测定,可用于 DTC 淋巴结转移的判断。

三、常见甲状腺结节性疾病实验室鉴别诊断

临床上,通过触诊或超声等影像学检查,一旦发现甲状腺结节,须采集完整的病史(包括症状、体征、治疗史等)、个人史和家族史等,再结合实验室检测、影像学检查和病理学检查,明确诊断。

（一）非毒性结节性甲状腺肿

临床上最常见的甲状腺结节性疾病,可分为单结节或多结节;结节构成可分为实性、囊性、混合性、出血性和胶性结节等。

临床特征包括临床进展缓慢(出血性囊性结节除外),除外观改变外,无明显临床症状、

甲状腺功能正常、降钙素正常、Tg可升高或正常、甲状腺自身免疫指标TPO-Ab/Tg-Ab可正常或异常。

需要与甲状腺癌鉴别。可做超声等影像学以及结节细针/粗针穿刺细胞/组织学检查。

（二）毒性结节性甲状腺肿

临床特征与非毒性结节性甲状腺肿相似，也可分为单结节（甲状腺高功能腺瘤，TA）或多结节（多结节性毒性甲状腺肿，TMNG），结节构成多为实性或囊实性。主要特征是甲状腺功能表现为轻度原发性亢进或亚临床甲亢。特异性诊断是核医学甲状腺功能显像，其表现为结节呈高摄取、结节外甲状腺组织摄取显著受抑制。

甲状腺结节合并TSH异常，除检测甲状腺自身免疫指标外，须做甲状腺ECT扫描。极少数高功能甲状腺结节为恶性DTC，结节细针细胞学或粗针组织学检查有助鉴别。

治疗上，^{131}I同位素治疗和外科手术首选，热消融治疗也有效（须先排除恶性）。

（三）亚急性甲状腺炎

一种与病毒感染（柯萨奇病毒、腮腺炎病毒、流感病毒、腺病毒）有关的甲状腺炎，是最常见的痛性结节性甲状腺疾病。有季节发病趋势，具有自限性，可自行缓解。少数可反复加重、复发或迁延。

典型临床特征：近期病毒感染史、急性起病、全身炎症反应症状、发热；甲状腺结节样肿大，伴自发性疼痛和/或明显触痛；炎症指标如ESR等显著升高；甲状腺功能呈三相改变（早期轻度甲亢、中期轻度甲减，最后多数恢复正常）；ECT扫描甲状腺摄取功能弥漫性低下，与血清T_3、T_4水平升高呈分离现象，TPO-Ab/Tg-Ab可正常或异常。

治疗上，以对症治疗为主，疼痛明显者可用非甾体类解热镇痛药或糖皮质激素，甲状腺毒症一般较轻，症状明显时，可使用β受体拮抗剂。

亚急性甲状腺炎的甲状腺结节可自行缩小甚至消失，无需手术或消融治疗。

（四）化脓性甲状腺炎

相对少见的细菌感染性甲状腺炎。甲状腺组织含有大量的碘，细菌难以生存。多见于先天性解剖结构异常如甲状腺舌管囊瘘和梨状窝瘘等，以及获得性免疫力低下者。常常是混合细菌或特殊病原体感染。如延误诊治后果严重，如败血症、气管梗阻、纵隔炎等。

化脓性甲状腺炎可出现明显甲状腺区局部肿痛，因此需要加以鉴别。

临床特征：先天性结构异常者多为儿童，起病急、全身症状重，发热；甲状腺局部红肿热痛明显，触诊可有波动感；吞咽困难或局部压迫症状；白细胞、中性粒细胞以及其他炎症指标明显升高；影像学（超声、CT、MR等）提示甲状腺脓肿形成；穿刺可抽出脓液，镜检或培养见病原菌。甲状腺功能一般正常。

临床治疗：对症治疗的基础上，及时和充分抗感染治疗是关键：起始可用经验性广谱抗生素，然后及时根据药敏结果调整；脓肿引流；对存在结构性病变（如先天性梨状窝瘘等），在充分抗感染后手术治疗。

（五）甲状腺癌

甲状腺癌在所有甲状腺结节性疾病中只占5%~15%。根据细胞来源，可分为滤泡细胞来源的乳头状癌（80%）、滤泡状癌/Hürthle细胞癌（14%）、预后极差的未分化癌（1%~2%）和C细胞来源的髓样癌（5%）；以及罕见的其他细胞来源恶性肿瘤，如甲状腺（非霍奇金）恶性淋巴瘤、转移性癌等。① DTC（乳头状癌和滤泡状癌）临床进展缓慢，预后良好；②未分化癌与甲状腺（非霍奇金）恶性淋巴瘤的临床进展快速，压迫症状明显，预后差；前者缺乏有效治疗手段，目前只能保守姑息治疗，后者可采取化疗和放疗，早期治疗效果和预后较好；③ MTC 临床进展相对较快，散发性 MTC 早期彻底手术治疗预后较好，MEN- Ⅱ 患者可同时或逐次出现甲状旁腺肿瘤和嗜铬细胞瘤，术前明确诊断极其重要。

甲状腺结节恶性危险因素包括：①童年头颈部放射线照射史、全身放疗史；②儿童或青春期有放射性尘埃接触史；③甲状腺癌家族史、一级亲属患某些甲状腺癌综合征，如多发性内分泌瘤病、PTEN 错构瘤肿瘤综合征（Cowden 综合征）、家族性肠息肉病、Carney 综合征、Werner 综合征 / 早衰症、胸膜肺母细胞瘤 – 肾囊性瘤（DICER1 综合征）等；④结节出现快速生长；⑤声嘶、声带麻痹；⑥颈部淋巴结肿大、结节与周围组织相对固定等。

除了 MTC 有降钙素作为特异性标志物外，上述其他甲状腺癌缺乏特异性血液标志物。甲状腺功能如非合并其他病因，基本均正常。Tg 在乳头状癌尤其滤泡状癌可有显著升高，但无特异性；TPO-Ab 和 Tg-Ab 均可正常或升高。

超声影像学检查，除了乳头状癌有较特异声像学特征外，其他恶性肿瘤均缺乏特异性声像特征；PET-CT 检查有助明确恶性和转移。结节细针细胞学或粗针组织学活检，尽管还存在一定的局限性，目前仍是术前良恶性评估敏感度和特异度最高的方法。近年来，结合甲状腺癌分子标记物检测，进一步提高了穿刺活检的病理诊断效能。

第四节　病理学诊断

一、甲状腺细针吸取细胞病理学检查的 TBS 报告方式及标准

甲状腺细针吸取细胞病理学检查（fine needle aspiration cytopathology，FNAC）是一种新型的微创诊断技术，可在术前鉴别甲状腺结节的性质，为甲状腺疾病的个体化精准治疗提供依据，是甲状腺诊治决策的关键，被各国甲状腺指南推荐作为甲状腺肿瘤术前诊断的重要依据。

FNAC 是指用外径不超过 0.9mm 的穿刺针，经皮穿刺甲状腺结节，获得细胞学标本，该方法创伤小，操作简便、迅速、安全，适用于所有甲状腺疾病的诊断。FNAC 是术前评估甲状腺结节敏感度、特异度最高的方法，被美国甲状腺协会（American Thyroid Association，ATA）、美国临床内分泌医师学会（American Association of Clinical Endocrinologists，AACE）、欧洲甲状腺学会（European thyroid association，ETA）、美国国家综合癌症网络（National Comprehensive Cancer Network，NCCN）和中华医学会等国内外机构所制定的指南推荐，具有丰富的循证医学证据，原则上临床决策宜以活检结果为基础。目前，FNAC 是诊断甲状腺结节成本 – 效益最佳的手段，并被认为是"金标准"。其操作方法将在其后的甲状腺结节穿刺活检术章节进行系统性阐述。

甲状腺 FNAC 检查尚未有公认统一的报告系统或者报告方式的指南，目前在国内外应用较多的是 2017 年推出的 Bethesda 报告系统（Bethesda system for Reporting Thyroid Cytopathology，BSRTC），本节以此为主要依据简单介绍 BSRTC 的主要内容。

（一）标本满意度评价

甲状腺癌 FNAC 检查的关键之一就是能否获得合格的细胞样本，合格样本是指取样及制片过程中细胞固定及时，染色对比度清楚，包含的细胞量及细胞成分代表性好而足以诊断的样本。目前对合格样本尚无统一的意见，NCI 在讨论中提出以下指导性意见：

1. 并非简单评价细胞多少，不同类型肿块满意度标准不一。

2. 不同类型肿块皆需达到的满意度：细胞保存质量好；制片质量好；有异形细胞者，无论满意度如何，皆属可诊断的标本。

3. 实性肿块满意标本的一般概念：每张涂片至少含 5~6 团滤泡上皮细胞，每团至少有 10 个细胞，最少两张涂片；而在 WHO 的甲状腺肿瘤分类及诊断标准系列丛书中提出的对肿瘤性病变的 FNAC 满意标本标准是至少 6 组滤泡上皮细胞，每组应含有 15~20 个滤泡细胞，呈片状或滤泡样结构。

4. 以下 3 类样本虽然不满足上述标准，但属于满意样本：

（1）炎症性病变，比如桥本病：无需评价滤泡上皮细胞数量。

（2）富于胶质的肿块：无需评价滤泡上皮细胞数量。

（3）含有任何数量的不典型滤泡上皮细胞。

5. 囊性病变如无或细胞过少，应报告为"不具诊断意义"或"不满意"，注明仅见囊液，并可建议结合临床及影像学检查结果。

（二）分级诊断术语及形态学标准

BSRTC 是一个 6 级分级诊断的系统，并提出相应的形态学标准，在此介绍如下：

1. Bethesda Ⅰ级　不能做出诊断（nondiagnostic，ND）或者不满意样本（unsatisfactory，UNS）

（1）以下情况报告 ND/UNS：

1）除外 3 种例外情况的滤泡上皮细胞数量不足。

2）血液掩盖，细胞观察不清。

3）固定保存细胞不良，细胞明显退变。

4）仅仅含有囊性成分：ND/UNS，仅见囊液，此时临床意义很大程度上取决于影像学改变，如果提示单纯囊性，则考虑为良性，如果影像学可疑，则此次 FNA 被认为不具代表性。

（2）ND/UNS 的恶性风险：

1）计算困难，大多 ND/UNS 不做手术治疗。

2）2007 版后最初几年的 ND/UNS 切除样本恶性风险报道为 9%~32%，近几年文献报道总体恶性风险是 5%~10%。

3）由于结合超声检查，手术样本的恶性比例高于总体 ND/UNS 恶性风险。

（3）ND/UNS 一般建议重复穿刺，但过去认为间隔 3 个月再做，ATA 目前认为不需要，间隔时间较长会导致患者进一步焦虑，反复 FNAC 提示 ND/UNS 结节建议手术切除。

2. Bethesda Ⅱ级　良性（Benign）。分级为良性的病种包括但不限于结节性甲状腺肿、淋巴细胞性甲状腺炎及甲状腺肿中的增生性/腺瘤样结节，其恶性发生风险较低，一般来说 <1%，通常临床随访，定期影像学检查，如肿块增大可复查 FNAC。常见病种以及诊断标准如下：

（1）结节性甲状腺肿诊断标准为（图 2-4-1、图 2-4-2）：①大量水样胶质；②滤泡上皮细胞成单层蜂窝片状排列,可形成巨滤泡或单个散在出现;③滤泡上皮细胞小而圆,核具有细颗粒状均匀分布的染色质,深染致密,细胞质少量至中等,脆而易碎;④有囊性变者可见散在吞噬细胞;⑤罕见微滤泡结构。

值得注意的是,在上述特征不完全出现或者部分缺乏时,常常报告为:良性滤泡性结节(benign follicular nodule,BFN)

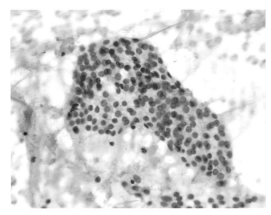

图 2-4-1 结节性甲状腺肿
成片平铺的滤泡上皮细胞,细胞间等距,细胞核圆,
染色质深染

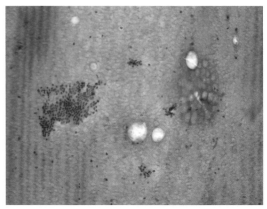

图 2-4-2 结节性甲状腺肿
成片滤泡上皮细胞及大量水样胶质

(2)自身免疫性甲状腺炎/慢性淋巴细胞性甲状腺炎/桥本甲状腺炎(图2-4-3、图2-4-4):①见少量胶质;②淋巴细胞数量多少不一,滤泡中心细胞多见,较常见的是小淋巴细胞、浆细胞及中心母细胞;有时病变中甚至可仅见淋巴细胞,缺少上皮成分,此时易误诊为淋巴瘤,但也有发展为淋巴瘤的病例,建议变换角度再行 FNAC 或流式细胞检测;③滤泡上皮细胞没有最低数量要求,胞质嗜酸,核可大小不一,甚至可能出现类似毛玻璃样改变及核沟,应谨慎诊断为PTC,但桥本甲状腺炎合并PTC存在的病例非常多见;④许特莱细胞(Hürthle细胞)常见:丰富颗粒状胞质,细胞核大,有明显核仁。

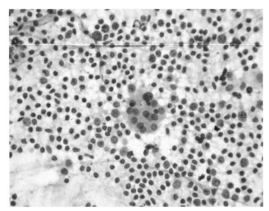

图 2-4-3 桥本甲状腺炎
大量淋巴细胞及小团嗜酸性滤泡上皮细胞

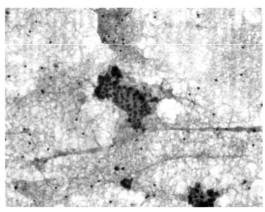

图 2-4-4 桥本甲状腺炎
成团嗜酸性滤泡上皮细胞,周围散在淋巴细胞

（3）亚急性甲状腺炎（肉芽肿性甲状腺炎）（图2-4-5、图2-4-6）：①见大量不同大小的多核巨细胞，属于异物型巨细胞，核表现为类上皮样细胞，有时可出现郎罕氏巨细胞；②胶质肉芽肿形成；③变性的滤泡上皮细胞：多表现为胞质嗜酸性改变，并可出现空泡旁颗粒的改变，甚至出现嗜酸性细胞；④不等量的炎症细胞；⑤非干酪性坏死的细胞碎片；⑥要注意与桥本甲状腺炎及间变性癌区别（表2-4-1）。

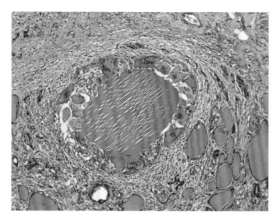

图2-4-5 亚急性甲状腺炎
组织学图像，多核巨细胞围绕着胶质，多核巨细胞
胞质内可见胶质

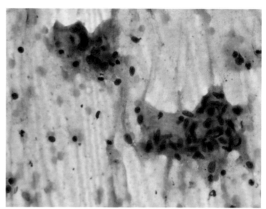

图2-4-6 亚急性甲状腺炎
多核巨细胞

表2-4-1 桥本甲状腺炎和亚急性甲状腺炎的鉴别

特征	桥本甲状腺炎	亚急性甲状腺炎
背景胶体	无或很少	常见
中心母细胞	常见	无
多核巨细胞	少见	常见
上皮样细胞	无	常见

（4）毒性甲状腺肿（图2-4-7）：①吸出物为胶样颗粒状物；②滤泡上皮细胞"核大质宽"，细胞间界限欠清，胞质丰富染色较红，胞质边缘常见滴状或火焰状突出，即火焰细胞（flame cell），治疗后消失；③细胞核常见一定程度的异型性，核大小差异明显，常深染；④结合较为特异的临床表现。

3. Bethesda Ⅲ级 意义不明确的非典型细胞（atypia of undetermined significance, AUS）或者意义不明的滤泡性病变（follicular lesion of undetermined significance, FLUS）。

（1）定义：样本中的细胞具有结构和/或细胞核不典型性，但不足以诊断SFN或者SMT。

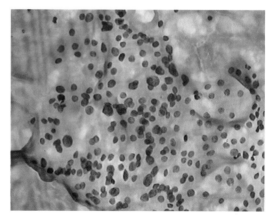

图2-4-7 毒性甲状腺肿
滤泡上皮细胞间界限欠清，胞质丰富，细胞核大
小不一，差异明显

(2)两个同等意义名称,选择一个使用。

1)AUS:意义不明确的非典型细胞,范围较广。

2)FLUS:意义不明确的滤泡性病变,代表非典型滤泡上皮细胞,不能用在非滤泡病变。

(3)AUS/FLUS 的风险等级:计算同样困难,因为大多不手术,而手术部分大多是因为影像学怀疑恶变的基础上,所以按手术部分 AUS/FLUS 计算恶性风险会被高估;2017 版认为:如果伴乳头状核特征的非浸润性甲状腺滤泡性肿瘤(non-invasive follicular thyroid neoplasm with papillary-like nuclear features,NIFTP)是癌,风险等级为 10%~30%;如果 NIFTP 不是癌,风险等级 6%~18%。

(4)属于排除性诊断,作为诊断的最后选择;2007 版建议比例小于 7%,2017 版建议在 10% 以下(报道中的波动很大,5%~30% 不等)。

(5)临床处理:

1)在样本量充足的前提下,建议此类样本进行分子检测。

2)细胞数量不足,建议重新 FNA。

3)如果影像学提示恶性可能,也可以进行腺叶切除。

(6)AUS/FLUS 镜下诊断特点主要包括:(图 2-4-8、图 2-4-9)

1)见到数量明显的微滤泡团,但不够 FN 诊断标准。

2)细胞和胶质均少,但 Hürthle 细胞较多。

3)制片不良,影响滤泡细胞非典型性的判断。

4)风干导致细胞核轻度增大,不规则,核质模糊。

5)细胞凝块导致细胞拥挤。

6)背景主要为良性改变(如桥本、毒甲、良性滤泡病变),局部细胞具有 PTC 的部分特征。

7)少量滤泡细胞核增大,常伴有明显核仁。

8)放射性碘、甲亢平或其他药物治疗后。

9)出血、囊变等引导的修复性改变。

10)出现非典型性淋巴细胞,但不足以诊断可疑 NHL。

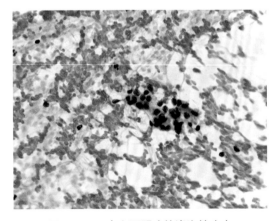

图 2-4-8 意义不明确的滤泡性病变
滤泡上皮细胞轻度不规则,大小不一,
染色质稍淡染

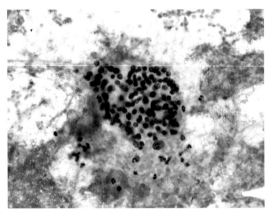

图 2-4-9 意义不明确的滤泡性病变
滤泡上皮细胞部分拥挤,个别核增大,
染色质稍淡染

4. Bethesda Ⅳ级 滤泡性肿瘤(follicular neoplasm,FN)/可疑滤泡性肿瘤(suspicious follicular neoplasm,SFN)。两个名称含义相同,建议使用一个,推荐使用 SFN,因为大量的(约35%)FN/SFN 不是真性肿瘤,而是滤泡上皮细胞增生改变,最常见是结节性甲状腺肿。

(1)恶性风险度:如果 NIFTP ≠ 癌,风险降低(10%~40%/25%~40%)≥ 3.5cm 的 Hürthle 细胞肿瘤恶性比率增高。

(2)考虑到 NIFTP,2017 版的 TBSRTC 对此分类进行了重新定义,并修订了诊断标准,主要适用于非乳头状滤泡性肿瘤和嗜酸细胞肿瘤。

(3)临床处理:甲状腺腺叶切除或半甲状腺切除,推荐使用分子检测,明确诊断要待术后病理(腺瘤结节、腺瘤或癌)。

(4)该术语包括:滤泡性腺瘤、滤泡癌、滤泡型乳头状癌、腺瘤样结节;毫无疑问,FNAC 不能区别滤泡性腺瘤 / 滤泡癌以及 NIFTP/ 滤泡亚型乳头状癌(follicular variant of papillary thyroid carcinoma,FVPTC)。

(5)FN/SFN 常规类型的诊断标准(图 2-4-10、图 2-4-11):

1)基本前提:细胞丰富,胶质稀少(细胞性结节)。

2)滤泡细胞拥挤重叠,立体状,可见三种结构("滤泡"前提):①三维团;②微滤泡团(<15 细胞,花环状排列);③小梁状团:明显的核重叠、拥挤、疏密不均,显示了立体结构。

3)滤泡细胞类型单一,增生态,部分核有非典型性(单一结构)。

4)其他有一定意义的诊断线索:①单个散在细胞常见(但有例外状况);②部分病例有毛细血管在细胞团穿越而过现象;③只有当细胞类型单一、黏附团状排列、核重叠、拥挤明显、背景浓稠胶质取代水样胶质时,才能诊断 FN;④值得注意的是核的不典型性不是诊断癌的标准。

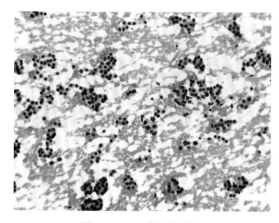

图 2-4-10 滤泡性肿瘤
大量微滤泡结构

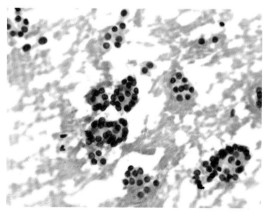

图 2-4-11 滤泡性肿瘤
微滤泡结构,滤泡上皮细胞异型性不明显

5)关于"微滤泡"的定义:排列拥挤、平铺的滤泡细胞团,每团细胞少于 15 个,排列成一圈(至少见到 2/3 圈)。如果细胞量少,虽然以微滤泡为主,但也不能诊断 FN,而应为"AUS/FLU 注意:甲状腺旁腺肿瘤与 FN 相似,鉴别困难。

6)NIFTP 细胞病理学特征(图 2-4-12~ 图 2-4-15):国内刘志艳等在结合大量文献的基础上提出了相应的组织学和细胞学诊断标准,组织学特点见相关章节,细胞学特点如下:

①可见中等数目滤泡样结构的滤泡细胞团,缺乏乳头样结构。细胞排列较松散,中等度核重叠。②背景中无巨噬细胞、炎性病变、沙砾体或坏死。③肿瘤细胞核不规则,中等度增大,染色质细腻,核沟少见或不明显。细胞核拥挤、重叠和变形。④核内假包涵体少见或者不见,偶可见核内空泡,核仁小而模糊、不明显。

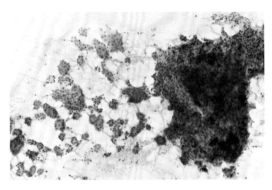

图 2-4-12　NIFTP
成片滤泡上皮细胞,部分呈微滤泡结构,细胞核增大,染色质淡染

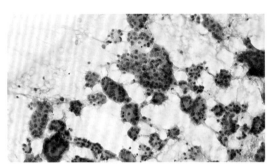

图 2-4-13　NIFTP
滤泡上皮细胞呈微滤泡结构,细胞拥挤、重叠,核增大,呈毛玻璃样

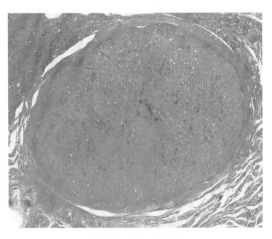

图 2-4-14　NIFTP
可见完整包膜

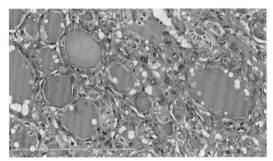

图 2-4-15　NIFTP
滤泡上皮细胞大小不一,核形不规则,
毛玻璃样核,偏心的核仁

7)Hürthle 细胞肿瘤细胞病理学特征(图 2-4-16、图 2-4-17):①细胞丰富,胶质极少;②细胞类型单一,几乎均为 Hürthle 细胞:胞质丰富,细颗粒状(DQ 蓝灰或红色,Pap 绿色,HE 粉红色);核圆、大、居中或偏位,核仁明显,常见非典型性;③两种细胞:小细胞,核质比高;大细胞,核大小至少相差 2 倍;④细胞排列:主要单个散在,也可拥挤呈片状;⑤背景胶质缺乏或极少;缺乏淋巴浆细胞。

8)透明变梁状肿瘤(图 2-4-18、图 2-4-19):极易误认为乳头状癌,这主要基于肿瘤细胞核的特征。偶尔也误诊甲状腺髓样癌,主要由于长形的肿瘤细胞和透明变物质造成误解。在基质凹凸不平的基底膜物质沉积是重要的诊断线索。

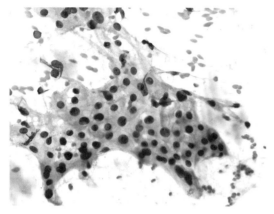

图 2-4-16 Hürthle 细胞肿瘤
成片嗜酸细胞

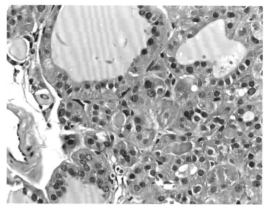

图 2-4-17 Hürthle 细胞肿瘤
组织学图像,滤泡状排列的嗜酸细胞,并可见胶质

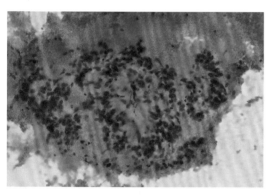

图 2-4-18 透明变梁状肿瘤
透明变玻璃样间质

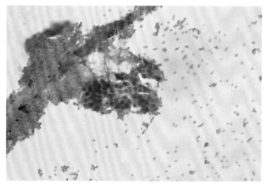

图 2-4-19 透明变梁状肿瘤
细胞巢状分布,黏附性较强,胞质红染,核染色质淡染,可见核沟,周围可见透明变物质

5. Bethesda V级 可疑恶性肿瘤(suspicious for malignancy,SFM)。

(1)分级定义:主要包括可疑乳头状癌;可疑 FVPTC 或者 NIFTP(不同于 FN 的是出现包涵体/砂砾体,但又细胞数量少且不典型);可疑髓样癌(适用于标本量有限,不足于进行降钙素 IHC 染色。细胞学报告应注明需血清降钙素的检测);可疑其他的恶性肿瘤,包括可疑淋巴瘤(建议重复穿刺行流式细胞计数检测),可疑转移癌/甲状腺继发肿瘤,还有可疑肿瘤,因为肿瘤细胞全部坏死(例如未分化癌);但须注意:不包括可疑滤泡肿瘤或者 Hürthle 细胞肿瘤。

(2)可疑乳头状癌(SPTC)(图 2-4-20、图 2-4-21):50%~75% 为滤泡型乳头状癌,主要包括以下几种情况:

1)斑片状核改变:细胞较丰富,良性滤泡细胞为主,散在非典型性细胞团(有部分 PTC 核表现)。

2)核改变不充分:细胞或多或少,但核的改变不够 PTC 诊断标准。

3)细胞量不足:具有多项 PTC 细胞学特征,但细胞量极少。

4)囊性变:具有囊变特征,细胞量少,有部分 PTC 核表现。

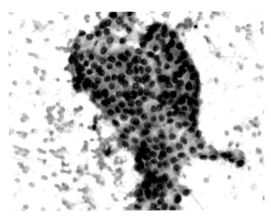 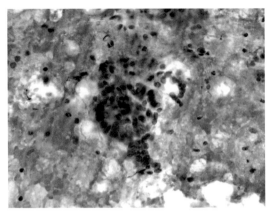

图 2-4-20 可疑乳头状癌
成片滤泡上皮细胞核增大,毛玻璃样核,部分可见核沟及包涵体

图 2-4-21 可疑乳头状癌
小片滤泡上皮细胞拥挤重叠,核形不规则,毛玻璃样染色质,可见核沟

(3)可疑髓样癌(MTC):可用于受标本数量限制而无法用免疫组化方法检测降钙素的病例,细胞学报告中应建议检查血清降钙素水平。

1)具有髓样癌的基本改变。

2)细胞散在形态单一,小或中等大小,核质比高(淋巴细胞样或髓样癌样);核偏位,浆细胞样。

3)可有小片无定形物质(淀粉样物或胶质)。

4)核质不清(制片不良)、胞质无颗粒或缺乏典型淀粉样物质。

(4)可疑其他原发或继发性恶性肿瘤:主要包括可疑恶性淋巴瘤;仅见"肿瘤性"坏死而可疑的肿瘤,例如未分化癌等。

6. Bethesda Ⅵ级 恶性肿瘤(malignant tumor,MT)。恶性发生风险 97%~99%(NIFTP=CA)、94%~96%(NIFTP≠CA);包含所有类型的甲状腺恶性肿瘤,甲状腺结节 FNAC 的主要目的就是明确阶级的良、恶性本质。

(1)乳头状癌及其变异型是甲状腺结节 FNAC 诊断最敏感和特异的组织学类型,由于其占所有甲状腺癌的最大的比例,其诊断标准的掌握十分重要。

1)基本定义:滤泡上皮来源的恶性肿瘤,诊断基于核的特征,可出现乳头状结构,但并非必须。

2)主要诊断标准(图 2-4-22~ 图 2-4-27):

①主要特征:

细胞核:核普遍增大拥挤重叠

椭圆形或杆状、柱状

核不规则、纵向核沟

核内假包涵体

染色质细、淡染毛玻璃样

核膜明显增厚

多个偏心的微小核仁

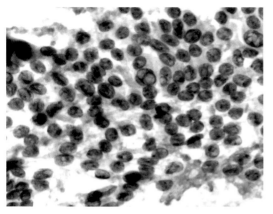

图 2-4-22 乳头状癌
成片滤泡上皮细胞明显的毛玻璃样核、核沟、包涵
体,可见偏心的核仁

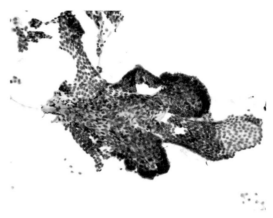

图 2-4-23 乳头状癌
有纤维血管轴心的真性乳头

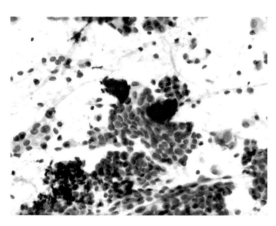

图 2-4-24 乳头状癌
可见沙砾体

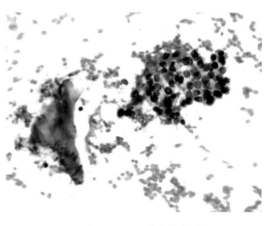

图 2-4-25 乳头状癌
口香糖样的浓稠胶质

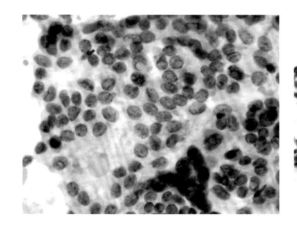

图 2-4-26 乳头状癌
滤泡上皮细胞典型的毛玻璃样核、核沟、核内假包
涵体,偏心的核仁

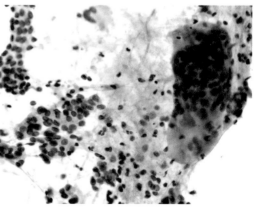

图 2-4-27 乳头状癌
多核巨细胞

细胞质:多为轻度嗜酸均质细胞质

细胞团:乳头断片状

合胞拥挤细胞团

沙砾体核心细胞团等

②次要特征:

带有纤维血管轴心的乳头状团

单层合体团(核拥挤、重叠、镶嵌)

细胞旋涡样结构

致密的鳞化胞质

泡泡糖样胶质

沙砾体

多核巨细胞

组织样细胞

③必备 PTC 特点(三者至少具备一个):经典核内假包涵体,沙砾体,真性乳头(如果缺乏,建议 SPTC 或者 SFN)。

3)各亚型特点:乳头状甲状腺癌的组织学亚型众多,详见前节组织病理阐述,在 FNAC 检查中,尽管部分亚型有一定的细胞学特征,并且部分亚型的临床预后与经典型不同,但总体来说鉴别不同亚型是困难的,好在乳头状甲状腺癌最初的处理原则相同(通常为甲状腺切除术),所以在甲状腺结节穿刺阶段无需鉴别。以下简述部分常见亚型的细胞学特点。

①滤泡亚型乳头状癌(图 2-4-28、图 2-4-29):具微滤泡状排列结构的乳头状癌,鉴于其较难和滤泡性腺瘤 / 腺癌鉴别,尤其是几乎不能和 NIFTP 区别,所以在 TBS 报告中诊断为 FN 也可以被接受,诊断要点:a. 细胞丰富,微滤泡结构常见,轮廓相对模糊;b. PTC 特征核改变:毛玻璃样核、核沟、核内包涵体等常常不显著,几乎不能和 NIFTP 鉴别;c. 黏稠浓厚的胶质团,优势出现在微滤泡内;d. 其他的 PTC 特征缺乏,尤其是乳头状片段。

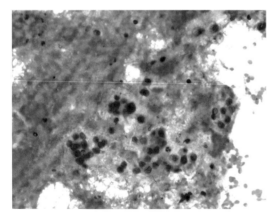

图 2-4-28　滤泡亚型乳头状癌

滤泡上皮细胞呈微滤泡结构排列,典型乳头状癌核特点

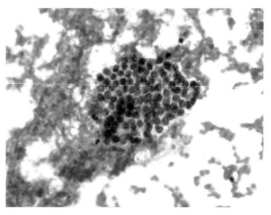

图 2-4-29　滤泡亚型乳头状癌

小片滤泡上皮细胞,具有乳头状癌核特点,内见微滤泡结构

②柱状细胞亚型乳头状癌(图 2-4-30、图 2-4-31):a. 细胞丰富而缺乏胶质;b. 乳头状、簇状或者片状排列,可见小管结构;c. 细胞核拉长且复层;d. PTC 细胞核特征:常局灶出现,染色偏深,一般无多核巨细胞。

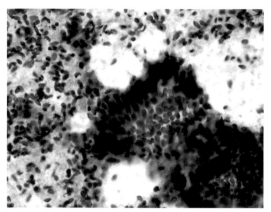

图 2-4-30　柱状细胞亚型乳头状癌
具有乳头状癌核特点的滤泡上皮细胞呈柱状排列

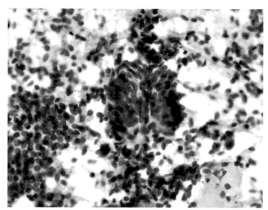

图 2-4-31　柱状细胞亚型乳头状癌
柱状排列的异型滤泡上皮细胞

③ Warthin 亚型乳头状癌:a. 嗜酸性细胞,乳头状或者散在分布;b. 确定的 PTC 细胞核特点:桥本病中的嗜酸性细胞核规则圆形,单个较大核仁,应加以鉴别;c. 可见淋巴细胞背景,浸润于纤维血管轴心。

(2) 髓样癌(medullary thyroid carcinoma,MTC)(图 2-4-32~ 图 2-4-37):甲状腺 MTC 来自甲状腺滤泡旁细胞(C 细胞),起源于外胚层神经嵴;分泌降钙素,95% 以上患者血清降钙素水平上升;在甲状腺癌占比小于 5%,死亡率占比 13.5%,显示其相对较差的临床预后,80%~85% 为散发病例,多位于中到上外二分之一区域,极少累及两极及峡部;此外 MTC 10%~20% 为家族性,合并其他类型的神经内分泌异常,属于常染色体显性遗传,伴有 10 号染色体的原癌基因 *RET* 点突变;MTC 的主要细胞病理学特点如下:

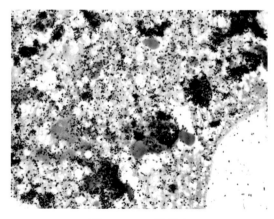

图 2-4-32　髓样癌
大量散在及成团的滤泡上皮细胞

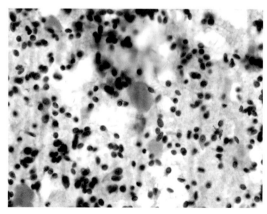

图 2-4-33　髓样癌
散在滤泡上皮细胞呈梭形或浆细胞样,
"盐和胡椒"样染色质,可见淀粉样物质

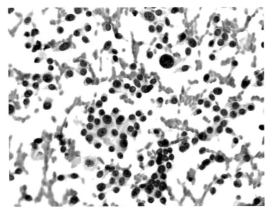

图 2-4-34　髓样癌
散在滤泡上皮细胞"盐和胡椒"样染色质，
可见瘤巨细胞

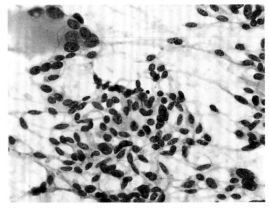

图 2-4-35　髓样癌
梭形细胞型

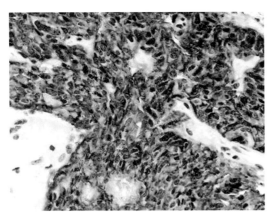

图 2-4-36　髓样癌（CT）
肿瘤细胞阳性

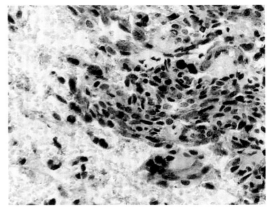

图 2-4-37　髓样癌（Syn）
肿瘤细胞阳性

1）中等到大量的细胞量。

2）多数散在单个分布，也可疏松堆状分布。

3）细胞轻度到中度异型性。

4）同一病例中细胞形态大小多不一致，并夹杂少数瘤巨细胞，双核或多核瘤细胞：浆细胞样、卵圆形或梭形肉瘤样细胞核最常见。

5）细胞核常偏位，特征性的"盐和胡椒"表现。

6）淀粉样物及胞质内颗粒常见，尤其在 Diff-quick 和 Romanowsky 染色中易见，但是非诊断必须。

7）双核、多核及核内假包涵体部分病例可见核仁多不明显。

8）免疫组化：CT、CEA、CgA、Syn 及 TTF-1 阳性表达，而 Tg 通常阴性。

9）血清降钙素水平检测有助于诊断。

（3）低分化癌（poorly differentiated thyroid carcinoma，PDTC）（图 2-4-38、图 2-4-39）：PDTC 是介于分化性甲状腺癌与未分化癌之间的一类具有较强侵袭性临床表现的甲状腺恶性肿瘤，由 Carcangiu 等首先提议作为一个独立类型，组织学结构独特，大多表现排列成大而圆的岛状肿瘤细胞（部分可不明显），PDTC 预后较差，5 年平均生存率约为 50%。低分化癌的细胞学特征包括：

1）细胞丰富，可见岛状、实性、梁状排列。

2）滤泡细胞样细胞，类型单一，胞质稀少。

3）核质比高，有不同程度的核异型。

4）可见核裂、核凋亡。

5）常见坏死，而缺乏胶质。

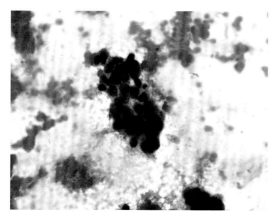

图 2-4-38　低分化癌

细胞明显增大，高核质比，拥挤重叠，核形不规则，粗颗粒染色质

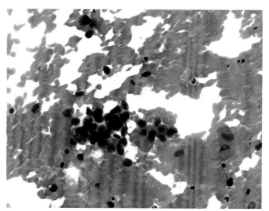

图 2-4-39　低分化癌

细胞明显增大，高核质比，拥挤重叠，核形不规则，粗颗粒染色质

分型把握性小，不易与转移性癌、滤泡性肿瘤鉴别，WHO 出版的《内分泌器官肿瘤病理学和遗传学》中认为 PDTC 仅仅可在组织学水平做出诊断。

（4）未分化（间变性）癌［undifferentiated（anaplastic）thyroid carcinoma，UTC］（图 2-4-40、图 2-4-41）：UTC 是一种高度侵袭性恶性肿瘤，多见于 50 岁以上女性，肿瘤生长迅速，多数患者 6~12 个月内因侵犯附近重要解剖结构而死亡，此外此类患者常有长期的结节性甲状腺肿病史，也有部分是分化性甲状腺癌去分化而致。

UTC 的细胞形态学特点：

1）瘤细胞丰富，单个散在、合体状、松散片状。

2）细胞异型显著，包括三种类型的异型细胞：梭形细胞、巨细胞、上皮样细胞。其中巨细胞呈明显多形性和间变性。

3）可见分化性肿瘤细胞团，需除外原发性鳞癌和转移癌。

4）背景较多坏死物和中性粒细胞，瘤细胞常见中性粒细胞侵入，可见破骨样巨细胞。

5）一些病例坏死和硬化广泛，可致标本不能诊断。

6）如果老年人甲状腺 FNAC 背景广泛坏死和炎症，偶见多形性瘤细胞，应排除未分化癌。

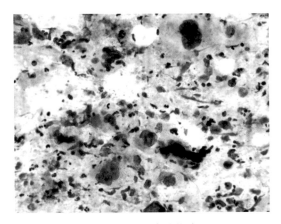

图 2-4-40 未分化癌
大量瘤巨细胞,核形明显不规则,有明显核仁,
可见坏死背景

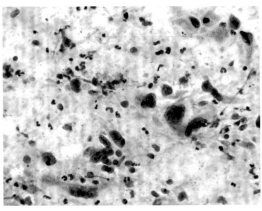

图 2-4-41 未分化癌
核形多样,有瘤巨细胞,明显核仁,坏死背景

7) IHC:Tg 阴性、TTF-1 阴性、vimentin 阳性、CK 阳性 80%。

(5) 其他类型恶性肿瘤

1) 恶性淋巴瘤:大细胞淋巴瘤的针吸涂片中见到典型的丰富的互不黏合的细胞,这些细胞的特征与其他部位的大细胞淋巴瘤的瘤细胞很像。典型的边缘带淋巴瘤含有混杂的小的非典型淋巴细胞、中心型细胞、单核细胞样 B 细胞、免疫母细胞和浆细胞。因为这些混杂的细胞类型,边缘带淋巴瘤应与反应性过程相鉴别,这些在细胞学制备的标本中是不可能做到的,通常需要分子学研究以确定诊断。免疫组织化学染色及分子病理学技术如流式细胞技术对诊断有一定的帮助。

2) 转移性恶性肿瘤:以肺、乳腺、食管、喉等部位的癌最为常见,细胞形态学特点与原发病变类似。

3) 甲状旁腺肿瘤:与甲状腺滤泡型病变特征相似,较难区别,通常细胞质少,细胞界限不明显,细胞相对密集,可见腺样排列,免疫组化有助于鉴别两者的不同来源,以下特点常常提示甲状旁腺病变可能(图 2-4-42~ 图 2-4-45):①上皮细胞吸附在毛细血管网呈分支状、乳头状排列或者排列呈疏松或致密的簇状,部分可形成滤泡性结构;②散在的裸核细胞;③核呈圆形或卵圆形,偏位,大小相对一致,类似红细胞;④染色质较粗、呈斑点状,有时细胞核大小不一,可见明显的小核仁;⑤部分胞质透亮,部分胞质嗜酸性,偶尔可出现明显核仁及核内包涵体。

二、组织病理学诊断

甲状腺结节发病率近年来明显升高。随机在人群中运用高分辨率的超声检查,甲状腺结节的检出率为 19% ~67%。甲状腺肿瘤分类复杂,十多年来病理诊断及分类一直参照 2004 版《内分泌器官肿瘤病理学和遗传学 WHO 分类》一书。随着 2017 年 7 月第 4 版《内分泌器官肿瘤 WHO 分类》的出版,解决了 2004 版 WHO 分类存在的很多问题:如部分病例诊断分类困难;部分病例介于良恶性之间,难以找到合适的病理诊断名称;部分病例分类相同但预后差别巨大等。2017 版 WHO 内分泌肿瘤分类基于肿瘤的病理、临床及基因学特点

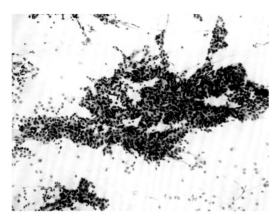

图 2-4-42 甲状旁腺肿瘤
上皮细胞吸附在毛细血管网呈分支状、乳头状
排列,核呈圆形或卵圆形,大小相对一致

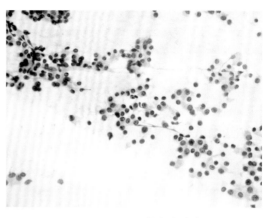

图 2-4-43 甲状旁腺肿瘤
细胞排列较松散,大小一致,细胞核呈圆形,染色质
较粗,有少量上皮细胞围绕血管排列

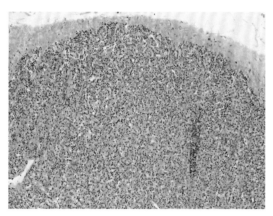

图 2-4-44 甲状旁腺肿瘤
实性片状排列

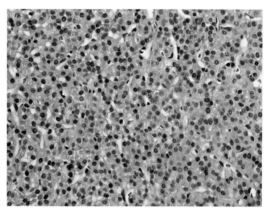

图 2-4-45 甲状旁腺肿瘤
细胞大小相对一致,合体样排列

进行了全面的更新,新版 WHO 中甲状腺肿瘤分为上皮性肿瘤、非上皮性肿瘤和继发肿瘤三大类(表 2-4-2),上皮性肿瘤包括甲状腺滤泡上皮细胞起源的肿瘤和 C 细胞起源的肿瘤,非上皮性肿瘤包括淋巴瘤和间叶源性肿瘤等。本章节结合 2004 版及 2017 版 WHO 分类简要介绍甲状腺上皮性肿瘤的组织病理学特点。

(一)甲状腺上皮性肿瘤

1. 甲状腺滤泡性腺瘤

(1)定义:有包膜的呈滤泡细胞分化,但缺乏乳头状癌诊断特征的良性甲状腺肿瘤。

(2)临床特点:滤泡性腺瘤大多数发生于 20~50 岁的成人,但任何年龄均可发病。女性多发,男女比 1:6。

(3)大体表现:滤泡性腺瘤通常单发,圆形或椭圆形,有包膜,包膜厚薄不一,切面灰白、褐色或棕褐色,可见出血和囊性变,肿瘤直径通常 1~3cm,也可以很大。

表 2-4-2　2017 版甲状腺肿瘤分类

WHO 甲状腺肿瘤分类	ICD-O 编码	WHO 甲状腺肿瘤分类	ICD-O 编码
滤泡性腺瘤	8330/0	异位胸腺瘤	8580/3
透明变梁状肿瘤	8336/1*	伴胸腺样分化的梭形细胞肿瘤	8588/3
其他包裹型滤泡性肿瘤		甲状腺内胸腺癌	8589/3
恶性潜能未定的滤泡性肿瘤(FT/UMP)	8335/1*	副神经节瘤和间叶 / 平滑肌源性肿瘤	
恶性潜能未定的高分化肿瘤（WT/UMP）	8348/1*	副神经节瘤	8693/3
具有乳头样核特征的非浸润性甲状腺滤泡性肿瘤（NIFTP）	8349/1*	外周神经鞘瘤（PNSTs）	
乳头状甲状腺癌（PTC）		神经鞘瘤	9560/0
乳头状甲状腺癌	8260/3	恶性外周神经鞘瘤	9540/3
滤泡型乳头状癌	8340/3	良性血管源性肿瘤	
包裹型乳头状癌	8343/3	血管瘤	9120/0
微小乳头状癌	8341/3	海绵状血管瘤	9121/0
柱状细胞型	8344/3	淋巴管瘤	9170/0
嗜酸细胞型	8342/3	血管肉瘤	9120/3
甲状腺滤泡腺癌（FTC）,NOS	8330/3	平滑肌源性肿瘤	
滤泡腺癌,微小浸润型	8335/3	平滑肌瘤	8890/0
滤泡腺癌,包裹型血管浸润型	8339/3*	平滑肌肉瘤	8890/3
滤泡腺癌,广泛浸润型	8330/3	孤立性纤维性肿瘤	8815/1
嗜酸细胞肿瘤		淋巴造血系统肿瘤	
嗜酸细胞腺瘤	9290/0	朗格汉斯细胞组织细胞增生症	9751/3
嗜酸细胞癌	8290/3	Rosai-Dorfman 病	
甲状腺低分化癌	8337/3	滤泡树突状细胞肉瘤	9758/3
甲状腺未分化癌	8020/3	甲状腺原发性淋巴瘤	
鳞状细胞癌	8070/3	生殖细胞肿瘤	
甲状腺髓样癌	8345/3	良性畸胎瘤(0 级或 1 级)	9080/0
混合性髓样 - 滤泡性癌	8346/3	未成熟畸胎瘤(2 级)	9080/1
黏液表皮样癌	8430/3	恶性畸胎瘤(3 级)	9080/3
黏液表皮样癌伴嗜酸性粒细胞增多	8430/3	继发性肿瘤	
黏液癌	8430/3		

注：形态学代码来自肿瘤学国际疾病分类（ICD-O）编码。生物学行为编码：0 代表良性肿瘤，1 代表可疑、不确定或交界性，2 代表原位癌和上皮内瘤变Ⅲ级，3 代表恶性。鉴于对一些疾病认识的变化，对先前的 WHO 肿瘤组织学分类进行了一些修订。* 代表临时 ICD-O 编码，由 IARC/WHO 委员会编码批准；a：该 ICD-O 编码不应用于高分化胰腺神经内分泌肿瘤 G3，而分别使用功能性或非功能性胰腺神经内分泌肿瘤的编码

（4）显微镜下形态：典型的滤泡腺瘤由厚薄不等的纤维包膜包裹，没有包膜和血管侵犯。肿瘤的组织结构和细胞形态与周围甲状腺组织不同。肿瘤呈现不同的结构特征，最常见的是滤泡性和梁状。滤泡性肿瘤可表现为正常滤泡、巨滤泡和微滤泡性，也可呈实性（图2-4-46~图2-4-49）。肿瘤细胞立方形、柱状或多角形，核圆形、一致、深染。核分裂象罕见。

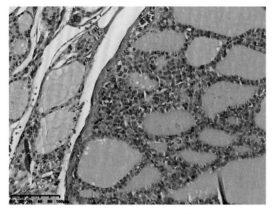

图 2-4-46　甲状腺滤泡性腺瘤
肿瘤由中等大小滤泡组成

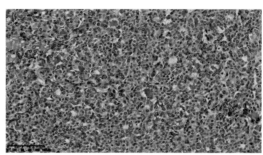

图 2-4-47　甲状腺滤泡性腺瘤
微滤泡性

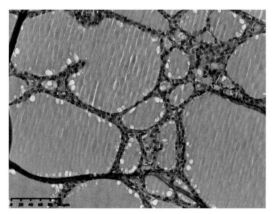

图 2-4-48　甲状腺滤泡性腺瘤
巨滤泡性

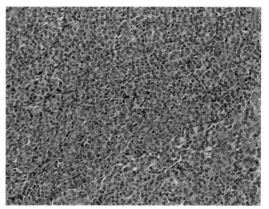

图 2-4-49　甲状腺滤泡性腺瘤
实性

2. 滤泡性腺瘤亚型

（1）自主性高功能性甲状腺腺瘤：腺瘤能自主合成甲状腺激素并伴有甲状腺功能亢进，镜下滤泡衬覆高细胞，常呈乳头状凸入腔内，似 GD 的滤泡。

（2）滤泡性腺瘤伴乳头状增生：即滤泡性腺瘤的乳头状亚型，好发于儿童和青春期；宽的或纤细的分支乳头状与滤泡状结构，被覆柱状细胞，且无特征性乳头状甲状腺癌（PTC）细胞核特点。

（3）脂肪腺瘤（又称腺脂肪瘤）：成熟脂肪细胞散布于整个滤泡性腺瘤中。

（4）伴奇异核的滤泡性腺瘤：典型滤泡性腺瘤中出现孤立的或小群畸形的、含大的过染核的瘤细胞。

(5) 印戒细胞腺瘤：印戒样肿瘤细胞，空泡呈 Tg 免疫反应阳性及黏液物质染色阳性。

(6) 透明细胞腺瘤：肿瘤细胞因气球样变线粒体、脂类、糖原或甲状腺球蛋白沉积而胞质透明。

(7) 梭形细胞腺瘤：少见，指甲状腺滤泡性肿瘤中出现多少不等的温和梭形细胞成分，可成片或分散分布于腺瘤的典型滤泡性成分中，呈实性、片状、束状、轮辐状排列，可与典型上皮样区域过渡，核分裂罕见；IHC：梭形细胞成分不同程度表达 Tg、TTF1、Vim，CK 表达情况不定，CT 总是阴性，Ki-67 常 <1%。应与其他多种伴梭形细胞成分的甲状腺上皮性与非上皮性肿瘤、病变相鉴别。

(8) 黑色腺瘤：黑色滤泡性腺瘤见于米诺环素治疗的患者，导致滤泡性腺瘤变为黑色。

3. 免疫表型　滤泡性腺瘤表达 CK、Tg、TTF1 和 PAX8，不表达 CT、CEA 及神经内分泌标记，Ki-67 通常 <5%。

4. 鉴别诊断　滤泡性腺瘤和滤泡癌两者均有包膜，一些广泛浸润的滤泡癌没有包膜，滤泡癌包膜较滤泡性腺瘤厚，大体上两者无法鉴别，鉴别诊断的唯一标准是包膜和 / 或血管侵犯。因此肿瘤和正常甲状腺交界处要多取材。出现以下形态学特征提示可能是滤泡癌：

(1) 厚的纤维性包膜

(2) 细胞密集，具有实性、梁状或微滤泡生长方式

(3) 弥漫的核异型性

(4) 核分裂象易见

如果经细致的组织学取材未发现浸润证据仍要将它们归为滤泡性腺瘤。

5. 分子遗传学　约 30% 的滤泡性腺瘤伴有 *RAS* 基因突变，以 NRAS 外显子 61 最为常见。有 8% 的滤泡性腺瘤可以检测到 *PAX8/PPARG* 重排。PETN 错构瘤综合征患者和 Carney 综合征患者易患滤泡性腺瘤。

（二）透明变梁状肿瘤

1. 定义　是一种甲状腺滤泡上皮起源的具有小梁状生长方式，而且小梁间可见明显的玻璃样变性特征的罕见肿瘤。

2. 临床特点　好发于 40~70 岁，平均年龄 47 岁，女性多见，青少年患者极少见。大多数患者没有明显症状，常因无意中触及颈部包块或体检时发现。2017 版 WHO 将其重新界定为交界性肿瘤。透明变梁状肿瘤（hyalinizing trabecular tumor, HTT）病因不明，有文献报道放射线接触史可能和肿瘤致病相关，并且大多数患者并发淋巴细胞性甲状腺炎。

3. 大体检查　甲状腺透明变梁状肿瘤通常呈单发实性结节、有包膜或界限清楚，圆或卵圆形，切面分叶状，灰白至淡黄色，直径 0.5~7.5cm，约一半的病例 <3cm。

4. 显微镜下形态　界限清楚，可有薄的纤维包膜包绕。瘤细胞中等至大，短梭形或多角形，胞质细颗粒状。构成小梁状或腺泡样结构，小梁内见丰富的玻璃样变物质（图 2-4-50、图 2-4-51）。瘤细胞长轴与基底膜垂直，细胞核着色中等，无明显异型性，核呈卵圆形，染色质细。部分细胞核呈"毛玻璃样"，可见核内假包涵体、核周空晕及核沟，核分裂象罕见。2008 年 Carney 总结的 119 例病例中，仅有 1 例出现了核分裂象、包膜侵犯及肺转移。

5. 免疫表型　透明变梁状肿瘤表达 Tg、TTF1，不表达 CT。HBME1、CK19、galectin 3 表达不一。Hirokawa 和 Carney 报道，瘤细胞 Ki-67（MIB-1）呈细胞质 / 细胞膜阳性，而这种表达特点在其他类型的甲状腺肿瘤中尚未见报道，而其他克隆的 Ki-67 也未发现此类表

达规律,不少文献建议将 Ki-67(MIB-1)的此类表达特征作为透明变梁状肿瘤的鉴别要点(图 2-4-52~ 图 2-4-57)。

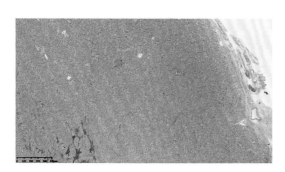

图 2-4-50　甲状腺透明变梁状肿瘤
低倍镜下,肿瘤细胞梁状排列

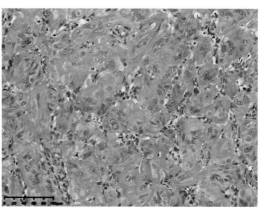

图 2-4-51　甲状腺透明变梁状肿瘤
肿瘤细胞梁状排列,间质玻璃样变

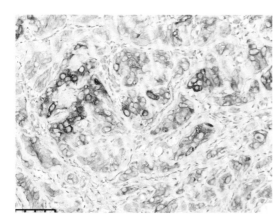

图 2-4-52　甲状腺透明变梁状肿瘤
肿瘤细胞胞膜表达 galectin 3

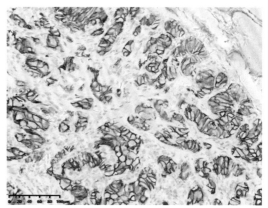

图 2-4-53　甲状腺透明变梁状肿瘤
肿瘤细胞表达 CD56

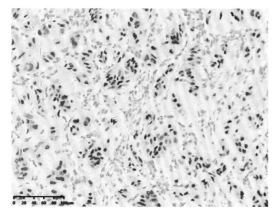

图 2-4-54　甲状腺透明变梁状肿瘤
肿瘤细胞表达 TTF1

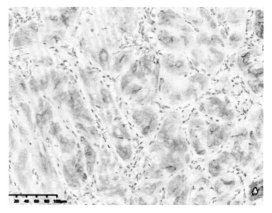

图 2-4-55　甲状腺透明变梁状肿瘤
肿瘤细胞表达 Tg

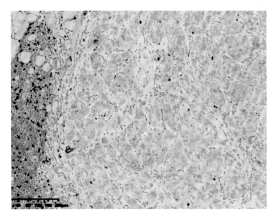

图 2-4-56 甲状腺透明变梁状肿瘤
肿瘤细胞胞膜特征性表达 Ki-67,其余
阳性细胞 Ki-67 定位于细胞核

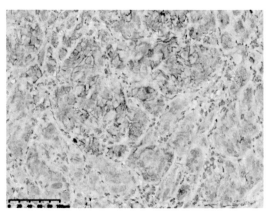

图 2-4-57 甲状腺透明变梁状肿瘤
肿瘤细胞胞膜表达 Ki-67

6. 鉴别诊断

(1)乳头状甲状腺癌:乳头状甲状腺癌一般会出现细胞拥挤,排列不规则,而透明变梁状肿瘤则细胞排列相对比较均匀;免疫组化染色 Ki-67(MIB-1)表达模式不一样,乳头状甲状腺癌一般不会出现 Ki-67(MIB-1)细胞膜/质阳性,但大多数透明变梁状肿瘤会出现这种特征;*BRAF* 基因检测:约 70% 的乳头状甲状腺癌会出现 *BRAF*(*V600E*)突变,但透明变梁状肿瘤一般不出现。

(2)甲状腺髓样癌:甲状腺髓样癌间质有淀粉样物质沉积,镜下表现与透明变梁状肿瘤间质的透明样变性十分相似,髓样癌间质 PAS 染色阴性、刚果红染色阳性,透明变梁状肿瘤间质为基膜样物质,PAS 染色阳性、刚果红染色为阴性。甲状腺髓样癌 CT、CgA、Syn 和 CEA 均阳性。

(3)副神经节瘤:副神经节瘤一般血窦丰富,肿瘤呈巢状或者梁状排列,肿瘤细胞质较丰富,但缺乏透明变梁状肿瘤的核特征,核染色质一般较细腻,没有毛玻璃核、核内假包涵体、核沟等特征,免疫组化染色 Tg、TTF1 阴性,CgA、Syn 和 NSE 阳性。

7. 分子遗传学 透明变梁状肿瘤具有与乳头状甲状腺癌相似甚至更高的 *RET/PTC* 重排,但缺乏乳头状癌常出现 *BRAF* 和 *N-RAS* 位点基因突变。透明变梁状肿瘤中 *RET/PTC* 基因突变率 21%~62%,与 PTC 相当。PTC 中 *BARF* 基因突变率可高达 70%,但透明变梁肿瘤中未检测出 *BARF* 基因突变。

(三)恶性潜能未定的肿瘤

1. 定义 为伴有可疑包膜或脉管浸润的包裹性或境界清楚的甲状腺滤泡生长模式的肿瘤,再根据是否具有乳头状甲状腺癌核特点,进一步分为两类:

(1)恶性潜能未定的滤泡性肿瘤(FT-UMP):指缺乏乳头状甲状腺癌核特点的恶性潜能未定的肿瘤。介于甲状腺腺瘤和滤泡癌之间(图 2-4-58)。

(2)恶性潜能未定的高分化肿瘤(WT-UMP):指具有明确或者不确定性乳头状甲状腺癌核特点的恶性潜能未定的肿瘤(图 2-4-59)。

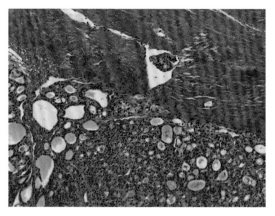

图 2-4-58 甲状腺恶性潜能未定的滤泡性肿瘤
可疑脉管浸润

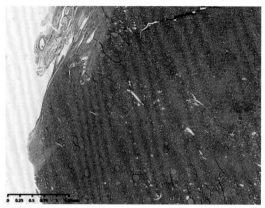

图 2-4-59 甲状腺恶性潜能未定的高分化肿瘤
可疑包膜浸润

2. 大体检查 类似于甲状腺腺瘤或腺瘤样增生结节,大部分肿瘤直径 1~3cm,少数病例 >4cm。

3. 显微镜下形态 FT-UMP 和 WT-UMP 两种肿瘤均是可疑包膜和血管浸润的滤泡生长方式的肿瘤。FT-UMP 瘤细胞核圆形,缺乏乳头状甲状腺癌细胞核的特征,WT-UMP 伴发育良好的或部分发育良好的乳头状甲状腺癌核型改变。乳头状癌细胞核特征通过 3 个核参数评估:

(1)核大小和形状(增大,重叠,拥挤和拉长)。

(2)核膜不规则(核型不规则,出现核沟和核内假包涵体)。

(3)染色质特点(透明)。需除外伴乳头状核特征的非浸润性滤泡性肿瘤(NIFTP)。

4. 免疫表型 恶性潜能未定的滤泡性肿瘤(FT-UMP)免疫表型与甲状腺滤泡性腺瘤、滤泡样增生结节及微小浸润性滤泡癌类似。恶性潜能未定的高分化肿瘤(WT-UMP)HBME1、CK19、galectin 3 可能阳性,但这三个标记的诊断价值有限。

5. 鉴别诊断 根据包膜、血管浸润情况及是否具有乳头状甲状腺癌核特征和甲状腺滤泡腺瘤、微小浸润性滤泡癌及伴乳头状核特征的非浸润性滤泡性肿瘤鉴别(NIFTP)。

6. 分子遗传学 FT-UMP 和 WT-UMP 均没有 *BRAF* 的突变,部分有 *RAS* 家族的突变,约有 10% 的 WT-UMP 有 *RET/PTC1* 基因重排。

（四）伴乳头状核特征的非浸润性甲状腺滤泡性肿瘤

1. 定义 2016 年 4 月,全球内分泌病理学家在 *JAMA Onol* 中提出了"伴乳头状核特征的非浸润性甲状腺滤泡性肿瘤(non-invasive follicular thyroid neoplasm with papillary-like nuclear features,NIFTP)"的概念。NIFTP 是一种非浸润性甲状腺滤泡细胞肿瘤,伴滤泡生长方式及乳头状甲状腺癌核特征,具有极低的恶性潜能。

2. 大体检查 NIFTP 通常为孤立性的,界限清楚,有薄到中等厚度的包膜,偶尔会有厚的纤维性包膜,切面灰白、肉色或暗褐色,直径 2~4cm,也可以很大。

3. 镜下形态 NIFTP(图 2-4-60、图 2-4-61)符合以下 4 条标准:

(1)包膜通常薄但完整或与周围甲状腺组织分界清晰。

(2)没有浸润。

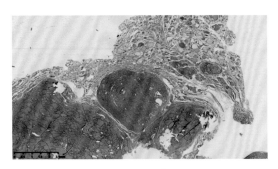

图 2-4-60 具有乳头样核特征的非浸润性甲状腺
滤泡性肿瘤
低倍镜可见肿瘤包膜完整，界限清楚，
呈滤泡状生长模式

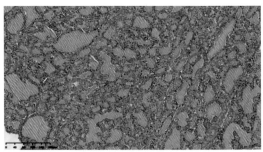

图 2-4-61 具有乳头样核特征的非浸润性甲状腺
滤泡性肿瘤
可见核增大、拉长、拥挤

（3）滤泡状生长方式。

（4）具有乳头状癌细胞核特征。

4. 鉴别诊断 依据包膜、血管及淋巴管浸润情况及核特征和甲状腺滤泡腺瘤、其他两种交界性肿瘤鉴别。

5. 分子遗传学 与甲状腺滤泡结构的肿瘤类似，*RAS* 家族的突变普遍，*BRAF* 突变和 *RET* 融合罕见。

（五）乳头状甲状腺癌

1. 定义 显示滤泡细胞分化证据并具有独特细胞核特征的恶性上皮性肿瘤（图 2-4-62、图 2-4-63）。最新版美国陆军病理研究所（AFIP）《甲状腺和甲状旁腺肿瘤》和 Atlas《头颈部病理学》中 PTC 的定义为"向滤泡上皮细胞分化的恶性上皮性肿瘤，具有特征性细胞核特点"。

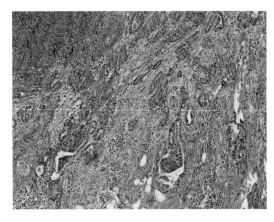

图 2-4-62 乳头状甲状腺癌
硬化性间质

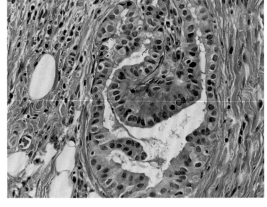

图 2-4-63 乳头状甲状腺癌
核拥挤、拉长，核呈毛玻璃样

2. 大体表现 通常呈浸润性生长，边界不清，质硬，切面颗粒状、沙砾感。多灶性病变常见。少数肿瘤界清，有包膜。

3. 镜下表现 癌细胞核通常较大，毛玻璃样，有核沟及核内假包涵体。核分裂象通常缺乏或罕见,在高度侵袭性类型和复发病例易见核分裂。

4. 免疫表型 乳头状甲状腺癌表达 Tg、TTF1、PAX8 和角蛋白(广谱角蛋白,CK7、CAM5.2),不表达 CK20、CT 和神经内分泌标记。HBME1、CK19、galectin 3 和 CITED1 的表达结合镜下形态有助于鉴别乳头状甲状腺癌和良性病变。

(1)微小乳头状癌:定义为 ≤ 1cm 的乳头状甲状腺癌,因体积小,大体检查容易漏诊(图 2-4-64)。通常发病缓慢而隐匿,可长期无进展。部分可发生颈部淋巴结或远处转移,但预后通常良好。Leboulleux 等研究发现,镜下见甲状腺外侵犯、原发位置靠近包膜、多灶性是甲状腺微小乳头状癌复发的危险因素。中央区颈部淋巴结转移的危险因素包括男性、年龄 ≤ 45 岁、多灶性、甲状腺外侵犯、结节直径 ≥ 6mm、结节累及双侧腺叶、特殊类型肿瘤(滤泡型、包裹型、弥漫硬化型、嗜酸细胞型、高细胞型、柱状细胞型),尤其是伴有 *BRAF* 突变者。

(2)包裹型:特点是肿瘤被纤维性包膜完全包裹,并具有乳头状癌细胞核特征,约占乳头状癌的 10%,预后极好,需与伴乳头状增生的滤泡腺瘤鉴别,后者缺乏乳头状癌细胞核特征。

(3)滤泡亚型:全部或几乎完全由滤泡组成的乳头状癌。包含两种亚型:浸润型非包裹型和浸润型包裹型,其中非包裹型最常见,特征类似于经典的乳头状癌(图 2-4-65)。之所以将非包裹型滤泡型乳头状癌归类为浸润型滤泡型乳头状癌是因为:

1)某些肿瘤在甲状腺内有多发病灶、具有经典型乳头状癌特点。

2)生物学行为与经典型接近,均有颈部淋巴结转移率高的特点。

3)转移灶通常有乳头结构。

4)肿瘤细胞角蛋白表达与乳头状癌相似而不同于滤泡癌。

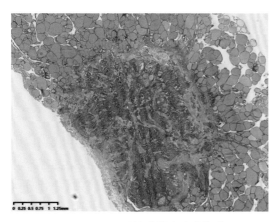 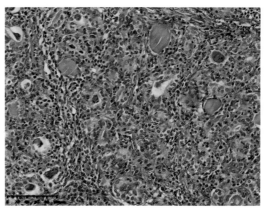

图 2-4-64 甲状腺微小乳头状癌
具有纤维化间质、侵犯甲状腺被膜

图 2-4-65 乳头状甲状腺癌滤泡亚型
呈滤泡排列,细胞具有典型乳头状癌核特点

(4)弥漫硬化型:弥漫硬化型好发于女性,20~30 岁多见,表现为双侧或单侧甲状腺肿胀。Takagi 等认为该型具有以下组织学特征:①弥漫累及单侧或双侧;②大量微乳头结构;③广泛的鳞化;④大量沙砾体;⑤标志性的淋巴细胞浸润;⑥间质纤维化。弥漫硬化型乳头状癌常见的遗传学改变有 *RET/PTC* 重排,*BRAF* 突变较少见。

(5)高细胞型:该型肿瘤细胞高度定为 2~3 倍于宽度,将高细胞亚型标准放宽,胞质丰富,嗜酸性,核呈典型乳头状癌特征(图 2-4-66)。由于乳头状癌其他亚型也能见到高细胞的区域,因此诊断高细胞亚型要求高细胞占 30% 以上。与经典乳头状癌相比高细胞亚型具有如下特征:①年龄稍大;②肿瘤较大,直径常 >5cm;③更容易向甲状腺外扩散;④侵袭性更强。免疫组化表达 CD15、EMA,与经典型相比 P53 阳性率较高。该型 BRAF 和 TERT 基因突变率比例较高,它的高侵袭能力与 BRAF 点突变的高比率相关,在高细胞型 BRAF 突变率高达80% 甚至 100%,即便是微小癌的高细胞亚型,也可高达 93%。

(6)柱状细胞型:柱状细胞亚型较罕见,占所有乳头状癌的 0.17%,柱状细胞癌比分化型乳头状癌更具侵袭性,浸润性柱状细胞癌男性多见,有包膜的肿瘤以女性为主,预后较好,未见明显侵袭性,称其为惰性柱状细胞变异型。肿瘤细胞可以形成乳头状、筛状、复杂管状和实性片状结构,其形态类似于子宫内膜癌和结肠腺癌。出现转移时,可能被误认为是由肺、肠或子宫内膜腺癌转移导致。柱状细胞型需与高细胞亚型鉴别,柱状细胞型细胞比高细胞亚型更高,核假复层排列(图 2-4-67)。柱状细胞型不表达 CK19,而高细胞型 CK19 弥漫阳性。有厚包膜的柱状细胞型要与滤泡状甲状腺癌鉴别,滤泡状甲状腺癌细胞一般不呈柱状,细胞核也不呈假复层排列。Ki-67 增殖指数在 5%~30% 之间。

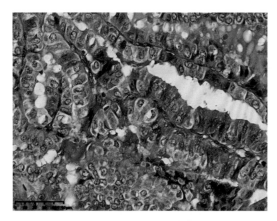

图 2-4-66 乳头状甲状腺癌高细胞亚型
肿瘤细胞高度为宽度的 2~3 倍

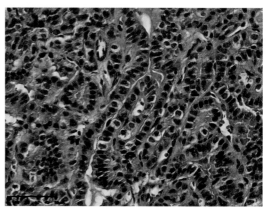

图 2-4-67 乳头状甲状腺癌柱状细胞型
肿瘤细胞高度高于高细胞亚型

(7)筛状-桑葚样型:是乳头状甲状腺癌最罕见的亚型之一,在所有乳头状甲状腺癌中不足 0.5%。好发于年轻人,女性多见,以明显的筛状结构为特征,散在鳞状分化(桑葚样)岛,细胞核内常有轻度嗜酸性、均质、含生物素的包涵体。此型乳头状癌可散发(常为孤立性)或发生于家族性腺瘤性息肉病(常为多中心性)。发生于家族性腺瘤性息肉病(FAP)患者的甲状腺癌多为此类型。诊断该亚型较为特异的免疫组化指标有 Tg、TTF1、β-catenin、ER。肿瘤常显示乳头状癌特征性的 RET/PTC 重排。此型多伴有 APC 基因突变,APC 和 β-catenin 均为 Wnt 信号转导通路关键因子,与 FAP 及较多恶性肿瘤发生发展相关。

(8)乳头状癌伴纤维瘤病样/筋膜炎样间质:该肿瘤由具有经典乳头状癌细胞核的形态的恶性上皮成分和类似于纤维瘤病样间质细胞两种成分组成,大多数肿瘤间质成分占80%以上,而恶性上皮仅占较小一部分,梭形间质细胞的胞核和胞质异质性表达 β-catenin,有CTNNB1 突变,认为梭形间质是纤维瘤病间质,而不是结节性筋膜炎间质。发病年龄 19~82岁,平均 44 岁,女性较男性好发,男女比为 1:3。预后与经典乳头状甲状腺癌相似。

（9）实体/梁状型：无论是经典型还是变异型，只要部分或全部出现实性、小梁或巢（岛）状外观，均被认为属于此型，约占成人乳头状甲状腺癌的 3%，更常见于放射性碘暴露的年轻人，与 PET/PTC3 融合相关。1/3 病例出现血管浸润和甲状腺外侵犯。表现为境界清楚的实性上皮细胞巢（图 2-4-68），但不形成滤泡，肿瘤细胞具有乳头状癌核特征，此型需与甲状腺低分化癌、间变性癌和髓样癌鉴别。

（10）嗜酸细胞型：该病变主要由因线粒体积聚而呈丰富嗜酸性胞质的细胞组成，具有典型的乳头状癌细胞核，很罕见，需要与乳头状癌高细胞亚型鉴别。

（11）透明细胞型：该亚型非常少见，通常见于那些混合有嗜酸细胞的病例，需与髓样癌、转移性肾细胞癌鉴别。联合运用 TTF1、EMA 及神经内分泌标记可鉴别（图 2-4-69）。

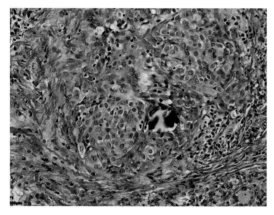

图 2-4-68 乳头状甲状腺癌实性亚型
肿瘤细胞实性片状排列，可见沙砾体

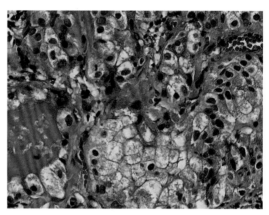

图 2-4-69 乳头状甲状腺癌透明细胞型
肿瘤细胞胞质透明

（12）靴钉样型：2017 版 WHO 甲状腺肿瘤分类新增了靴钉样型，该型占所有乳头状癌不到 2%，是一种少见的、中等度分化的侵袭性乳头状癌亚型。定义为超过 30% 的肿瘤细胞具有靴钉细胞特点。组织学上表现为复杂的乳头及微乳头结构，胞质嗜酸性，肿瘤细胞围绕在乳头周围，核位于顶端而非基底部，核质比不高，细胞黏附性差，沙砾体不易见。易见坏死、核分裂、血管淋巴管浸润及甲状腺腺外播散。常见复发、淋巴结转移及远处器官累及。免疫表型类似于经典的乳头状甲状腺癌，表达 TTF1，不同程度表达 Tg、CK7、CK19、HBME1，超过 25% 的细胞核 P53 阳性，Ki-67 增殖指数平均 10%。*BRAF V600E* 突变最常见，其次是 *TP53* 突变（图 2-4-70）。

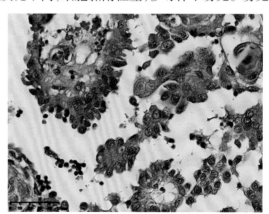

图 2-4-70 乳头状甲状腺癌靴钉样型
肿瘤细胞具有靴钉细胞特点

（13）梭形细胞型：指梭形细胞成分占肿瘤成分 5%~95% 不等，梭形细胞成分本质上是上皮源性，表达 CK、TTF1、Tg 等。需注意与间变性癌的鉴别诊断，梭形细胞型较间变型细胞温和、缺乏核分裂和坏死。

(14)Warthin 型:该亚型形态上类似唾液腺的 Warthin 瘤,通常边界清楚,但包膜罕见,肿瘤细胞排列呈乳头状,嗜酸性,部分为高细胞,乳头轴心可见大量淋巴浆细胞浸润,背景常表现为桥本甲状腺炎样。

2017 版 WHO 纳入了基因表达谱 TCGA 研究结果,TCGA 研究工作对乳头状甲状腺癌的分类和预后预测具有重要价值。根据基因表达的不同,TCGA 将乳头状癌分为两个主要组: *BRAF V600E* 样信号组和 *RAS* 样信号组。

BRAF V600E 在乳头状甲状腺癌中具有较高的突变率。研究证实它在经典型和高细胞型乳头状甲状腺癌中是最常见的驱动突变。*BRAF V600E* 样信号组的癌具有较高的 *BRAF V600E* 突变(或重排如 *RET/PTC* 和 *NTRK1/3*)、MAPK 通路信号的高表达、低甲状腺分化评分和相对异质性的分子谱。乳头状甲状腺癌中不良的分子预后因素包括 *BRAF V600E* 突变、TERT 促进子突变和多个同时发生的突变。乳头状癌的 miRNA 表达模式是独特的,可有助于一些肿瘤的侵袭性行为。

RAS 样信号组的肿瘤具有滤泡生长方式,80% 以上病例有包膜,较高的 *RAS* 突变率(或 *EIF1AX* 突变和不同于 *BRAF V600E* 突变的 *BRAF* 突变)、MAPK 通路信号的低表达、高甲状腺分化评分和相对一致的分子谱。这些肿瘤现在大多数被重归为 NIFTP 或 WT-UMP。

(六)甲状腺滤泡腺癌

1. 定义 起源于甲状腺滤泡上皮,缺乏乳头状癌细胞核特征的恶性上皮性肿瘤。

2. 大体检查 和滤泡性腺瘤有时难以区分,滤泡腺癌包膜通常较滤泡性腺瘤厚。直径1~10cm。切面实性、黄褐色至浅棕色,可见出血、囊性变。广泛浸润性滤泡腺癌缺乏完整的包膜,可侵犯甲状腺周围组织。

3. 镜下形态 肿瘤细胞排列成滤泡状、小梁状及实性,偶尔也可见乳头结构。肿瘤细胞立方或矮柱状,核圆形,深染或浅染,核仁不明显。分化好的滤泡腺癌核分裂不常见,肿瘤常继发出血、坏死及囊性变。滤泡腺癌转移灶形态与原发灶相同,部分转移灶形态可以非常温和与正常甲状腺组织相似。

滤泡腺癌与滤泡腺瘤单从细胞形态无法区别,关键在于包膜及血管有无浸润。因此包膜、血管浸润的识别非常重要。可疑包膜浸润为肿瘤细胞浸润包膜但未穿透。当包膜厚且不规则时更有意义,但必须除外细针穿刺假象。新版中将广基范围内肿瘤细胞顶起包膜时同样定义为可疑包膜浸润。包膜侵犯定义为肿瘤必须完全穿透包膜。

当血管间隙内肿瘤细胞巢缺乏内皮细胞被覆和相关血栓、纤维结缔组织内肿瘤细胞巢与血管接触被认为是可疑血管浸润。明确的血管浸润血管位于包膜或包膜外,血管内肿瘤细胞巢被覆内皮细胞。依据浸润情况滤泡癌分为三个类型:

(1)微小浸润型:大体上可见包膜,只有镜下可见局灶包膜侵犯,无血管浸润或不明显(图 2-4-71)。此类型复发和转移风险最小。

(2)包裹型血管浸润型:有包膜,镜下可见包膜及血管侵犯(图 2-4-72)。

(3)广泛浸润型:表现为甲状腺实质和血管的弥漫浸润,此型侵袭性强,预后极差。除了肉眼可见的包膜侵犯及周围组织的累及,还可见广泛的血管侵犯,包括侵犯 >4 个血管的病例(图 2-4-73)。

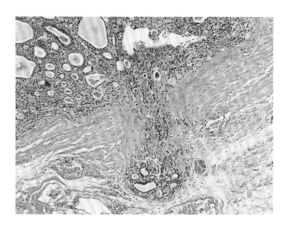

图 2-4-71　甲状腺滤泡腺癌微小浸润型

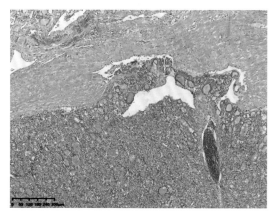

图 2-4-72　甲状腺滤泡腺癌包裹型血管浸润型

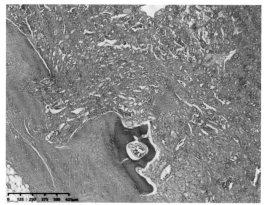

图 2-4-73　甲状腺滤泡腺癌广泛浸润型

4. 免疫表型　甲状腺滤泡腺癌表达 Tg、TTF1,PAX8 通常阳性。免疫组化在鉴别滤泡状甲状腺滤泡腺癌和良性滤泡结节价值有限,通常需要选用一组抗体,如 CK19、galectin 3、HBME1,HBME1 在部分甲状腺滤泡腺癌中可能阳性。

5. 分子遗传学　甲状腺滤泡腺癌与乳头状癌相比具有更高的染色体异常比率。65%的甲状腺滤泡腺癌有细胞遗传学改变。甲状腺滤泡腺癌最常见的体细胞突变是 *RAS* 点突变和 *PPARG* 基因融合。*N-RAS* 突变发生于 17% 的滤泡性腺瘤和 50% 的甲状腺滤泡腺癌,最常累及第 61 位密码子,这一突变见于 25% 的未分化癌而未见于乳头状癌中。33% 的甲状腺滤泡腺癌有 *H-RAS* 第 12 位密码子突变。*K-RAS* 突变较少见。25%~50% 的甲状腺滤泡腺癌有 *PPARγ* 基因重排,其中最常见的 *PAX8-PPARγ* 多见于年轻患者且易见血管侵犯。

（七）嗜酸（Hürthle）细胞肿瘤

1. 定义　嗜酸细胞肿瘤指滤泡上皮细胞起源的包裹性肿瘤,由嗜酸细胞组成,无浸润者为嗜酸细胞腺瘤(图 2-4-74、图 2-4-75),有包膜和 / 或血管浸润者为嗜酸细胞癌(图 2-4-76)。包膜及血管浸润标准同滤泡性肿瘤。两者均要求嗜酸细胞成分超过 75%,不足者诊断为甲状腺肿瘤伴嗜酸细胞特征。

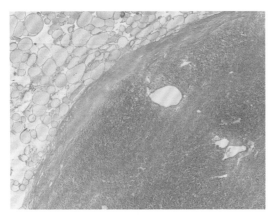

图 2-4-74　甲状腺嗜酸细胞腺瘤
可见厚包膜

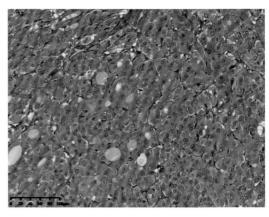

图 2-4-75　甲状腺嗜酸细胞腺瘤
瘤细胞胞质嗜酸性、颗粒状

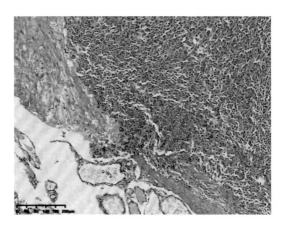

图 2-4-76　甲状腺嗜酸细胞癌肿瘤侵犯被膜

2. 大体检查　瘤体大部分 ≥ 2cm，少数 1cm，切面黄褐色至红褐色，包膜厚薄不一，腺瘤较癌包膜薄，包膜或瘤体可伴有钙化。部分病例可有骨化。部分病例可自发或细针穿刺、空芯针穿刺后继发梗死，有些病例可部分或全部坏死。部分癌穿透包膜侵犯周围甲状腺及甲状腺周围软组织。

3. 镜下形态　肿瘤细胞排列成小滤泡、梁状、实性片状或乳头状。肿瘤细胞胞质丰富、嗜酸性，因线粒体积聚而呈颗粒状。因线粒体气球样变胞质可部分或完全透明。核圆形，染色质颗粒状或粗糙，核仁明显，偶见核沟。嗜酸细胞肿瘤可伴有钙化，通常位于滤泡腔内，非同心圆状，更多见于嗜酸细胞腺瘤。嗜酸细胞癌除血道转移外，还可转移至颈部淋巴结，这点与滤泡癌不同。

4. 免疫组化　肿瘤细胞表达 Tg 和 TTF1，部分肿瘤 Tg 表达模式为核周点状阳性。

5. 鉴别诊断　嗜酸细胞癌需与嗜酸细胞腺瘤、嗜酸细胞性髓样癌、甲状腺低分化癌、嗜酸细胞亚型乳头状癌鉴别。

6. 遗传学改变　与非 Hürthle 细胞肿瘤相比，Hürthle 肿瘤细胞具有丰富的线粒体和较高的线粒体 DNA 突变频率。而且，不同于其他常见甲状腺肿瘤的基因谱，该组肿瘤转录标记符合 Wnt/β-catenin 和 PI3K-Akt-mTOR 通路的活化。与滤泡性肿瘤比较,它们有较低的 *RAS* 突变和较高的 *PAX8/PPARG* 重排。此外,在 Hürthle 细胞肿瘤中常见异倍体。由于 Hürthle 细胞肿瘤(腺瘤/癌)的临床、病理和分子谱均不同于滤泡性腺瘤/癌,故其可以作为一种独立的疾病。

(八)甲状腺低分化癌

1. 定义 低分化甲状腺癌显示有限的滤泡细胞分化证据,形态学和生物学特征介于分化型和未分化型甲状腺癌之间。诊断标准依据 2007 年都灵共识,包括:

(1)滤泡上皮细胞起源的癌。

(2)实性、梁状、岛屿状生长模式。

(3)缺乏 PTC 细胞核特点。

(4)具备以下 3 条中至少 1 条:扭曲核、10 个高倍视野 ≥ 3 个核分裂象、肿瘤性坏死。该标准同样适用于低分化嗜酸细胞癌的诊断。

2. 大体检查 肿瘤呈浸润性生长,部分有包膜,切面灰白、质硬,常伴出血、坏死。

3. 镜下所见 瘤细胞呈岛状、梁状及实性生长,肿瘤细胞小至中等大,一致,圆形,核仁不明显。胞质较少。核分裂多少不一,坏死及血管浸润常见。可有少量典型乳头状癌和滤泡癌成分。岛状结构是低分化癌的经典结构,被定义为围以薄层纤维血管的境界清楚的肿瘤细胞巢,细胞巢与纤维血管间隔之间常形成特征性的人为裂隙,缺乏典型的乳头或滤泡结构(图 2-4-77、图 2-4-78)。

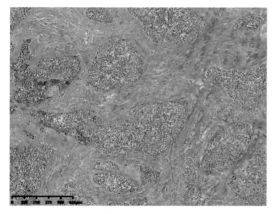 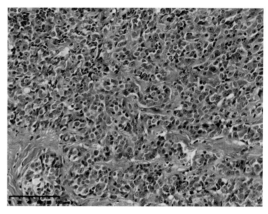

图 2-4-77 甲状腺低分化癌　　　　　　图 2-4-78 甲状腺低分化癌
肿瘤呈实性、巢片状排列　　　　　　　肿瘤呈实性、巢片状排列

4. 免疫表型 表达 Tg,局限于发育不良的微滤泡,核旁阳性,TTF1、PAX8 常阳性,Ki-67 指数为 10%~30%。降钙素阴性。Bcl-2 阳性率(84.2%)较未分化癌(13.6%)高,有助于两者鉴别。P53 局灶阳性。低分化癌 E-cadherin 膜表达不同程度丢失,被认为是决定甲状腺癌分化的关键事件。

5. 鉴别诊断

(1)髓样癌:低分化癌的生长方式及部分伴有淀粉样硬化间质在形态上与髓样癌难区别,可借助免疫组化 Tg、CT 鉴别。

(2)未分化甲状腺癌:低分化癌核多型性及核分裂无未分化癌明显,常可见发育不良滤泡,且表达 Tg 及 Bcl-2。

6. 分子遗传学改变 *BRAF* 基因突变见于 15% 低分化甲状腺癌患者,*RAS* 基因突变见于 35% 的患者。

(九)甲状腺未分化癌

1. 定义 起源于甲状腺滤泡上皮的高侵袭性恶性肿瘤。

2. 大体检查 肿瘤体积较大,受累甲状腺实质被肿瘤取代,常浸润甲状腺周围软组织及邻近器官如喉、气管、咽及食管。切面鱼肉样、灰白至棕褐色,常伴坏死及出血。

3. 镜下所见 大多数肿瘤呈广泛侵袭性生长,由梭形细胞、巨细胞及上皮样细胞组成(图 2-4-79~ 图 2-4-81),这些细胞的分布和在肿瘤中的比例在不同病例差别很大。偶尔局部可见鳞状分化。可见核分裂,常见广泛凝固性坏死。有些病例部分或全部呈肉瘤样,类似纤维肉瘤、未分化多型性肉瘤、血管外皮细胞瘤、血管肉瘤或横纹肌肉瘤。背景常见较多炎症细胞浸润,可见较多中性粒细胞,常浸润淋巴管、血管,受累血管壁常见血管腔消失。经细致取材,常可见分化型甲状腺癌成分。提示未分化甲状腺癌可由分化型甲状腺癌转变而来。

4. 免疫表型 Tg 及 TTF1 几乎总是阴性,如有分化型成分则表达 Tg 及 TTF1。PAX8 通常阳性(图 2-4-82~ 图 2-4-84)。Ki-67 增殖指数 >30%,P53 弥漫阳性。

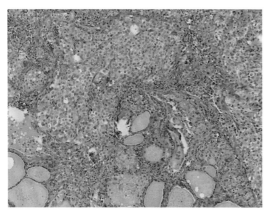

图 2-4-79 甲状腺未分化癌
肿瘤细胞上皮样

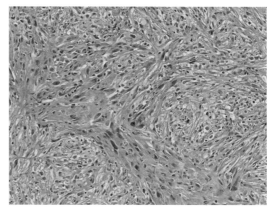

图 2-4-80 甲状腺未分化癌
肿瘤细胞梭形

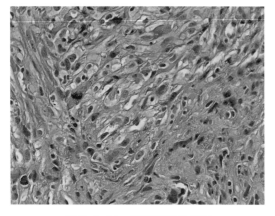

图 2-4-81 甲状腺未分化癌
肿瘤细胞异型性显著,可见核分裂

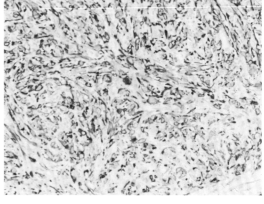

图 2-4-82 甲状腺未分化癌
肿瘤细胞表达 CK

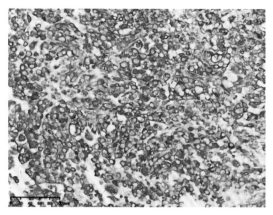

图 2-4-83 甲状腺未分化癌
肿瘤细胞表达 VIM

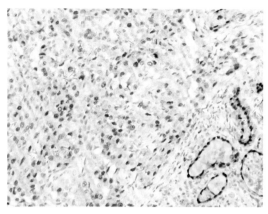

图 2-4-84 甲状腺未分化癌
肿瘤细胞表达 PAX8

5. 分子遗传学改变 20%~40% 的患者能检测出 *BRAF* 突变,*RAS* 突变比率为 31%。*PI3KCA* 基因突变会抑制 cAMP,促进甲状腺癌细胞向未分化方向发展,Rizzo 等研究表明,*PI3KCA* 突变率在未分化癌明显高于分化较好的甲状腺癌。

（十）鳞状细胞癌

1. 定义 甲状腺鳞状细胞癌由鳞状分化的癌细胞构成。这种罕见的肿瘤好发于老年人,女性多发,男女比例约 1:2,发病率仅占所有甲状腺恶性肿瘤的 0.2%~1.1%,生物学行为与甲状腺未分化癌类似。

2. 大体检查 肿瘤通常体积较大,累及一侧或双侧甲状腺。常见卫星结节形成,切面灰白、质硬,可见坏死。

3. 镜下所见 组织形态同其他部位的鳞状细胞癌,根据定义肿瘤应该完全由鳞状细胞分化的癌细胞组成。未分化癌和乳头状癌也可以有鳞状分化的区域,应注意鉴别。诊断时还应注意除外邻近器官的鳞状细胞癌累及甲状腺,此外结节性甲状腺肿及淋巴性甲状腺炎也会出现鳞状分化区域。

4. 免疫表型 CK19 强阳性表达,部分肿瘤局灶表达 CK7、CK18,不表达 CK1、CK4、CK10/13、CK20。Ki-67 增殖指数较高。

（十一）甲状腺髓样癌

1. 定义 滤泡旁 C 细胞分化的甲状腺恶性肿瘤。特征性的分泌降钙素,无对应的良性肿瘤。在甲状腺癌中,髓样癌占 3%~5%,女性明显多于男性。分为散发性和遗传性髓样癌,散发性占 70%~80%。髓样癌恶性程度中等,预后相对较差,易出现腺外侵犯、区域淋巴结及远处脏器转移。

2. 大体检查 瘤体直径从不足 1cm 至数厘米,肿瘤境界常清楚但包膜不完整,少数肿瘤有完整的包膜。肿瘤质硬、灰白、棕褐色或红棕色。散发性常为单侧,家族性常为多发或双侧,常位于侧叶中 1/3,是 C 细胞密度最高的区域。较大的肿瘤可见出血、坏死。

3. 镜下所见

(1)肿瘤细胞多排列成片状、巢状及不规则岛状,间隔以不等量的纤细的纤维血管间质,也可见排列成梁状、旋涡状、假乳头状、菊形团、管状、微腺样或筛状结构,脉管较乳头状癌或滤泡癌更明显。肿瘤细胞多角形、圆形或胖梭形,胞质丰富,淡染或细颗粒状,核圆形、卵圆形,核仁一般不明显,嗜酸细胞型除外。核多型性常不明显,核分裂少见。偶见核增大、浓染、多形,出现这些现象并不提示更差的预后。80%~85% 的病例间质可见淀粉样物质沉积,数量不恒定,为粉染的无定形物,形成小球或大块沉积物,刚果红染色阳性,是髓样癌明显的组织学特征。

(2)髓样癌有很多组织学变型:乳头或假乳头型、腺样型、巨滤泡型、梭形细胞型、小细胞型和神经母细胞瘤样型、副节瘤样型、嗜酸细胞型、透明细胞型、鳞状细胞型、假血管肉瘤样型等,这些亚型大多数不具有预后意义。在实际工作中注意鉴别诊断,通过细致的工作,常能找到典型的髓样癌区域,淀粉样物的出现也是诊断的重要线索(图 2-4-85~ 图 2-4-88)。

4. 免疫表型 大多数病例降钙素阳性,常常强阳性图(图 2-4-89),几乎所有肿瘤细胞均着色。降钙素少及表达弱者侵袭性更强。CEA 在大多数肿瘤中也呈阳性表达,此外髓样癌还表达神经内分泌标记如 CGA、SY、NSE、CD56。TTF1 大多数病例阳性,但染色强度较滤泡性肿瘤弱。PAX8 染色通常较弱。不表达 Tg。

5. 鉴别诊断

(1)甲状腺未分化癌:未分化癌多型性及异型性更显著,核分裂也易见,可以看到灶性乳头状癌成分。

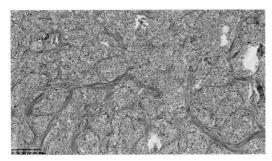

图 2-4-85　甲状腺髓样癌
肿瘤细胞呈巢状排列,可见淀粉样物

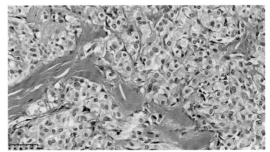

图 2-4-86　甲状腺髓样癌
肿瘤细胞胞质嗜酸性

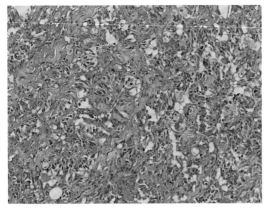

图 2-4-87　甲状腺髓样癌
肿瘤细胞排列呈梁状

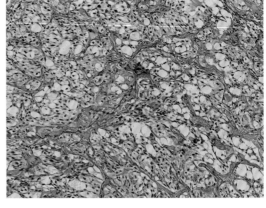

图 2-4-88　甲状腺髓样癌
肿瘤细胞胞质透明

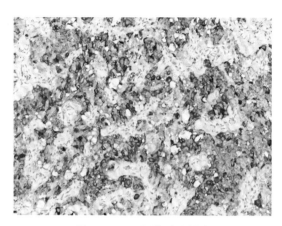

图 2-4-89 甲状腺髓样癌
肿瘤细胞表达降钙素

(2) 甲状腺低分化癌：低分化癌呈实性、梁状、岛状方式，与髓样癌形态学有时难鉴别，髓样癌间质有淀粉样物沉积有助于鉴别两者。

(3) 甲状腺内副神经节瘤。

(4) 玻璃样变梁状肿瘤。

(5) 软组织肉瘤。

上述通过免疫组化可鉴别。

(十二) 混合性髓样 - 滤泡细胞癌

1. 定义　混合性髓样 - 滤泡细胞癌是显示降钙素免疫阳性髓样癌和甲状腺球蛋白免疫阳性的滤泡(或乳头状)癌两种形态特征的肿瘤。极少见，目前 <60 例报道，且基本为个案报道。女性稍多于男性，女性：男性为 1.2：1，平均年龄 53 岁。

2. 大体表现　大体上无特殊性，取决于占优势的肿瘤成分，大多肿瘤实性，切面苍白、质硬，无包膜，平均直径 29mm。

3. 镜下形态　混合性髓样 - 滤泡细胞癌是异质性很显著的肿瘤。大多数表现为以髓样癌占优势混合以不同比例的滤泡源性结构。诊断混合性髓样 - 滤泡癌对两种成分所占比例没有要求。滤泡源性的各种形态均可见到，如嗜酸性癌、低分化癌及间变性癌等。淋巴结转移灶可以与原发灶相同，也可以只有一种成分。

4. 免疫表型　TTF1 两种成分均表达，髓样癌成分表达降钙素及 CEA，滤泡源性成分表达 Tg。

(十三) 黏液表皮样癌

1. 定义　显示表皮样和黏液成分的混合性上皮性恶性肿瘤。罕见，大约占甲状腺恶性肿瘤的 0.5% 以下。发病平均年龄 47 岁，女性多发，女性：男性为 2：1。预后较好，5 年生存率约 90%。

2. 大体表现　瘤体从很小偶尔发现到大至 10cm，肿瘤可呈胶样直至坚硬，切面棕褐色至黄白色，边界清但无包膜，可见黏液和 / 或囊性区域。可见坏死及浸润甲状腺被膜及周围组织。

3. 镜下表现　形态类似涎腺的黏液表皮样癌，肿瘤边界不清，相互吻合的实性表皮样细胞和黏液细胞位于硬化性背景中。可见筛状结构,腺腔拉长,含类胶质样物。肿瘤细胞核中等大小,染色质淡,类似于乳头状癌的核,有核沟及核内假包涵体。较大细胞岛内常见粉刺样坏死。大约50%的病例可见乳头状癌病灶(经典的、滤泡变型或高细胞变型),背景常为甲状腺炎,特别是桥本甲状腺炎。

4. 免疫表型 肿瘤细胞表达 CK,大部分肿瘤表达 Tg、PAX8 和 TTF1。上皮样细胞表达 P63。黏液样和导管成分表达多克隆 CEA,不表达降钙素和神经内分泌标记。

5. 鉴别诊断 诊断甲状腺黏液表皮样癌要首先排除涎腺、喉、气管的黏液表皮样癌侵犯甲状腺,此外需注意与鳞状分化的甲状腺癌鉴别。

(十四)伴嗜酸细胞增多的硬化性黏液表皮样癌

1. 定义 伴嗜酸细胞增多的硬化性黏液表皮样癌是一种罕见的低度恶性上皮性肿瘤,发生于桥本甲状腺炎背景上。显示表皮样和腺样分化,表现为硬化性间质伴嗜酸性细胞和淋巴细胞浸润。好发于老年人,平均年龄 54.9 岁。女性占优势,女性:男性约为 7:1。

2. 大体表现 肿瘤大小不一,大者可达 10cm 以上,通常边界不清,切面灰白、实性、质硬。

3. 镜下形态 肿瘤细胞排列成索状、巢状,细胞多角形,核轻至中度异型,核仁明显。表皮样细胞巢和黏液细胞及小黏液湖相间。背景为硬化性间质伴较多嗜酸性细胞、淋巴细胞、浆细胞浸润。由于细胞黏附性差,可表现为假血管瘤样形态,常侵犯血管及血管闭塞。

4. 免疫表型 表达 CK(包括 CK19)、P63、CD10、galectin 3,不表达或灶性表达 Tg。50%病例 TTF1 阳性,降钙素及 S-100 阴性。

5. 鉴别诊断 需与间变性癌及鳞状细胞癌鉴别,这两种癌侵袭性更强。常呈弥漫片状生长,异型性更明显,易见核分裂及坏死。注意背景炎症细胞成分有助于鉴别,另外还需与甲状腺内鳞状化生鉴别。

(十五)黏液癌

甲状腺黏液癌的特征是肿瘤细胞巢外围以黏液,非常罕见,仅有几例报道。

(十六)异位胸腺瘤

异位胸腺瘤是发生于甲状腺的胸腺上皮性肿瘤。2004版 WHO 为交界性,新版属于恶性。很罕见,发生于成年人,女性多发,几乎所有报道均没有浸润,切面分叶状,棕黄色,形态与纵隔胸腺瘤相同。上皮性胸腺瘤需注意与间变性癌及鳞状细胞癌鉴别。

(十七)伴胸腺样分化的梭形上皮肿瘤

伴胸腺样分化的梭形上皮肿瘤是一种罕见肿瘤,也被称为伴黏液囊肿的甲状腺内梭形细胞肿瘤。好发于年轻人,平均发病年龄 18 岁,男性多发,男性:女性为 1.5:1。通常表现为无痛性甲状腺肿块。由于病例数少,生物学行为难以预测,即便发生远处转移,治疗后仍能长期生存。肿瘤大多有包膜,边界清楚,部分呈浸润型生长,平均大小 4.2cm(1.1~12cm),切面实性,灰白色至棕褐色,硬化性间质将肿瘤分成不完整的小叶状,肿瘤以网状梭形细胞束与上皮性条索、小管或乳头紧密混合为特征。梭形细胞染色质细,核分裂不常见,也有几乎全部由梭形细胞组成的单相型结构。梭形细胞及腺样区域 CK、EMA 阳性,证实其上皮本质(图 2-4-90)。需注意与甲状腺间变性癌、梭形细胞髓样癌、畸胎瘤及滑膜肉瘤鉴别。

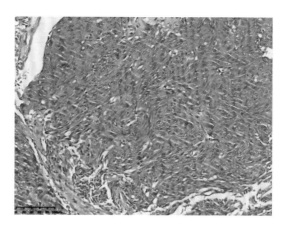

图 2-4-90 伴胸腺样分化的梭形上皮肿瘤
肿瘤细胞梭形,核较长

(十八) 甲状腺内胸腺癌

1. 定义 嗜酸性细胞,乳头状或者散在分布;WHO 称为显示胸腺样分化的癌。类似于胸腺上皮样结构的甲状腺癌。好发于中年人,男女发病率接近,有轻度的女性多发趋势。

2. 大体表现 甲状腺下极多发,肿瘤实性、质硬,不见钙化和囊性变,切面象牙白色,界限清楚,但无包膜。

3. 镜下表现 以推挤方式浸润甲状腺,肿瘤细胞被宽窄不一的纤维性间质分隔成大小不一的光滑的小叶。瘤细胞呈鳞状细胞样或合体状,胞质淡嗜酸性,核椭圆形,淡染或空泡状,核仁小而明显,核分裂平均 1~2 个 /10HPF,有些肿瘤细胞呈梭形。瘤细胞巢及间质内见多少不一的淋巴细胞和浆细胞浸润(图 2-4-91)。

4. 免疫表型 肿瘤细胞免疫表型同胸腺癌,常表达 CD5、CD117、P63、P53、BCL-2、Calretinin、CK,不表达 TTF-1、CT 及 CD45。Ki-67 增殖指数为 10%~30%。

5. 鉴别诊断 最重要的是要与间变性癌和鳞状细胞癌鉴别。

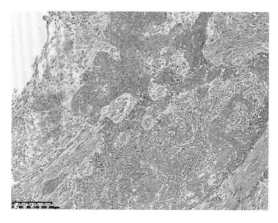

图 2-4-91 甲状腺内胸腺癌
肿瘤细胞片状排列,呈鳞状细胞样

（十九）其他类型的甲状腺肿瘤

1. 非上皮性肿瘤　包括副节瘤、周围神经鞘膜肿瘤（神经鞘瘤、恶性周围神经鞘膜瘤）、血管性肿瘤（血管瘤、淋巴管瘤和血管肉瘤）、平滑肌肿瘤（平滑肌瘤和平滑肌肉瘤）、孤立性纤维性肿瘤、组织细胞肿瘤（朗格汉斯细胞组织细胞增生症、Rosai-Dorfman 病和滤泡树突状细胞肉瘤）、淋巴瘤和畸胎瘤。所有这些肿瘤均罕见。

2. 继发性肿瘤　继发性肿瘤是邻近器官恶性肿瘤通过直接扩散或非甲状腺部位器官的恶性肿瘤通过血管播散至甲状腺内的肿瘤。喉部鳞状细胞癌是最常见的通过直接扩散到甲状腺的继发性肿瘤，其他较常见的为肾、肺、乳腺或结肠。黑色素瘤和淋巴瘤也有报道。通过特异性抗体（如肺癌的 NapsinA、甲状腺癌的 PAX8 等）有助于区分甲状腺原发性和继发性肿瘤。

（邵国良　杨　琛　俞炎平　李林法　郑家平

龙　斌　邝　建　吴梅娟　郑林峰　石　磊）

参 考 文 献

［1］葛明华.甲状腺癌的临床诊治.北京:军事医学科学出版社,2010.

［2］高明.头颈肿瘤学.北京:科学技术文献出版社,2014.

［3］高明,葛明华.甲状腺肿瘤学.北京:人民卫生出版社,2018.

［4］杜灵彬,余传定,汪祥辉,等.浙江省4个肿瘤登记地区2004年恶性肿瘤发病治疗分析.中国肿瘤,2008,17(4):270-273.

［5］Jemal A,Siegel R,Ward E,et al.Cancer Statistics,CA CancerJ Clin,2008,58:71-96.

［6］Wu XC,Chen VW,Steele B,et al.Cancer incidence in adolescentsand young adults in the United States,1992-1997J.J Adolesc Health,2003,32:405-415.

［7］Mazzaferri EL.Thyroid cancer in thyroid nodules:Finding a needle in the haystack(editorial)J.Am J Med,1992,93:359-362.

［8］McHenry CR,Walfish PG,Rosen IB.Non-diagnostic fine needle aspiration biopsy:a dilemma in management of nodular thyroid disease.JAm Surg,1993,59:415-419.

［9］Gilliland FD,Hunt WC,Morris DM,et al.Prognostic factors forthyroid carcinoma:A population-based study of 15,698 cases from the surveillance,epidemiology,and end results(SEER)program,1973-1991J.Cancer,1997,79:564-573.

［10］葛均波,徐永健,王辰.内科学.第8版.北京:人民卫生出版社,2013.

［11］薛耀明,肖海鹏.内分泌与代谢病学.广州:广东科技出版社,2018.

［12］中华医学会内分泌学分会《中国甲状腺疾病诊治指南》编写组.中国甲状腺疾病诊治指南-甲状腺疾病的实验室及辅助检查.中华内科学杂志,2007,46(8):697-702.

［13］Gharib H,Papini E,Garber JR,et al.AACE/ACE/AME Medical Guidelines For Clinical Practic For The Diagnosis and Management of Hyroid Nodules-2016 Update.Endocr Pract.2016,22(5):623-639.

［14］Cibas ES,Ali SZ.The Bethesda System for Reporting Thyroid Cytopathology.Thyroid,2009,19(11):1159-1165.

［15］Haugen BR,Alexander EK,Bible KC,et al.2015 American Thyroid Association Management Guidelines for Adult Patients with Thyroid Nodules and Differentiated Thyroid Cancer.Thyroid.2016,26(1):1-133.

［16］中华医学会内分泌学分会等.甲状腺结节和分化型甲状腺癌诊治指南.中华内分泌代谢杂志,2012,28(10):779-797.

［17］de Koster EJ,de Geus-Oei LF,Dekkers OM,et al.Diagnostic Utility of Molecular and Imaging Biomarkers in

Cytological Indeterminate Thyroid Nodules.Endocrine Reviews,2018,39(2):154-191.

［18］ 于晓会,单忠艳.甲状腺结节的病因与流行病学趋势.中国普外基础与临床杂志,2011,18(8):800-802.

［19］ Ahn HS,Kim HJ,Welch HG.Korea's thyroid-cancer"epidemic"—screening and overdiagnosis.N Engl J Med,2014,371(19):1765-1767.

［20］ Davies L,Welch HG.Current thyroid cancer trends in the United States.JAMA Otolaryngol Head Neck Surg,2014,140(4):317-322.

［21］ 丛舒,方利文,包鹤龄,等.1990年与2013年中国人群甲状腺癌疾病负担分析.中华流行病学杂志,2016,37(6):752-757.

［22］ Fletcher C D M.肿瘤组织病理学诊断.北京:北京大学医学出版社,2009.

［23］ 刘志艳,周庚寅,Kennichi Kakudo,等.2017版WHO甲状腺肿瘤分类解读.中华病理学杂志,2018,(4):302-306.

［24］ Carney JA,Hirokawa M,Lloyd RV,et al.Hyalinizing trabecular tumors of the thyroid gland are almost all benign.Am J Surg Pathol,2008,32(12):1877-1889.

［25］ Sterlacci W,William S,Verdorfer I,et al.Thyroid follicular carcinoma-like renal tumor:a case report with morphologic,immunophenotypic,cytogenetic,and scintigraphic studies.Virchows Arch,2008,452(1):91-95.

［26］ Wu WW,Chu JT,Nael A,et al.Thyroid-like follicular carcinoma of the kidney in a young patient with history of pediatric acute lymphoblastic leukemia.Case Rep Pathol,2014,2014:313974.

［27］ Williams ED.Guest Editorial:Two Proposals Regarding the Terminology of Thyroid Tumors.Int J Surg Pathol,2000,8(3):181-183.

［28］ Nikiforov YE,Seethala RR,Tallini G,et al.Nomenclature Revision for Encapsulated Follicular Variant of Papillary Thyroid Carcinoma:A Paradigm Shift to Reduce Overtreatment of Indolent Tumors.JAMA Oncol,2016,2(8):1023-1029.

［29］ Leboulleux S,Tuttle RM,Pacini F,et al.Papillary thyroid microcarcinoma:time to shift from surgery to active surveillance?.Lancet Diabetes Endocrinol,2016,4(11):933-942.

［30］ Takagi N,Hirokawa M,Nobuoka Y,et al.Diffuse sclerosing variant of papillary thyroid carcinoma:a study of fine needle aspiration cytology in 20 patients.Cytopathology,2014,25(3):199-204.

［31］ Joung JY,Kim TH,Jeong DJ,et al.Diffuse sclerosing variant of papillary thyroid carcinoma:major genetic alterations and prognostic implications.Histopathology,2016,69(1):45-53.

［32］ Xing M.BRAF mutation in thyroid cancer.Endocr Relat Cancer,2005,12(2):245-262.

［33］ Yip L,Nikiforova MN,Carty SE,et al.Optimizing surgical treatment of papillary thyroid carcinoma associated with BRAF mutation.Surgery,2009,146(6):1215-1223.

［34］ Bernstein J,Virk RK,Hui P,et al.Tall cell variant of papillary thyroid microcarcinoma:clinicopathologic features with BRAF(V600E)mutational analysis.Thyroid,2013,23(12):1525-1531.

［35］ Chen JH,Faquin WC,Lloyd RV,et al.Clinicopathological and molecular characterization of nine cases of columnar cell variant of papillary thyroid carcinoma.Mod Pathol,2011,24(5):739-749.

［36］ Iwama T,Konishi M,Iijima T,et al.Somatic mutation of the APC gene in thyroid carcinoma associated with familial adenomatous polyposis.Jpn J Cancer Res,1999,90(4):372-376.

［37］ Rebecchini C,Nobile A,Piana S,et al.Papillary thyroid carcinoma with nodular fasciitis-like stroma and β-catenin mutations should be renamed papillary thyroid carcinoma with desmoid-type fibromatosis.Mod Pathol,2017,30(2):236-245.

［38］ Asioli S,Erickson LA,Righi A,et al.Papillary thyroid carcinoma with hobnail features:histopathologic criteria to predict aggressive behavior.Hum Pathol,2013,44(3):320-328.

［39］ Ambrosi F,Righi A,Ricci C,et al.Hobnail Variant of Papillary Thyroid Carcinoma:a Literature Review.Endocr Pathol,2017,28(4):293-301.

［40］Asioli S,Erickson LA,Sebo TJ,et al.Papillary thyroid carcinoma with prominent hobnail features:a new aggressive variant of moderately differentiated papillary carcinoma.A clinicopathologic,immunohistochemical,and molecular study of eight cases.Am J Surg Pathol,2010,34(1):44-52.

［41］Volante M,Collini P,Nikiforov YE,et al.Poorly differentiated thyroid carcinoma:the Turin proposal for the use of uniform diagnostic criteria and an algorithmic diagnostic approach.Am J Surg Pathol,2007,31(8):1256-1264.

［42］Pilotti S,Collini P,Del Bo R,et al.A novel panel of antibodies that segregates immunocytochemically poorly differentiated carcinoma from undifferentiated carcinoma of the thyroid gland.Am J Surg Pathol,1994,18(10):1054-1064.

［43］Smallridge RC,Marlow LA,Copland JA.Anaplastic thyroid cancer:molecular pathogenesis and emerging therapies.Endocr Relat Cancer,2009,16(1):17-44.

［44］Pita JM,Figueiredo IF,Moura MM,et al.Cell cycle deregulation and TP53 and RAS mutations are major events in poorly differentiated and undifferentiated thyroid carcinomas.J Clin Endocrinol Metab,2014,99(3):497-507.

［45］Rizzo G,Black M,Mymryk JS,et al.Defining the genomic landscape of head and neck cancers through next-generation sequencing.Oral Dis,2015,21(1):e11-e24.

第三章

甲状腺结节穿刺活检术

第一节　甲状腺细针穿刺术

大量的流行病学数据提示甲状腺结节是门诊、体检人群中最常见的阳性发现之一，并有逐年增高趋势。据报道，甲状腺结节在国内女性中的发病率是 4% 左右，其中 90% 以上属良性结节，从众多的甲状腺结节中筛选出甲状腺癌，尤其是需要外科干预的甲状腺癌是临床的重要课题，目前国内、外亦有机构选择对甲状腺结节进行热消融治疗，术前快速甄别结节良、恶性也是对其进行热消融的必要前题条件。WHO 出版的《内分泌器官肿瘤病理学和遗传学》中认为，对甲状腺结节的诊断和选择治疗手段方面，甲状腺结节细针吸取细胞病理学检查（fine-needle aspiration cytopathology，FNAC）是值得选用的方法。随着 FNAC 的出现，甲状腺癌的外科受益从 15% 提高到 40% 左右。

一、甲状腺细针吸取细胞病理学检查定义及现状

甲状腺 FNAC 是指利用细针穿刺病变部位，吸取其组织、细胞成分制作成涂片、细胞蜡块等，观察病变的残留组织结构、细胞形态、间质变化及免疫、分子病理学等改变，从而推断病变性质的细胞病理学检查方法，因此甲状腺结节 FNAC 检查的目的及需要鉴别诊断的问题主要有以下方面：

1. 非肿瘤性疾病与肿瘤性疾病。

2. 良性肿瘤与恶性肿瘤。

3. 恶性肿瘤的组织学类型。

4. 原发性恶性肿瘤与转移性恶性肿瘤。

随着检查技术的成熟和经验的积累，尤其是新技术、新方法的应用及从业人员素质的提高，甲状腺 FNAC 的特异性和敏感性也越来越高，但必须看到也有部分病例由于以下原因而导致诊断困难：

1. 穿刺样本细胞数量少，制片不满意。

2. 肿瘤性疾病与非肿瘤性疾病之间细胞病理学特点有重叠。

3. 良恶性肿瘤及各类型肿瘤间的细胞病理学特点有重叠。

4. 同时存在肿瘤与非肿瘤或多发性肿瘤。

5. 囊性、坏死性、血管性、有钙化被膜或硬化性病变或肿瘤。

6. 缺乏操作及诊断经验。

WHO 在甲状腺肿瘤分类及诊断标准中指出,FNAC 对甲状腺癌的诊断敏感性在 70%~96% 之间,特异性在 72%~100% 之间,假阴性率在 1%~11% 不等,假阳性率在 0~7% 不等。所以,甲状腺 FNAC 检查中与临床医师的协调极为重要,一方面细胞病理学医师必须密切结合相关临床、实验室材料,不能确认或疑似病例应尽可能予以描述镜下所见或提示性诊断,并提出建议或解释结果;另一方面临床医师应尽可能提供详细的临床信息,必要时参与病例讨论,在对 FNAC 确认而临床极不符合的病例及时沟通也非常关键,同时需要临床医师配合做好对 FNAC 的假阴性、假阳性患者的解释工作。

近十几年有关甲状腺结节的 FNAC 检查规范或指南层出不穷,如 1996 年细胞病理学会(The Papanicolaou Society of Cytopathology,PSCO),2006 年美国临床内分泌学家协会(American Association of Clinical Endocrinologists,AACE),2007 年英国甲状腺协会(British Thyroid Association,BTA)均发布了指南,其内容均包含对甲状腺 FNAC 标本的满意度评价、分层诊断系统及推荐的 FNAC 后处理方法,但内容存在差异,甚至矛盾,大多缺少高质量的随机对照试验,为此 2007 年 10 月,美国国立癌症研究所(National Cancer Institute,NCI)在马里兰州的 Bethesda 讨论通过了新的甲状腺 FNAC 检查甲状腺细胞病理学的 Bethesda 系统(The Bethesda System for Reporting Thyroid Cytopathology,BSRTC)指南,旨在加强甲状腺 FNAC 相关的多学科间信息沟通及教育培训,2015-2016 年间 NCI 又对 2007 版 BSRTC 后的文献进行了回顾讨论,并在 2016 年的国际横滨细胞会议上做了专题讨论,于 2017 年推出了新版的甲状腺病变细胞学检查 BSRTC 报告方式,目前已经获得 ATA/NCCN 等机构的联合推荐。

二、甲状腺细针吸取细胞病理学检查的适应证、禁忌证及并发症

1. 适应证 一般情况下无论是触诊还是影像学发现的甲状腺结节,需确诊结节的良、恶性质以进一步决定是否外科治疗的都是进行 FNAC 的适应证,主要包括:

(1)触诊发现的结节:通常触诊发现的结节一般直径 ≥ 1cm,如果为孤立性结节则具有临床意义,可成为 FNAC 适应证,如为多发结节,则应在超声评估后决定是否穿刺及穿刺哪个结节。

(2)影像学检查发现的结节:众所周知,高频彩色多普勒超声检查已成为各种甲状腺疾病的首选影像检查方法。以下超声征象提示甲状腺癌的可能性大,是筛选需要施行 FNAC 的甲状腺结节的标准:

1)实性低回声或囊实性结节中的实性成分为低回声的结节。

2)同时具有以下 1 项或多项超声特征:①边缘不规则(浸润性、小分叶或毛刺);②微钙化;③纵横比 >1;④边缘钙化中断,低回声突出钙化外;⑤甲状腺被膜受侵;⑥同时伴有颈部淋巴结超声影像异常,如内部出现微钙化、囊性改变、强回声团、周边血流等。

2. 超声影像引导 FNAC 的适应证条件 直径 >1cm 的甲状腺结节,超声检查有恶性征象者应考虑行穿刺活检;直径 ≤ 1cm 的甲状腺结节,不推荐常规行穿刺活检。但如果存在下述情况之一者,可考虑 US-FNAC:

（1）超声检查提示结节有恶性征象。

（2）伴颈部淋巴结超声影像异常。

（3）童年期有颈部放射线照射史或辐射污染接触史。

（4）有甲状腺癌家族史或甲状腺癌综合征病史。

（5）^{18}F-FDG PET 显像阳性。

（6）伴血清降钙素水平异常升高。

3. 禁忌证　通常直视下或者超声引导下的甲状腺 FNAC 属于微创性检查，不良反应或者并发症少，但在以下情况下慎用此项检查：

（1）出、凝血机制严重障碍患者。

（2）中、重度心绞痛、心肌梗死及心力衰竭、重度高血压、脑血管病变。

（3）严重哮喘、呼吸衰竭患者。

（4）精神障碍、极度紧张及重度癫痫患者。

（5）病变性质已经组织病理学确认的患者。

4. 并发症　甲状腺 FNAC 检查为微创性检查，在严格遵守操作规章的情况下并发症通常少而轻，但偶尔可出现：

（1）出血、血肿形成：由于甲状腺部位特殊，局部组织疏松，穿刺后在出血肿大时可引起压迫症状。

（2）局部疼痛。

（3）针吸部位感染、脓肿形成。

（4）一过性头痛、头昏、晕厥（晕针）。

（5）诱发癫痫发作，心绞痛等。

以上并发症多为一过性，短暂休息并相应处理后多能恢复，但也要注意尽量避免，尤其在穿刺术前掌握适应证，术后告知其注意事项，特别是对穿刺部位的压迫止血和观察。

三、甲状腺细针吸取细胞病理学检查的方法

在甲状腺细针穿刺过程中，必须严格执行操作规范和技术要求，把握好检查的方法学与质控规范十分重要，这是确保此项检查的质量及检查顺利进行的前提。

（一）术前准备

1. 操作间准备　甲状腺 FNAC 的操作间必须先进行空气消毒，并具备基本的硬件设备如诊断床、穿刺椅；照明、通风、采光条件；穿刺操作用具储藏橱柜；固定、染色等制片设备；专用的医疗垃圾存放设备；医用离心机、初检用显微镜等。

2. 术前病史了解及必要的检查　细胞病理学检查本是一门与临床医学关系非常密切的交叉性学科，在行甲状腺 FNAC 之前非常有必要详细了解患者的临床病史及相关检查资料，通常包括：患者身份信息；结节大小、位置等（详细的颈部体检）；周围淋巴结情况；既往甲减病史、桥本甲状腺炎史、抗甲状腺抗体阳性史、毒性甲状腺肿史（其间质细胞易误为异形细胞）；^{131}I 治疗及放射线照射史（可导致细胞核变化）及治疗日期；肿瘤史及甲状腺癌家族史（尤其 MTC 和 PTC）；血清 TSH 水平（低 TSH 水平，患甲状腺恶性肿瘤风险较低）；出凝血时间；详细的术前影像学检查，尤其是头颈部超声检查结果。

3. 术前告知并签署知情同意书　术前对检查的相关情况必须告知患者，并签署知情同

意书,一般来说知情同意书应该包括以下内容:细胞病理学诊断是以细胞形态学为基础的诊断项目,其结果作为临床医师确定病变性质、指导治疗方法的重要依据,有较高的临床意义;同时告知此项检查属微创性检查,具有一定的缺陷和不足;适应证与禁忌证;可能出现的并发症和预防治疗措施;检查前、后的注意事项;检查的特殊性,也就是检查的敏感性、特异性、假阳性和假阴性;患者或委托人的签字及时间;主管医师签字及时间等。

（二）针吸操作规范

严格的遵守操作规范及相关规定是保障甲状腺结节 FNAC 检查质量的重要前提,同时也是减少穿刺并发症的重要条件,对保护医患双方权益、确保医疗安全具有十分重要的意义。

1. 人员资质及准备　甲状腺的 FNAC 检查操作一般由具有执业医师资格的临床医师或细胞病理学医师完成,在进行独立操作前需进行专业培训并获得相应的资质,严重呼吸道感染或有开放性伤口的人员避免进入操作间,针吸操作医师需戴口罩帽子及无菌手套,动作轻柔,语气温和地做好相应的解释工作。

2. 穿刺方式及选择　甲状腺的 FNAC 检查可为直接徒手操作下进行和超声引导下操作两种,两者的各自特点以及适应证见表 3-1-1。

表 3-1-1　甲状腺不同 FNAC 检查方式比较

直接 FNAC	B-US 引导 FNAC
◇ 经济,省时	◇ 相对直接 FNA,价高,费时
◇ 仅适用于能触及的肿块	◇ 用于不能触及的肿块(过小,位置过深,位于甲状腺下极)
◇ 难以判断肿块确切大小,影响对进针深度的判断	
◇ 如为多发结节,难以判断何者更具肿瘤风险	◇ 可选择更具肿瘤风险的肿块进行 FNA,例如钙化区
◇ 囊性或囊实性肿块,可能仅获得细胞稀少的囊液或胶质,未能获取囊壁或实性区域,易产生不满意或假阴性结果	◇ 囊性和囊-实性肿块:有助于识别肿块的囊性性质,有助对囊壁和实性区域取材,肿块 >25% 区域为囊性者更应行 US-FNAC
◇ 难以判断肿块源自甲状腺或甲状腺周围组织	◇ 有助于判断肿块真实部位
	◇ 直接 FNAC 未获满意或明确结果者

一般而言,"细针"的标准是指针具外径 ≤ 0.9mm 的针(国内标号 ≤ 9 号,国外标号 ≥ 20Gauge),具体穿刺针规格和型号可参考两者对照表(表 3-1-2)。甲状腺 FNAC 用针多选择 22~25G,推荐使用口径为 23G 以上的针具,国内多用小于 7 号的干燥一次性无菌注射器,小口径针具可显著减少针吸操作的出血量,此外针具长度多在 3cm 以内。依个人习惯不同可以配合使用各种持针器具,如手柄及助吸装置,也可采用专用的 FNAC 针具,如国内某医院设计的一次性专用针吸针筒,也可以有选择性地使用槽式切割式针吸器具,但因为其相对成功率较低,而风险及费用较高,虽然可取得组织学样本,但大量文献指出其敏感性与特异性并不比细针穿刺更有优势,故应慎重选择;此外,还有些实验室在针吸操作时为了保证负压及吸引方便而使用各种类型的注射器手柄,但由于操作手腕

离开结节的距离加大,使得精细动作变得困难,在不需要大负压的甲状腺 FNA 中不提倡
应用手柄。

表 3-1-2　穿刺针规格和型号对照

GB/ 号	6	7	8	9	10	12	14	16	20
Gauge/G	23	22	21	20	19	18	17	16	14
外径 /mm	0.6	0.7	0.8	0.9	1.0	1.2	1.4	1.6	2.0

注：国产穿刺针以号数表示外径（GB 制），国际上以 G（Guage）表示外径

3. 操作流程　穿刺操作前的皮肤消毒是必须的,范围应超过以穿刺点为圆心的直径 5cm 的圆以上,在严格操作标准的情况下,规范的做法是消毒后铺设洞巾再做操作,但国内大部分医院也包括一些国外的病理中心在内,多在消毒后直接进行 FNAC 检查,因为 FNAC 操作被认为与皮肤或肌内注射的要求是一样的,除特殊情况外没有必要铺设洞巾。

甲状腺等体表肿块 FNAC 基本无需麻醉,现也有医师使用局部麻醉,深部和不可触及的肿块穿刺因耗时长可用麻醉。但空芯针穿刺需用麻醉,一般为局部麻醉,1% 或 2% 的利多卡因配成 0.5ml 溶液皮下注射,必须指出的是局部麻醉后可导致表皮肿胀而使肿块触诊不清。

进针部位的选择应遵循以下原则:在无超声作为引导媒介的情况下,选择最近路线垂直进入,注意避开浅表静脉及动脉搏动明显处,扁平形肿块可以采用斜线进针。在超声引导情况下,为使针道显示清晰,穿刺往往选择倾斜角度进入,利用超声影像的实时性,穿刺通路需避开大血管、气管及神经等重要组织,设计安全的进针路径。

在对甲状腺结节穿刺时常采用两种不同的负压吸取方法:一般情况下只需要少量负压持续吸取即可,通常拉动针管 1~2ml 即可,质韧的一些病变仍需较大的负压,如纤维性甲状腺炎;另外一种针吸的方法是无负压吸取,即操作时仅用穿刺针而不连接注射器,是由 Zajdela A 等在 1987 年首先提出的,通过穿刺针上下提插的虹吸作用而搜集细胞和组织碎片,此方法的优点是操作简单,动作精细,出血量少,特别适合组织较脆的甲状腺结节,因此应用逐渐广泛,缺点就是相对细胞量减少,而且不适合于囊性病变的操作。

甲状腺 FNAC 的成功与否很大程度上取决于穿刺操作的成功与否,这是整个检查的前提,所以熟练地掌握操作的技巧,积累操作经验很重要。以下的针吸操作技巧供参考:

(1)针尖进出过程中充分利用尖头处斜口切割作用是极关键的步骤,可显著增加细胞吸出量。

(2)可在切割吸取同时转动针尖,使针尖斜口"刮取"组织。

(3)通常对一个部位针吸时,针尖在结节不同方向进出 2~3 次,穿刺次数建议 <3 次。

(4)在无超声引导情况下,针吸全过程中固定肿块的左手必须清楚地掌握肿块的具体部位。

(5)尽量避免刺穿肿块而进入肿块背面的组织内。

(6)针尖吸出足量的细胞后退针前务必去除针筒内负压,通常的方法是将针头与针筒分

离一下后再接上即可。

(7)退针后分离针头、针筒，快速将针头内吸出成分推到玻片或保存液中。

(8)囊性肿块应尽量吸尽囊液(对单纯性囊肿有治疗价值，且不易复发)后再检查原结节部位，若仍有实质性占位则需再次吸取，以免遗漏病变。

(9)针吸时密切注意患者反应，询问其感受，明显有不适时暂停操作或立即退针。

(10)退针后应用无菌棉球压迫针眼，范围应达到针刺点周围3cm以上，时间应>15min，后贴无菌敷贴。

(11)针吸完毕后建议患者在穿刺室旁休息区休息半小时后方可离开，以便发生不适反应时能及时处理。

(12)穿刺次数因肿块性质而异，有现场评价者可2次，无现场评价者2~5次。

4. 制片　在针吸完成后通常直接手工制作涂片，一般做涂片3~4张，可以直接针尖推涂或推片法制作，效果良好(图3-1-1)。

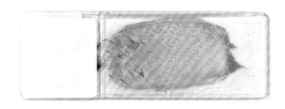

图3-1-1　直接涂片

液基薄层制片技术现在已越来越广泛地应用在细胞病理学领域，其多项优点如及时的固定、细胞结构清晰、清除红细胞等有利于FNAC的制片和诊断，但其在FNAC中的应用也存在一定争议，最大的问题在于液基制作后人为分散了细胞团，使细胞片内的残留组织学图像明显地减少，同时也使一些有诊断提示价值的间质黏液、炎症细胞及特殊结构消失而增加了诊断的难度，故我们主张液基制片技术应作为辅助技术与常规的细胞制片方法联合应用(图3-1-2)。

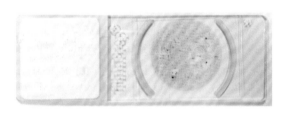

图3-1-2　液基制片

细胞蜡块(cell block，CB)制作技术目前已经被认为是最有潜力和应用前景的细胞病理学技术，CB是指通过FNAC检查后将取得的普通制片后剩余样本用生理盐水或95%酒精冲刷，将冲刷液中的全部细胞离心浓缩后处理成块状，石蜡包埋成细胞蜡块并切片、染色等再进行观察的细胞病理学技术，在某种程度上具有组织切片的特点。其显而易见的优点是最大限度保留了残存的组织结构，细胞及小组织残片相对集中，可增加诊断的依据和决心，同时由于可重复切片为进一步开展特殊染色、免疫组化及分子病理学检查等辅助检测(如甲状腺的刚果红特殊染色,免疫细胞化学 Tg、TTF-1 以及 *BRAF* 等分子病理学检查)提供了平台,此外永久地保存了样本,制片背景清晰,血细胞、炎症细胞数量减少等;存在的问题是穿刺操作要求高,需要有一定的细胞量基础,制作过程较复杂,制作成功率据我们的经验在 60%~80% 不等,故一般在满足常规涂片制作的基础上再进行 CB 制片(图 3-1-3)。

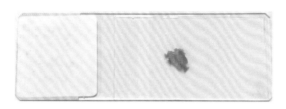

图 3-1-3　细胞蜡块切片

　　无论采用何种制片方法,取得的样本除了采用 Diff-Quick 染色外必须立即固定,推荐使用 95% 酒精或乙醚 – 乙醇液(无水酒精∶95% 酒精 1∶1 混合);普通涂片,液基薄片的固定时间通常在 15min,而细胞蜡块则需 3h 以上。

　　常规的染色方法是巴氏染色,在床边评价时通常做快速的 Diff-Quick 染色,而在国内 H-E 染色应用也十分广泛。

　　5. 标本现场快速评估(rapid on site evaluation,ROSE)　对内镜下样本(特别是 TBNA 样本)、超声引导下甲状腺结节穿刺样本等组织、细胞量较少的样本进行取样后即刻快速现场评估,是近年来发展较为迅速的实用技术,ROSE 对保准取样、制片质量,缩短检查时间具有十分重要的临床意义。

　　通常 ROSE 技术是指临床或超声医生在支气管镜下的纵隔、肺门等部位淋巴结穿刺和超声引导下的甲状腺结节穿刺后,病理科人员现场快速染色及镜下判定取样质量,从而决定是否需要再次取样,这一过程大大提高了这些检查的敏感性,近期 Gasparini 等研究结果证实:经过专业培训的肺科、超声科医生如果具备细胞病理学的基础知识,可以自己直接床头评估而避免日常诊疗过程中病理学家介入的许多困难,并能减少患者检查时的费用,提高 TBNA 等穿刺的有效率。

　　6. 甲状腺癌 FNA 的辅助检查　临床应用最广泛主要为免疫组化(immunohistochemistry,IHC)染色以及原位杂交技术(in situ hybridization,ISH),随着 CB 技术的推广,IHC 在 FNAC 中的应用日渐广泛,在甲状腺的恶性肿瘤中主要选用项目:

　　(1)髓样癌:Calcitonin、Tg、CEA、CHGA。

　　(2)未分化癌:CK、galectin-3。

　　(3)乳头状增生和滤泡型乳头状癌(PTC):galectin-3、CK19、HBME-1。

　　(4)甲状旁腺肿瘤:PTH、TTF-1。

　　7. 操作案例　超声引导下甲状腺结节 FNAC 具有安全、经济、简便、准确等特点,已逐渐成为最主要的甲状腺结节穿刺引导方式,本部分分享几例超声引导下甲状腺结节 FNAC 操作案例(图 3-1-4~ 图 3-1-9)。

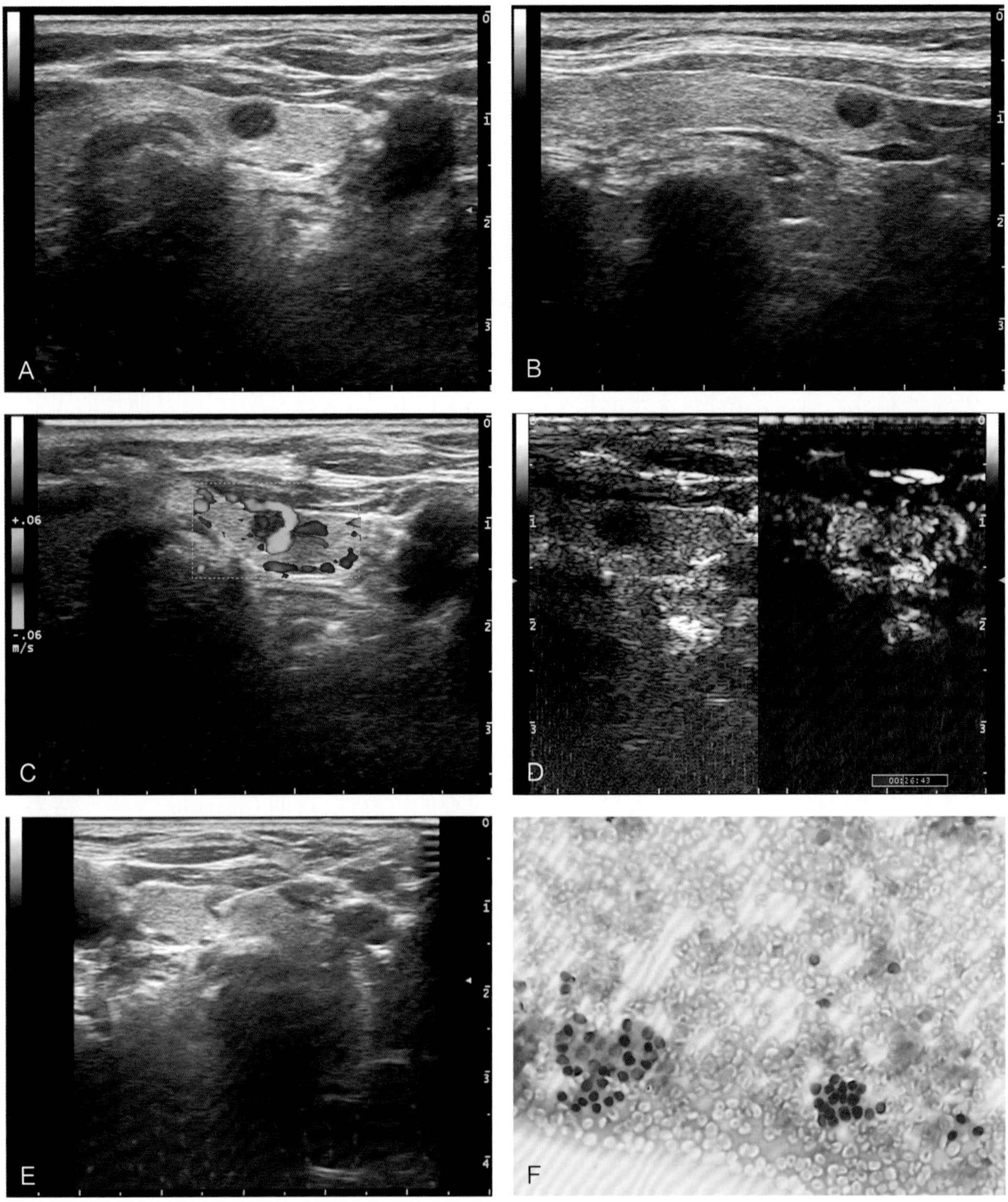

图 3-1-4 甲状腺左叶结节 FNAC

A、B. 超声扫查示甲状腺左叶低回声结节,边界清,内部回声均匀;C. 彩色多普勒血流显像扫查示:结节血供丰富,周边可见环样彩色血流信号;D. 超声造影结节呈略高增强;E. 行超声引导下单人 FNAC 操作(术者位于患者头侧);F. 穿刺后细胞病理学:甲状腺滤泡性肿瘤

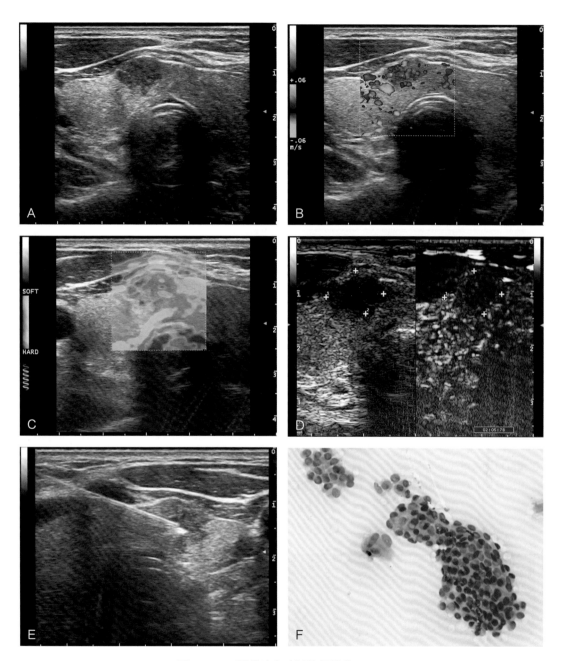

图 3-1-5　甲状腺右叶近峡部结节 FNAC

A. 超声扫查示甲状腺右叶近峡部低回声结节,形态欠规则,边界尚清,内部回声尚均匀;B. 彩色多普勒血流显像示结节内血流丰富;C. 结节超声弹性评分 3 分(5 分法);D. 超声造影结节呈低增强;E. 行超声引导下结节 FNAC;F. 穿刺后细胞病理学:乳头状甲状腺癌

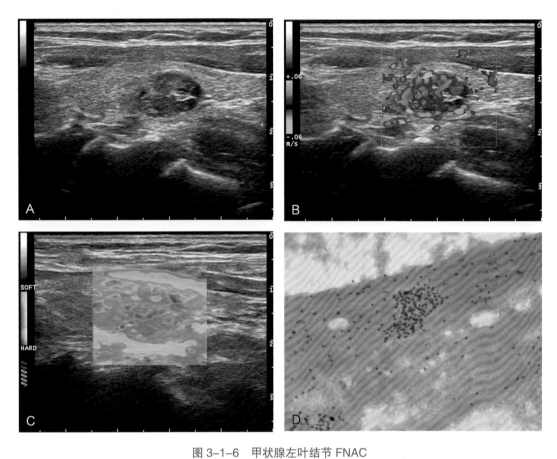

图 3-1-6　甲状腺左叶结节 FNAC

A. 超声扫查示甲状腺左叶低回声结节,内部回声不均,形态规则,边界清,结节呈水平生长;B. 彩色多普勒血流显像示结节内血供丰富;C. 结节超声弹性评分 3 分(5 分法);D. 穿刺后细胞病理学:甲状腺腺瘤

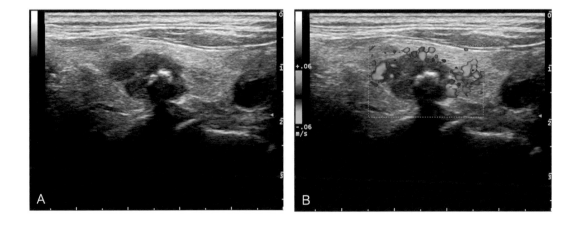

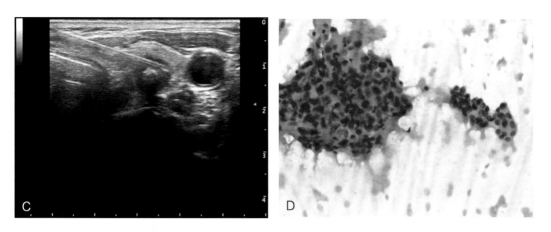

图 3-1-7　甲状腺左叶结节 FNAC

A. 超声扫查示甲状腺左叶结节呈低回声,形态不规则,内可见粗大钙化;B. 彩色多普勒血流显像示结节周边少量血流信号;C. 行超声引导下 FNAC;D. 穿刺后细胞病理学:乳头状甲状腺癌

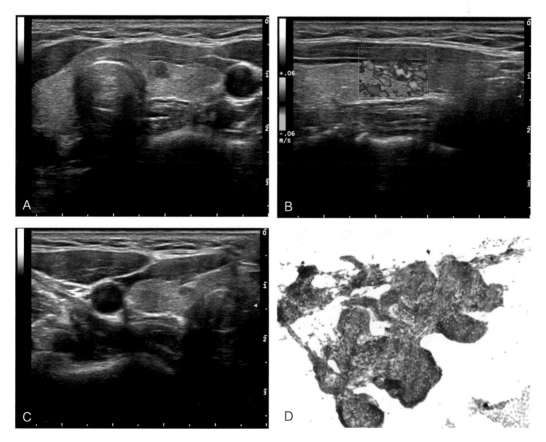

图 3-1-8　甲状腺左叶结节 FNAC

A. 超声扫查示甲状腺左叶结节呈低回声,横切面纵横比略失调;B. 彩色多普勒血流显像示结节内血供丰富;
C. 行超声引导下单人 FNAC 操作(术者位于患者头侧);D. 穿刺后细胞病理学:乳头状甲状腺癌

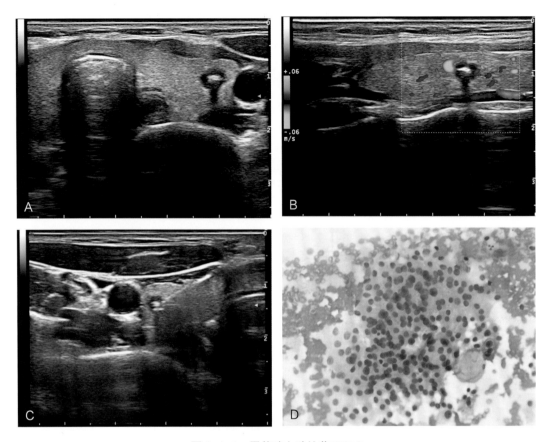

图 3-1-9 甲状腺左叶结节 FNAC

A.超声扫查示甲状腺左叶低回声结节,边界清,中央可见粗大强回声,其后伴声影;B.结节边缘可见少量血流信号;C.行超声引导下单人 FNAC 操作(术者位于患者头侧);D.穿刺后细胞病理学:考虑 C 细胞肿瘤(髓样癌)可能,手术病理为髓样癌

第二节　甲状腺空芯针穿刺术

甲状腺空芯针穿刺活检(core needle biopsy,CNB)是用具有切割作用的活检针切取甲状腺组织做组织病理学检查。1930 年 Hayes 等首先报道了采用大口径类似肝脏所用的活检针,穿入甲状腺结节内部,获取结节组织做组织学检查,获得病理诊断,是目前常用的甲状腺结节穿刺方法。

一、适应证与禁忌证

自 1977 年 Walfish 等采用超声引导甲状腺针吸细胞学检查(FNAC)评价甲状腺结节以来,甲状腺 FNAC 已广泛应用于临床,但由于穿刺针太细、细胞标本量不足、病理要求高等使其结果有一定的局限性。超声引导下空芯针穿刺(US-CNB)取出的组织较大,可满足病理组织学诊断的需要,可结合免疫组化对诸如淋巴瘤亚型等进行精确分型,作为超声及细针抽吸细胞学检查的重要补充,可有效地提高诊断的敏感度和特异度。

1. 适应证

(1) 一般适用于Ⅱ度以上的甲状腺肿和直径 >2cm 的甲状腺结节。

(2) 超声提示为恶性可疑结节,经 FNA 多次穿刺仍无法明确诊断的患者。

(3) 怀疑为甲状腺滤泡性肿瘤患者。

(4) 近期突然增大的甲状腺结节,怀疑为未分化癌或转移性肿瘤患者。

(5) 其他检查难以诊断的甲状腺弥漫性病变。

(6) 甲状腺癌切除术后,怀疑复发或颈部淋巴结肿大患者。

2. 禁忌证

(1) 有严重出血倾向者(服用抗凝药物患者需停用一周)。

(2) 甲状腺功能亢进患者,空芯针穿刺后容易引起出血,应慎重。

(3) 精神障碍或无法配合操作的患者。

二、术前准备

1. 常规检查血常规、凝血功能及术前传染病四项等。

2. 术前常规超声检查,确定结节的位置、大小、数目、与周边重要脏器的关系、血供情况等,拟定安全穿刺通道。

3. 患者或家属签署知情同意书。

4. 器械准备　超声诊断仪、18G 全自动穿刺活检针(射程 1.0~2.0cm,取材长度为 1.0~2.0cm,见图 3-2-1)、消毒液、无菌手套、标本瓶、穿刺消毒包、无菌探头套、2% 利多卡因、心电监护仪、抢救车等。

三、手术过程

1. 患者取仰卧位,肩部垫高,颈部后仰,充分暴露颈前区。

2. 常规消毒、铺巾、使用无菌探头套包裹探头,以 2% 利多卡因行局部麻醉,选择最短入路。

3. 在超声引导下将穿刺针穿入甲状腺结节包膜,迅速按压活检枪扳机,随即退针完成活检,将所取组织用 10% 甲醛溶液固定后送病理组织学检查。

4. 穿刺点局部用无菌纱布压迫 20~30min,复查无明显出血后患者方可离开。

如图 3-2-1 所示为甲状腺 CNB 常选用的 18G 全自动穿刺活检针,图 3-2-2~ 图 3-2-4 所示为穿刺病例。

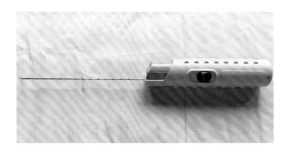

图 3-2-1　18G 全自动穿刺活检针

本图中选用的刺活检枪的取材长度为 22mm

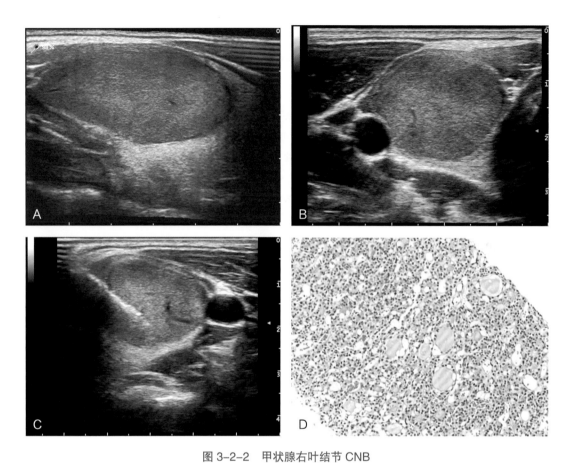

图 3-2-2　甲状腺右叶结节 CNB

A、B. 甲状腺右叶探及一中等回声结节,内部回声均匀,结节边界清晰;C. 在超声引导下,以 18G 穿刺针对结
节行 CNB;D. 穿刺后组织病理学:结节性甲状腺肿(腺瘤型)

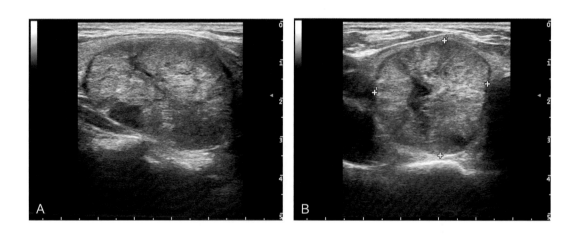

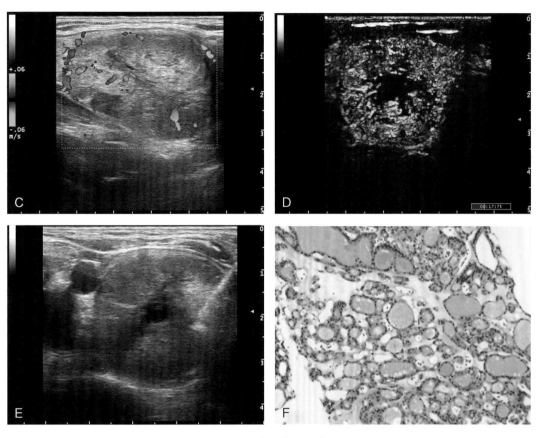

图 3-2-3　甲状腺右叶结节 CNB

A、B. 超声扫查示甲状腺右叶一不均质等回声结节,边界清晰;C. 彩色多普勒血流显像示结节周边及内部条状彩色血流信号;D. 超声造影结节呈略高增强,中央可见坏死;E. 经峡部路径对结节进行 18G 空芯针穿刺活检;F. 穿刺后组织病理学:滤泡性腺瘤

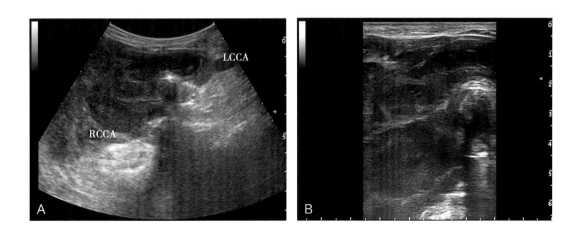

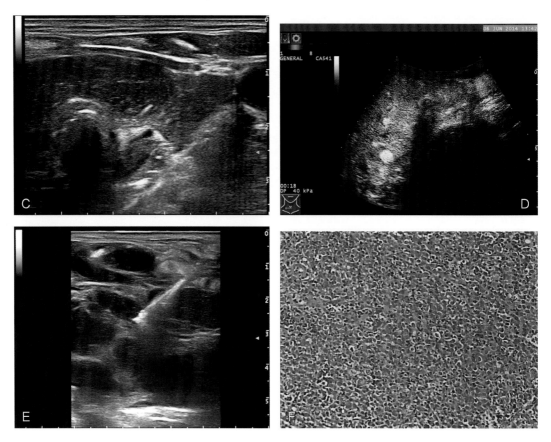

图 3-2-4 甲状腺右叶 CNB

A~C. 超声扫查示甲状腺右侧叶弥漫性肿大,内部回声减低,分布不均弥漫性略高增强;D. 超声造影提示甲状腺呈不均质强化,内未见明显灌注缺失区;E. 经峡部路径对结节进行 18G 空芯针穿刺活检;F. 穿刺后组织病理学:弥漫大 B 细胞淋巴瘤

第三节 甲状腺结节穿刺术后注意事项

1. 术后对穿刺点进行必要的压迫,细针穿刺至少 10min,空芯针穿刺至少 20min。

2. 穿刺术后需再观察 30min,对于空芯针穿刺最好超声复查甲状腺周围是否有血肿形成,无血肿形成及其他不适症状方可离去。

3. 术后 24h 内尽量避免颈部剧烈运动。

4. 回家后出现以下症状请及时就诊:手术区域出现异常肿块或持续性剧烈疼痛、手术部位发生感染或呼吸困难。

(黄品同 徐海苗 詹维伟 雷志锴 周建桥 陈丽羽)

参 考 文 献

［1］ RA Delellis，RV Lloyd，PU Heitz，et al.World Health Organization Classification Classification of Tumours：Pathology and Genetics of Tumours of Endocrine Organs.IARC Press，2004.

［2］ 刘超，姚青.实用甲状腺细针穿刺诊疗学.北京：人民卫生出版社，2013.

［3］ 雷志锴，包凌云，朱罗茜，等.甲状腺少见结节样病变高频超声诊断.医学影像学杂志，2012，22（12）：2105-2108.

［4］ Kim EK，Park CS，Chung WY，et al.New sonographic criteria for recommending fine-needle aspirstion biopsy of nonpalpable solid nodules of the thyroid.AJR Am J Roentgenol，2002，178（3）：687-691.

［5］ Ritu Nayar，David C.Wibur.The Bethesda System for Reporting Thyroid Cytopathology.New York：Springer，2017.

［6］ Ali SZ，Cibas ES.The Bethesda System for Reporting Thyroid Cytopathology.New York：Springer，2010.

［7］ Zajdela A，Zillhardt P，Voillemot N.Cytological diagnosis by fine needle sampling without aspiration.Cancer，1987，59（6）：1201-1205.

［8］ Gasparini S，Ferretti M，Secchi EB，et al.Integration of transbronchial and percutaneous approach in the diagnosis of peripheral pulmonary nodules or masses.Experience with 1，027 consecutive cases.Chest，1995，108（1）：131-137.

［9］ 刘志艳.具有乳头样核特征的非浸润性甲状腺滤泡性肿瘤及其诊断标准.中华病理学杂志，2017，46（3）：205-208.

［10］ Carcangiu ML，Zampi G，Rosai J.Poorly differentiated "insular" thyroid carcinoma.A reinterpretation of Langhans' "wuchernde Struma".Am J Surg Pathol，1984，8（9）：655-668.

［11］ Ragazzi M，Ciarrocchi A，Sancisi V，et al.Update on anaplastic thyroid carcinoma：morphological，molecular，and genetic features of the most aggressive thyroid cancer.Int J Endocrinol，2014：1-13.

［12］ Kim SW，Lee JI，Kim JW，et al.*BRAFV600E* mutation analysis in fine-needle aspiration cytology specimens for evaluation of thyroid nodule：a large series in a *BRAFV600E*-prevalent population.J Clin Endocrinol Metab.2010，95（8）：3693-3700.

［13］ Xing M，Clark D，Guan H，et al.BRAF mutation testing of thyroid fine-needle aspiration biopsy specimens for preoperative risk stratification in papillary thyroid cancer.J Clin Oncol，2009，27（18）：2977-2982.

［14］ Elisei R，Ugolini C，Viola D，et al.BRAF（V600E）mutation and outcome of patients with papillary thyroid carcinoma：a 15-year median follow-up study.J Clin Endocrinol Metab，2008，93（10）：3943-3949.

［15］ Adebowale J.Reflex BRAF Testing in Thyroid Fine-Needle Aspiration Biopsy with Equivocal and Positive，Interpretation：A Prospective Study.Thyroid，2011，7（21）：717-723.

［16］ RA Delellis，RV Lloyd，PU Heitz，et al.World Health Organization Classification Classification of Tumours：Pathology and Genetics of Tumours of Endocrine Organs.IARC Press，2004.

［17］ 戴军，方先勇.甲状腺细胞病理学图谱.北京：人民军医出版社，2012.

［18］ Gharib H，Goellner JR.Fine-needle aspiration biopsy of the thyroid：an appraisal.Ann Intern Med，1993，118（4）：282-289.

［19］ Cooper DS，Doherty GM，Haugen BR，et al.Managment guidelines for patients with thyoid nodules and differentiated thyroid cancer.Thyroid，2006，16（2）：109-142.

［20］ 韩志江，舒艳艳，雷志锴，等.高增强征象在超声、CT及二者联合诊断甲状腺良、恶性结节中的价值.中华内分泌杂志，2017，11（1）：15-19.

［21］ 楼军，韩志江，雷志锴.各种超声征象联合在乳头状甲状腺微小癌中的诊断价值.中国超声医学杂志，2014，30（12）：1077-1079.

［22］ Kim EK，Park CS，Chung WY，et al.New sonographic criteria for recommending fine-needle aspirstion biopsy of nonpalpable solid nodules of the thyroid.AJR Am J Roentgenol,2002,178(3):687-691.

[23] Trimboli P,Crescenzi A.Thyroid core needle biopsy:taking stock of the situation.Endocrine,2015,48(3):779-785.

[24] 孙臻峰,张佳,徐宏鸣,等.甲状腺微小癌的诊断与处理.山东大学耳鼻喉眼学报,2012,26(1):44-45.

第四章

甲状腺囊肿的硬化治疗

第一节　适应证与禁忌证

甲状腺囊肿是临床中非常多见的一种甲状腺病变。大多数是由于结节性甲状腺肿或甲状腺腺瘤发生退行性变、出血、或缺血坏死液化所致，绝大部分甲状腺囊肿为良性病变，恶性率为 0.5%~3%。大部分甲状腺囊肿不需处理，当囊肿增大压迫周边结构引起相应压迫症状或因美容需求时需临床干预。临床常见的处理方法有穿刺抽液、硬化、消融及外科切除，其中单纯穿刺抽液复发率较高，消融及外科手术相对技术要求较高、操作费用较贵，而穿刺抽液加硬化治疗效果确切，复发率较单纯穿刺抽液低，技术要求及费用适中，因而在临床中得到广泛开展。

一、适应证

1. 囊肿增大压迫周边结构引起相应压迫症状。
2. 因外观美容需求。

二、禁忌证

1. 有严重出血倾向，出血、凝血功能障碍（血小板 $< 50 \times 10^9/L$，凝血酶原时间 > 正常对照 3s）。
2. 对选用的聚桂醇等硬化剂过敏。
3. 患者一般状况差，体质虚弱，不能耐受固定体位者或存在严重心、肺疾病，不能配合呼吸，剧烈咳嗽等，不能配合完成穿刺或难以承受治疗过程者。
4. 复杂性囊肿怀疑恶性可能者。

第二节　操　　作

一、穿刺前准备

告知患者或其亲属甲状腺囊肿诊断、治疗目的、方法、疗效、并发症等意外情况及治疗费用,并签署手术知情同意书。

穿刺前应先了解病史(包括麻醉药品、乙醇过敏史),确定有无明确禁忌证存在。

常规进行甲状腺功能、甲状腺球蛋白(Tg)、抗甲状腺过氧化物酶抗体(TPO-Ab)、甲状腺球蛋抗体(Tg-Ab)、降钙素(PCT)、血常规、血小板、出凝血时间、心电图及一般体检项目(包括血压、心率测定)的检查。

禁食4~6h,高血压患者服用高血压药物控制血压。

精神紧张患者,应进行心理安抚,消除或缓解紧张情绪,必要时可给予适量镇静剂。

穿刺进针前嘱患者在操作期间不要咳嗽、吞咽和讲话。

测量囊肿三径并根据长(cm)×宽(cm)×厚(cm)×$\pi/6$计算囊肿体积(cm^3)。

选择合适穿刺针具,常用穿刺针有14~18G PTC针或静脉留置针。穿刺引流硬化时配合使用带软管的三通管可有利于固定穿刺针的位置,并便于抽液引流操作的进行。

选择合适硬化剂,浓度99%以上医用无水乙醇价格便宜且疗效可靠,聚桂醇刺激小作用效果持久,两者均在临床上得到广泛使用。

二、穿刺及硬化

患者取仰卧位,垫高肩部,颈部适当后仰,以暴露颈部,常规消毒铺巾,超声探头包裹无菌保护套。

超声定位后,穿刺点2%利多卡因局部皮下浸润麻醉。穿刺抽出少量囊液,分别做薄层液基细胞学检查和甲状旁腺素检测,囊液甲状旁腺素显著升高者,可诊断为甲状旁腺囊肿。若囊肿内可见少许实性结节,先对结节实性部分做细针穿刺活检,并行细胞学涂片或薄层液基细胞学检查,若细胞学病理证实为良性,方可进一步行硬化治疗。

穿刺抽液时调整穿刺针针尖方向尽量抽尽囊液,若穿刺针使用金属PTC针,由于针尖锐利,抽取囊液时应保留少许液体,避免针尖划破囊壁引起出血。

根据使用的硬化剂不同,硬化治疗过程可采取不同的方案和策略。这里我们主要介绍下无水乙醇和聚桂醇的硬化方案和策略。

1. 无水乙醇硬化 常用的无水乙醇硬化操作流程有两种:①穿刺抽尽囊液后注射无水乙醇(注射量为抽出囊液的1/5~1/3)。注射前可先注射2%利多卡因5~10ml至囊腔内再抽出,麻醉囊壁,预防或减少无水乙醇硬化带来的疼痛感。保留无水乙醇3~20min,使乙醇与囊壁充分接触。硬化完毕抽尽囊腔内乙醇,结束治疗。若为巨大囊肿时,可嘱患者隔日重复硬化治疗,加强硬化效果。②或者穿刺抽出囊液剩留0.5~1ml,清晰显示针尖。后注射无水乙醇(注射量为抽出囊液的1/5~1/3)。抽出与注入等量的囊腔内残留液体,并重复上述操作2~5次至抽出液澄清。最后抽尽囊内残余液体,治疗结束。

2. 聚桂醇硬化 穿刺抽出囊液剩留0.5~1ml,清晰显示针尖,注入聚桂醇(注射量为抽出囊液的1/5~1/3)。抽出与注入等量的囊腔内残留液体,并重复上述操作2~5次至抽出液澄清。最后囊内保留为抽出液1/10~1/3的聚桂醇,治疗结束。

当甲状腺囊肿内囊液稠厚,抽液困难或完全无法抽出时,可向囊腔内注射聚桂醇或5%碳酸氢钠溶液等其他有化解黏液效果的药物1~2ml,溶解1~2min后再抽取囊液,并在抽吸过程中不断调整针尖方向并重复上述溶解、抽吸操作至抽尽囊液。亦可在注入上述药物后1d至两周后等待黏稠囊液进一步化解后再行抽液及硬化治疗。

三、穿刺后处理及随访

局部再次消毒,贴上无菌敷料;可用手加压针眼处 10min,30min 后超声观察穿刺治疗的囊肿有无再次增大、囊内或周边腔隙内有无出血征象,如无上述情况可予以离院。

术后及时记录治疗过程。

术后 1 个月、3 个月、6 个月、12 个月行超声随访,测量甲状腺囊肿大小变化。囊腔体积缩小 <50% 定义为无效,缩小 ≥ 50% 为有效,缩小 ≥ 90% 以上为治愈。若治疗后 3 个月囊肿较手术前增大或无缩小,则行第 2 次硬化治疗。

四、临床价值总结

对于良性甲状腺囊肿,超声引导下的无水乙醇、聚桂醇等硬化治疗有良好的治疗效果,副作用极少、微创、精准,同时操作相对简单,费用低,在临床中得到广泛的认可和应用。尤其对于囊液引流通畅、囊内无分隔的单纯性囊肿治疗效果最佳,复发率低。而对于囊肿周围血流丰富、内部实性比例大或伴囊内多发分隔的囊肿,操作过程中易出血或治疗后复发因而需要多次治疗的概率较大,此类囊肿亦可采用抽液后热消融治疗或直接外科手术治疗。

第三节　并发症与术中不良反应处理

1. 出血　出血主要发生在甲状腺实质内、甲状腺被膜周围间隙内、胸锁乳突肌内三个主要部位。为防止出血,应严格进行凝血功能检测并遵守相关抗凝药物(阿司匹林、波利维、丹参、红景天等)停用规定,不合格者不可实施囊性结节硬化治疗。穿刺抽液时有少量出血者可注入无水乙醇硬化止血,大量出血时可注入止血凝胶止血并压迫穿刺部位。如发生较为明显的出血,则应迅速使用 CDFI 探明出血点,迅速使用微波消融针或射频消融针对出血点进行大功率止血。

2. 发热　部分在囊腔保留硬化剂的患者在术后一周内可出现发热等症状,一般考虑为硬化剂引起的无菌性炎症反应,不需要处理,体温超过 38.5℃时,可给予对症处理,如物理降温。如患者体温持续 3d 超过 38.5℃且无下降趋势时,应注意是否存在感染。

3. 利多卡因中毒反应　利多卡因具有蓄积效应,可发生毒性反应。通常利多卡因总量应控制在 30ml 以内。利多卡因中毒后患者出现流泪、胸闷、呼吸困难、四肢厥冷、反应能力降低、恶心呕吐等现象。无特效解药,只需加快输液稀释,促进分解代谢,保持呼吸道通畅,予以吸氧等。

4. 迷走神经反射　部分患者因高度紧张或对穿刺恐惧,在穿刺过程或治疗术后,可发生心率减慢,心律不齐,血压下降,严重者可导致死亡。一旦出现迷走神经反射,可让患者平卧位,吸氧,给予阿托品或山莨菪碱治疗。

注入无水乙醇等硬化剂时,超声监测下针尖须清晰显示位于囊腔内。如不能确认针尖位置时,可在超声监测下注入少量生理盐水,有助于显示针尖。

如囊肿内成分复杂或硬化后多次复发,可建议消融或手术处理。

103

第四节 典 型 病 例

1. 案例一 患者,女性,46 岁,自述发现甲状腺结节两年余,近期发现颈部肿大明显,超声检查示左侧甲状腺囊性结节,大小约 4.0cm×1.4cm×2.6cm,边界清,要求行甲状腺囊肿穿刺抽液硬化治疗。操作过程如图 4-4-1 所示。

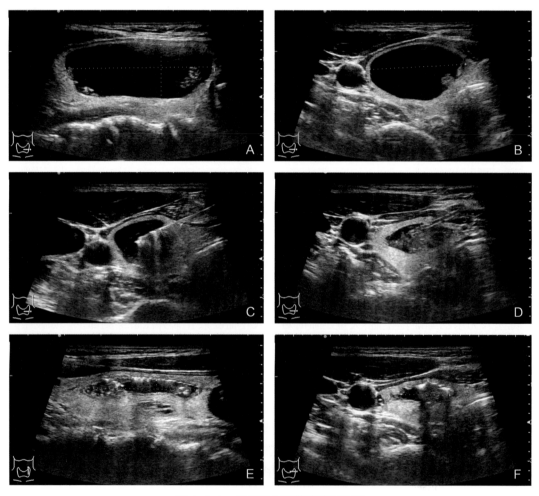

图 4-4-1 甲状腺左叶囊肿硬化治疗

A、B. 左侧甲状腺内可见一囊肿,内基本呈囊性,测量囊肿三径,根据长(cm)× 宽(cm)× 厚(cm)×π/6 计算囊肿体积约 7.6cm³ ;C. 穿刺针穿刺进入甲状腺囊肿腔内并抽吸囊液,同一切面囊腔较 B 图中变小;D. 抽尽囊液后注入硬化剂聚桂醇(注入量为抽出量的 1/5~1/3),硬化剂在囊腔内可呈现絮状回声;E、F. 多次硬化剂冲洗后抽出囊腔内残余液体,并保留少量聚桂醇为抽出液的 1/10~1/3,囊壁塌陷囊腔较前明显缩小。测量囊肿三径 3.0cm×0.4cm×1.3cm,体积约 0.7ml

2. 案例二　患者,男性,54 岁,自述发现甲状腺结节 1 年余,近期发现颈部肿大明显,超声检查示右侧甲状腺囊性为主囊实性结节,大小约 3.9cm×3.0cm×2.3cm,边界清,要求行甲状腺囊实性结节穿刺抽液硬化治疗。操作过程如图 4-4-2 所示。

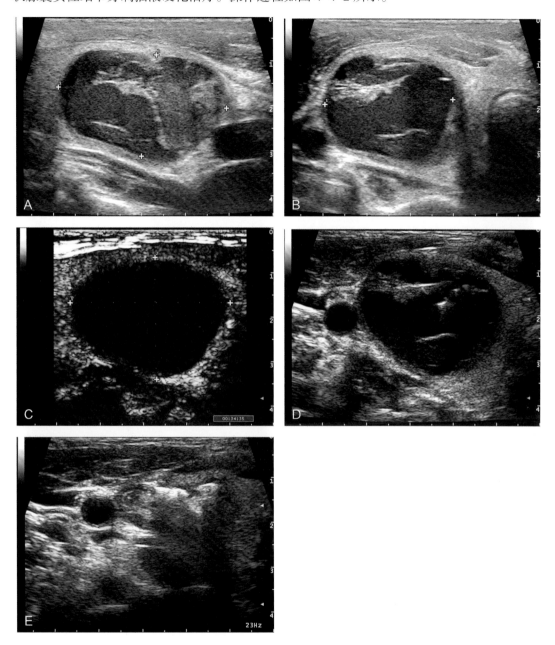

图 4-4-2　甲状腺右叶囊性为主混合性肿块硬化治疗

A、B. 甲状腺右侧叶内见一囊性为主囊实性结节,大小约 3.9cm×3.0cm×2.3cm,边界清;C. 甲状腺右侧叶囊实性结节行超声造影后,囊腔内实性部分无增强,囊壁光整,故考虑为结节出血后改变;D、E. 抽净囊液后注入 2% 利多卡因 5ml 后抽出,再注入无水乙醇反复多次冲洗,后抽出,术后囊肿明显缩小

3. 案例三　患者,女性,47 岁,自述发现甲状腺结节 3 年余,近期发现颈部肿大明显,超声检查示左侧甲状腺囊性结节,大小约 5.2cm×3.4cm×2.4cm,边界清,要求行甲状腺囊肿穿刺抽液硬化治疗。操作过程如图 4-4-3 所示。

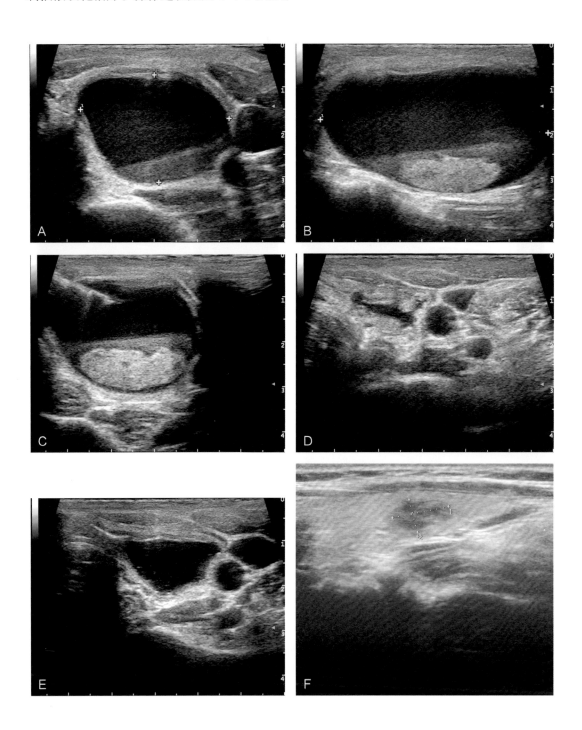

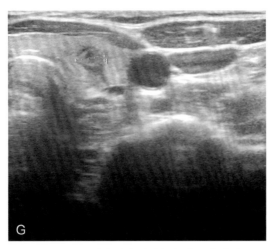

图 4-4-3　甲状腺左叶囊性结节硬化治疗

A、B. 甲状腺左叶内见一囊性为主囊实性结节,大小约 5.2cm×3.4cm×2.4cm,边界清,内回声不均,结节底部可见高回声团沉积,可随体位改变移动;C. 穿刺针穿刺进入甲状腺左叶抽出陈旧血性液体 25ml;D. 用生理盐水反复冲洗后将底部血块溶解后抽出;E. 注入聚桂醇原液 10ml 冲洗,后保留 8ml 在腔内;F、G. 左侧甲状腺囊性结节硬化治疗后 9 个月,病灶明显缩小,大小约 1.1cm×0.6cm×0.6cm,边界清

（蒋天安　赵齐羽　于 杰　郑元义　王立平　毛建强）

参 考 文 献

［1］王泽,土继政,薛源,等.超声引导下聚桂醇硬化治疗甲状腺囊性病变的应用价值.中国药物与临床,
　　2018,18(10):1711-1712.
［2］何雪花,梁元碧,吴永碧,等.超声引导下甲状腺囊肿无水酒精注射疗效观察.临床医药文献电子杂志,
　　2018,5(72):10-11.
［3］陈英银,刘锐洪.超声介入聚桂醇硬化治疗甲状腺囊肿的疗效评价.实用医学影像杂志,2017,18(6):
　　488-490.
［4］陈肖俊,周琦,王芳,等.超声引导下经皮穿刺聚桂醇硬化治疗甲状腺囊性和囊实性结节的前瞻性初步
　　研究.中华耳鼻咽喉头颈外科杂志,2019,54(1):33-37.
［5］李伟兰,陈彩云,劳国权,等.超声引导穿刺保留囊液换洗法治疗单纯性甲状腺囊肿.中华临床医师杂
　　志(电子版),2015,(24):4719-4721.
［6］陈志江,王龙,黄怡静,等.良性甲状腺囊肿超声引导聚桂醇硬化治疗效果及其相关因素分析.南方医
　　科大学学报,2016,36(12):1694-1699.
［7］黄家庆,魏奕娜,陈小曼,等.超声引导下甲状腺囊肿抽吸硬化治疗的应用价值.中国医药科学,2018,8
　　(5):214-216.
［8］洪运虎,王桂林,劳海燕,等.超声介入下聚桂醇硬化治疗单纯性甲状腺囊肿.医药前沿,2017,7(25):
　　11-12.
［9］陈志江,王龙,黄怡静,等.良性甲状腺囊肿超声引导聚桂醇硬化治疗效果及其相关因素分析.南方医
　　科大学学报,2016(12):1694-1699.
［10］朱贤胜,程琦,王莎莎,等.黏稠性甲状腺囊肿两步法无水乙醇硬化治疗研究.中国超声医学杂志,
　　2015(12):1064-1066.
［11］吴玉梅,王慧娟,王栋,等.超声导引无水乙醇硬化治疗甲状腺囊肿疗效观察.临床和实验医学杂志,
　　2012,(03):182-183+185.

［12］ Iñiguez-Ariza NM,Lee RA,Singh-Ospina NM,et al.Ethanol Ablation for the Treatment of Cystic and Predominantly Cystic Thyroid Nodules.Mayo Clin Proc.2018,93(8):1009-1017.

［13］ Papini E,Gugliemi R,Pacella CM.Laser,radiofrequency,and ethanol ablation for the management of thyroid nodules.Curr Opin Endocrinol Diabetes Obes.2016,23(5):400-406.

［14］ Kim DW.Usefulness of two-stage ethanol ablation in the treatment of benign predominantly cystic thyroid nodules.Endocr Pract.2014,20(6):548-555.

［15］ In HS,Kim DW,Choo HJ,et al.Ethanol ablation of benign thyroid cysts and predominantly cystic thyroid nodules:factors that predict outcome.Endocrine.2014,46(1):107-113.

［16］ Sung JY,Baek JH,Kim KS,et al.Single-session treatment of benign cystic thyroid nodules with ethanol versus radiofrequency ablation:a prospective randomized study.Radiology.2013,269(1):293-300.

［17］ Park HS,Baek JH,Choi YJ,et al.Innovative Techniques for Image-Guided Ablation of Benign Thyroid Nodules:Combined Ethanol and Radiofrequency Ablation.Korean J Radiol.2017,18(3):461-469.

［18］ Park NH,Kim DW,Park HJ,et al.Thyroid cysts treated with ethanol ablation can mimic malignancy during sonographic follow-up.J Clin Ultrasound.2011,39(8):441-446.

［19］ Sung JY,Kim YS,Choi H,et al.Optimum first-line treatment technique for benign cystic thyroid nodules:ethanol ablation or radiofrequency ablation？.AJR Am J Roentgenol.2011,196(2):W210-214.

［20］ Lee JH,Kim YS,Lee D,et al.Radiofrequency ablation(RFA)of benign thyroid nodules in patients with incompletely resolved clinical problems after ethanol ablation(EA).World J Surg.2010,34(7):1488-1489.

［21］ Kanotra SP,Lateef M,Kirmani O.Non-surgical management of benign thyroid cysts:use of ultrasound-guided ethanol ablation.Postgrad Med J.2008,84(998):639-643.

［22］ Sung JY,Baek JH,Kim YS,et al.One-step ethanol ablation of viscous cystic thyroid nodules.AJR Am J Roentgenol.2008,191(6):1730-1733.

［23］ Sibbitt RR,Palmer DJ,Sibbitt WL Jr.Reciprocating procedure device for thyroid cyst aspiration and ablative sclerotherapy.J Laryngol Otol.2009,123(3):343-345.

［24］ Zhao Y,Guan X,Liu Y,et al.The efficacy of percutaneous AHI(arginine hydrochloride injection)for the treatment of recurrent thyroid cysts.Ann Endocrinol(Paris).2015,76(3):281-285.

［25］ Basu N,Dutta D,Maisnam I,et al.Percutaneous ethanol ablation in managing predominantly cystic thyroid nodules:An eastern India perspective.Indian J Endocrinol Metab.2014,18(5):662-668.

［26］ Lv G,Chen S,Li B,et al.Efficacy assessment of newly developed open-window intervention needles for the treatment of cystic thyroid nodules that cannot be aspirated.Thyroid.2014,24(6):1012-1017.

［27］ In HS,Kim DW,Choo HJ,et al.Ethanol ablation of benign thyroid cysts and predominantly cystic thyroid nodules:factors that predict outcome.Endocrine.2014,46(1):107-113.

［28］ Kim YJ,Baek JH,Ha EJ,et al.Cystic versus predominantly cystic thyroid nodules:efficacy of ethanol ablation and analysis of related factors.Eur Radiol.2012,22(7):1573-1578.

［29］ Kanotra SP,Lateef M,Kirmani O.Non-surgical management of benign thyroid cysts:use of ultrasound-guided ethanol ablation.Postgrad Med J.2008,84(998):639-643.

第五章

甲状腺肿瘤消融相关设备

第一节　影像引导设备

作为一种针对甲状腺结节开展的微创介入治疗,甲状腺热消融治疗离不开影像引导设备的辅助。在消融过程中,医护人员通过影像引导设备了解病灶消融前、消融中、消融后的情况,使消融治疗过程更加安全、精准和高效。

目前,肿瘤热消融的影像引导设备种类较多,包括 X 线、超声、CT、磁共振、PET/CT、内镜等。但甲状腺由于解剖位置浅表,且甲状腺组织对于放射源更为敏感,故对于甲状腺结节热消融的影像引导设备通常会选择超声影像设备。此外,高频超声的空间分辨力强,可达到亚毫米级别,对甲状腺等小器官内的小病灶显示能力更优;而且,超声引导下穿刺处于高度开放的空间内,操作自由度和连续性很强,一人操纵探头与穿刺针,协调性和灵活性最佳。总之,超声影像引导设备具有无放射性、实时性、简便性、经济性等优点,已成为目前国内、外甲状腺穿刺、消融的首选影像引导设备。

超声仪的工作原理是向被检人体组织发射超声,并将受人体组织作用的回波接收,检出回波某种物理参数的变化(如幅度、频率等),然后以某种方式在显示器上显示,并由记录仪记录,供医生诊断分析。超声仪最基本的结构包括超声探头、发射电路、接收电路、主控电路、标距电路、显示器和记录器等。目前甲状腺肿瘤热消融所使用的超声仪器可以为常规的大型超声诊断仪(图 5-1-1),亦可为便携式超声诊断仪(图 5-1-2)。无论使用何种超声仪器,甲状腺肿瘤热消融引导所使用的超声诊断仪需配备有中心频率宜在 10MHz 以上的高频超声探头,探头类型宜为适用浅表脏器扫查的线阵型(linear array)(图 5-1-3)。超声诊断仪除能提供清晰的二维灰阶图像外,设备须具有彩色多普勒血流显像(color doppler flow imaging,CDFI)功能,最好具有超声造影(contrast enhanced ultrasonography,CEUS)功能。

一、二维灰阶超声

二维灰阶超声图像质量是甲状腺肿瘤诊断与引导介入诊治的基础,超声波的分辨力与二维图像质量密切相关,是评判超声诊断设备性能的主要参数及重要指标。分辨力分为基本分辨力和图像分辨力。基本分辨力指标在超声检查时,显示屏上能将间距最小的两个

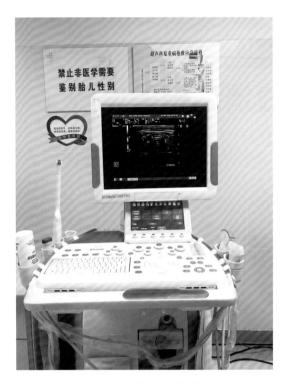

图 5-1-1 常规大型超声仪

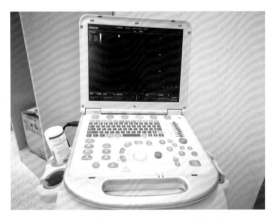

图 5-1-2 便携式超声诊断仪

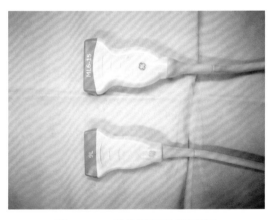

图 5-1-3 线阵型高频超声探头

小点分开的能力。分辨力又分为轴向分辨力、侧向分辨力及横向分辨力。轴向分辨力是指沿声束轴线方向的分辨力,主要与超声的波长有关,通常声波频率越高,波长越短,轴向分辨力越好。侧向分辨力是指在与声束轴线垂直的平面上,在探头长轴方向上的分辨力。声束越细,侧向分辨力越好。横向分辨力是指在与声束轴线的垂直的平面上,在探头短轴方向的分辨力。横向分辨力越好,图像上反映组织的切面情况越真实。图像分辨力指构成整幅图像的目标分辨力,与储存器中的像素有关,单位面积内的像素越多,图像就越清晰。评估超声仪器图像分辨力有三个要点:①细微分辨力与探头阵元数及放大器通道数密切相关。阵元数及通道数越多,细微分辨力越高。②对比分辨力与设备的放大器动态范围及灰阶数有关。对比分辨力愈高,愈能分辨出声像图中声阻抗差别小的病灶,消融时更利于显示纤细的消融针具。③图像的均匀度与声束发射聚焦、接收聚焦及深度增益补偿(depth gain compensation,DGC)有关,亦与发射声束的波瓣有关。

超声在人体中传播时,超声能量不断衰减,衰减到一定程度时,不能产生可被接受的反射。能产生有效反射回声的传播距离,就是穿透力,穿透力主要与超声频率有关,超声波的频率越高,分辨力越高,在体中的衰减力越大,穿透深度越低;反之,频率越低,分辨力越差,在人体中的衰减越少,穿透深度越深。甲状腺是位于人体浅表的脏器,通常选用高频率超声既能提供高分辨力图像亦能满足显示深度,若甲状腺肿瘤过大需要增加探测深度时,部分超声设备探头支持变频,此时可适当降低超声频率增加声波穿透深度。

超声图像的时间分辨力以帧频(frame rate)表现,帧频是指每秒放映或显示图像的数量,超声探测深度、CDFI、聚焦数等都可以影响超声仪的帧频。为保证甲状腺肿瘤消融时超声图像的实时性,引导甲状腺热消融时,超声仪器提供的图像帧频至少不低于16f/s,过低的帧频会影响穿刺引导的实时性感觉,降低穿刺操作过程的可控性和安全性。

部分容积效应:又称切片厚度伪像。因声束宽度引起,也就是超声断层图的切片厚度较宽,把邻近靶区结构的回声一并显示在声像图上,它是声束宽度引起的周围组织重叠的伪像。超声探头声束过宽,会导致部分容积效应过于明显,特别是穿刺小目标时,造成针道真实位置的显示不准确,会对消融的精确性及安全性造成潜在影响。

总之,超声引导下甲状腺肿瘤热消融对二维灰阶超声图像最为依赖,能否提供清晰真实、足够帧频、合适的声宽二维灰阶图像是判断超声引导设备是否合适的重要参考指标。

二、彩色多普勒血流显像

彩色多普勒血流显像(color doppler flow imaging,CDFI)是在二维超声的基础上,用彩色图像实时显示血流的方向和相对速度的超声诊断技术。血流与组织运动相比,血流流速较高但回声较低,而活动组织的运动速度低但回声强度高,因此采用滤波分离技术分离两种信号,即滤去低频大幅的组织运动信号,而仅获取高频低幅的血流流动信号。彩色血流图中,通常用红黄色谱代表朝向探头的血流方向,并且红色表示低流速,愈往黄色,流速愈高,最高流速为白色(代表屏幕显示色);蓝绿色谱代表背离超声探头的血流方向,以蓝色代表另一方向的低流速,愈往绿色,流速愈高,最高流速为白色(代表屏幕显示色)。在超声引导下穿刺介入时,可以通过CDFI功能快速识别血管结构避免穿刺时误穿刺血管;另外,可以快速地对消融肿瘤的血供作出大体判断,初步了解肿瘤的消融前血供是否丰富以及消融前、后肿瘤血供的变化情况。

三、超声造影

超声造影又称对比增强超声(contrast enhanced ultrasonography,CEUS),是近十年来发展起来的一种全新的超声检查技术,其出现使得超声检查产生了革命性的变革,因此被誉为继二维超声、多普勒和彩色血流成像之后的第三次革命。通过静脉注射超声造影剂后,能够大大增强超声对组织血流灌注的探测能力,正常及病变组织的细微血管结构能够被清晰反映和观察,从而提供重要的诊断信息。超声造影技术的发展将医学超声带入微循环系统诊断及疾病治疗的新阶段。由于超声造影检查具有简便、高效、安全、实时的特点,目前已经普遍应用于临床并发挥重要作用。在肿瘤消融手术治疗的过程中,术前超声造影可以用于诊断病情、了解病灶基本情况;术中可以提高一些隐匿性病灶的显示率,避免盲目穿刺从而保证了消融的精确性,另外术中还可评定肿瘤消融是否完全,为是否终止消融或补充消融提供依据;而术后的超声造影则能用于评估手术疗效和病灶灭活情况。作为贯穿消融手术前、中、后的重要影像技术,超声造影的作用不言而喻。超声仪器是否带有浅表器官超声造影功能对甲状腺消融具有重要的作用,是评价消融设备是否适合行引导甲状腺消融的重要参考指标。

四、超声弹性成像

超声弹性成像(ultrasonia elastography),也被称为应变成像技术,是一种体外测定组织机械特性的超声检查方法。弹性成像的概念于1991年被Ophir等人首次提出,发展至今已被广泛应用于乳腺结节、甲状腺结节、淋巴结、前列腺肿瘤的诊断;肝脏纤维化评估;皮肤肿瘤的检查等。超声弹性成像的基本原理为根据不同靶组织的弹性系数不同,在外力或交变震动后其应变的不同,收集靶组织在某时间段内的各个片段信号,通过主机处理,再以黑白、伪彩或者彩色编码的方式显示,最终通过对弹性图像的判读诊断靶组织的良恶性质或者组织的特性。超声弹性成像通过量化组织硬度来判断肿块的良恶性,术前可以辅助诊断甲状腺肿瘤性质,肿瘤消融后硬度往往明显增加,通过超声弹性成像方法能识别病灶消融后坏死组织周围未消融组织的差异,可以快速、无创、间接反映热消融后甲状腺组织的消融坏死范围。超声弹性成像功能对甲状腺热消融过程具有一定的使用价值。

第二节 消融设备及原理

甲状腺结节热消融治疗是借助影像技术引导对甲状腺开展的微创介入治疗,主要包括射频消融、微波消融及激光消融。局部热消融治疗是肿瘤微创介入治疗的翘楚,以其损伤微小、治疗便捷、恢复迅速、并发症少及可重复治疗等优势而日渐受到医患的关注,在临床的诊疗中日益发挥出重要的作用,必将引领着未来医学发展之路。本章主要针对目前应用于甲状腺肿瘤的热消融设备及其消融技术与原理做一般性介绍。

一、射频消融设备

(一)射频消融的原理及技术发展

1. 射频消融的原理 射频消融(radiofrequency ablation,RFA)是通过射频电极发出375~500kHz的频率波,引起组织内离子产生振荡并摩擦产热向外传递,使组织凝固坏死的一种微创治疗。射频消融在影像引导下将射频电极插入靶组织,来自射频发生器的电流通过非绝缘的电极头端传入组织,再经组织间自然通路流向弥散电极(负极板),由此形成完整的电流环路。射频电极产生的阻尼热(抵抗热或电阻热,resistance heat)发生于电流环路中阻抗较高的区域,即电极针与组织接触区域,表现为电极周围组织内离子剧烈振荡摩擦产热后,以热传导形式向四周扩散,因而射频消融的热量来源于电极周围组织而非电极本身(图5-2-1)。

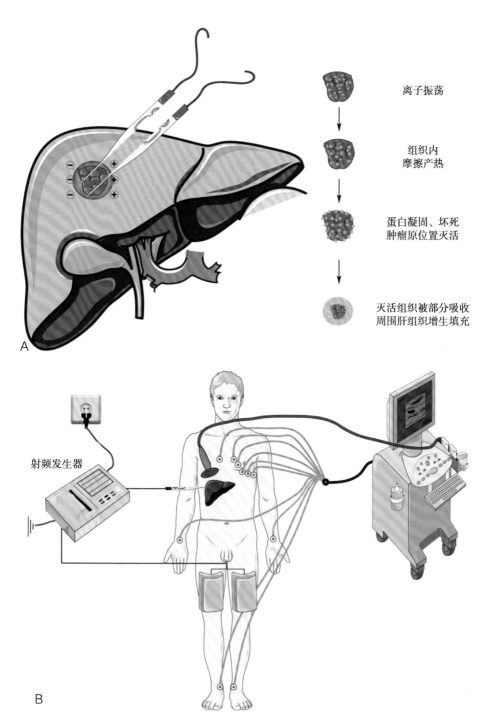

离子振荡

组织内
摩擦产热

蛋白凝固、坏死
肿瘤原位置灭活

灭活组织被部分吸收
周围肝组织增生填充

A

射频发生器

B

图 5-2-1 射频消融治疗的原理及模式图
A. 射频消融治疗的原理;B. 射频消融治疗的闭合回路模式图

2. 射频消融的技术发展史 1900 年,克罗地亚科学家 Nikola Tesla 首次认识到射频电流能够导致生物组织产热。20 世纪早期,物理学家 Bovie(1882 - 1958 年)和外科医生 Harvey Cushing(1869 - 1939 年)联合研制成功了第一台射频发生器,同时 Bovie 还首次制订了射频治疗的基本原则。射频消融最早应用于神经外科肿瘤或功能性疾患以及心脏异常传导通路的治疗,1908 年美国医生 Beer 经尿道射频消融治疗膀胱癌取得理想疗效,成为射频消融治疗肿瘤的开端。1976 年,Leveen 采用射频治疗肺癌、肠癌、肾癌等深部肿瘤取得成功。20 世纪 80 年代中期,日本学者采用单电极射频消融治疗肝肿瘤,但所能毁损的肿瘤最大体积仅为 1.6cm^3,且疗效欠佳。1990 年 Rossi 和 McGaban 等首先提出不能手术切除的小肝癌有可能通过射频消融达到根治。1992 年 McGaban 等在猪肝上成功进行射频消融试验,在超声引导下单极电极经皮穿刺对实验动物模型进行了射频治疗,无并发症发生,但肝坏死区范围只有 1cm×2cm。Nativ 等分别在外科手术直视下和经皮穿刺实施动物肝射频消融,发现两组治疗结果没有差异,由此提出损伤区和射频能量输出及持续时间直接相关。Solbiati 等对 16 例患者的 31 处肝内转移灶进行射频治疗,12 例患者在 9 个月的时间内 CT 及 MR 图像显示肿瘤缩小或无增大,AFP 呈陡降趋势,患者存活 9~29 个月,表明射频消融作用于肿瘤造成肿瘤组织坏死是 AFP 下降的主要原因,标志着肿瘤治疗的好转。意大利人 Rossi 和 Goldberg 等应用可扩展电极射频系统治疗肝癌,带来了射频消融质的飞跃。Goldberg 等采用集束分布的 3 电极穿刺针与单电极穿刺针比较,结果发现,3 根电极集束针射频消融可获得更大的坏死范围,缩短时间而达到较大治疗范围。Livraghi 等研究发现,体外及体内射频消融治疗前组织内注射生理盐水,可提高射频治疗效果,增大凝固性坏死区。这些研究为消融治疗大肝癌奠定了基础。

近年来,由于超声(包括超声造影)、CT、MRI 等影像学技术敏感性和特异性的提高,介入操作引导技术和监测技术的进一步提高,实质性脏器肿瘤的射频消融治疗获得了突飞猛进的发展。同时,肿瘤射频消融相关研究和技术进展迅猛,比如射频发生器不断升级换代,输出功率逐渐增大,可调控的针尖温度以及阻抗的改造、保证热量产生和分布最优化的射频电极的不断推陈出新等,使单极射频消融范围从起初的不到 2cm 发展到目前的 6cm 左右,消融效果也获得了显著提升。

20 世纪 90 年代末,我国少数几家医院引入肿瘤射频消融技术并开始缓慢推广。近 10 年来,随着大量回顾性和前瞻性论文的发表,射频消融治疗肝癌的有效性和安全性逐步受到外科、内科以及影像科等肿瘤相关科室医生及患者的共同认可,尤其中国医师协会、中华医学会各种消融技术培训班的大力宣传,包括射频在内的肿瘤消融技术的传播和普及如火如荼。截至目前,射频与瘤内乙醇注射、微波、氩氦刀、不可逆电穿孔、高强度聚焦超声(high intensity focused ultrasound,HIFU)等消融技术以及血管栓塞化疗、放射性粒子植入等技术共同构成了肿瘤新的治疗模式,即局部介入性微创治疗,并逐步应用于肝脏、肺脏、骨骼、肾上腺、前列腺、肾脏、胰腺、妇科等深部实质性脏器肿瘤的有效控制。随着科技的不断发展以及人们对消融技术的进一步认识,其在肿瘤治疗中的应用必将更加广泛,前景更加光明。

Lim 等指出使用射频消融治疗无功能的良性甲状腺结节后结节体积可减少 93.4%,而复发率仅有 5%。Baek 的研究显示,自主性高功能性甲状腺肿瘤行射频消融前后对其进行核素扫描,44.4% 的患者由热结节病灶转换为冷结节或功能正常结节。Dupuy 等对 8 例复发的乳头状甲状腺癌患者行射频消融治疗,经过 6~26 个月随访后发现,有 6 例患者超声检查显示消融区血流消失,治疗部位无复发,且未发现淋巴结转移。现有的回顾性和前瞻性研究结果显示,热消融治疗甲状腺良性结节的有效性和安全性已被逐步认同,但对恶性结节的治疗价值及安全性还有待于探索,但在临床实践中热消融不规范情况还是时有发生。为此,浙江省抗癌协会甲状腺肿瘤专业委员会经多学科反复讨论最终达成的《甲状腺良性结节、微小癌及颈部转移性淋巴结热消融治疗浙江省专家共识(2015版)》,在浙江版专家共识的基础上,由中国医师协会甲状腺肿瘤消融治疗技术专家组、中国抗癌协会甲状腺癌专业委员会、中国医师协会介入医师分会超声介入专业委员会、中国医师协会介入医师分会肿瘤消融专业委员会、中国抗癌协会肿瘤介入专业委员会、中国抗癌协会肿瘤微创治疗专业委员会共同推出了《甲状腺良性结节、微小癌及颈部转移性淋巴结热消融治疗专家共识(2018版)》。相信这些规范的推出必定会对规范化的甲状腺肿瘤热消融治疗起到积极的推动作用。

(二)射频消融的设备及其特点

肿瘤射频消融电极无论形状还是性能均经历了不断改造和提升的过程。RFA存在消融范围小、难以适形消融、难以实时判断消融范围等技术难题,其中消融范围小是限制其发展和应用的最大影响因素。由于RFA产生的热量与电流密度的平方成正比,而电流密度与距电极针距离的平方成反比,即射频生热与距电极针距离的四次方成反比。因此,RFA时,随距电极针距离的增加,温度迅速下降,普通电极针只能产生较小的消融范围。

1990年,第一个离体猪肝RFA实验使用一种普通电极,射频消融灶横径局限在0.6~1.7cm之间,临床结果极不理想。为了克服射频消融范围的局限性,1994年后部分电极陆续用于临床治疗。4种不同的概念导致了5种电极的诞生。

1. 双极电极 早期应用一个平行的电极替代负极板,在平行的双电极RFA过程中,由于两个电极间存在较高且连续的电场梯度,以致双电极间的区域组织中热量弥散比较均一。在离体肝脏中,两根电极间相隔2.5cm左右,即造成"蝴蝶"状凝固区。后期将电极正负端置于同一电极前段作为裸露端,即用单针便可产生电流环路进行消融,无需贴负极板,临床操作更加简便。同时,多根双极射频电极可在不同电极之间进行排列组合。

2. 多电极(集束电极) 多电极(集束电极)将一路电流同时作用到多个电极,增大电极与周围待消融组织的接触面积,使电流密度可在覆盖区域内更为均一弥散,进一步延缓组织炭化程度,延长消融时间,增加能量沉积,扩大消融范围。同时,消融形态更符合肿瘤的生长形态。该电极将3个平行的单极冷却电极间隔5mm安装在同一根电极主杆上。3个电极同时启动,较大的接触面可使电极尖端周围产生更高的电流强度但极少发生炭化,由此带来更大的热消融灶。集束电极的最大的缺陷在于:相比单针冷循环电极,集束电极经同一个狭窄肋间或斜度较大的肋下途径经皮插入比较困难。另外,无论超声还是CT下,都较难同时显现所有3根电极,以致更容易对血管等结构造成意外损伤。

3. 灌注电极 灌注电极是电极主杆尖端带有多个小孔,通过这些小孔将等张或高张的盐水溶液以设定速度灌入待消融组织,既可降低电极针周围组织温度,减少或避免汽化和炭化,又可增加被消融组织内离子数目,提高组织导电性,增强离子振荡的能力,使射频电流更容易地向外周扩散,外周组织升温更快,提高热传导性,增加同等条件下通过热传导向外周的传热,使电极针周围组织内温度分布更为均匀。

4. 冷循环电极 冷循环电极由中空电极杆及内部闭合的环流路径构成。内腔用于输送盐水或冰水到电极尖端,外腔则将液体输送回体外,液体不进入肿瘤组织。

冷循环下电极尖端区域温度可降至25℃以下,防止了电极周围组织的瞬间炭化。Cool-

Tip 单极电极尖部装有传感器用于连续测定温度和阻抗。其单点消融产生的消融灶形态呈"纵径长、横径短"的椭球形(图 5-2-2)。

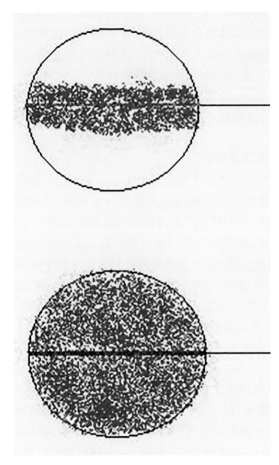

图 5-2-2　单位点消融灶示意图
上图为传统单极电极消融灶形态；下图为 Cool-Tip 单极电极的消融灶形态

5. 可扩展式电极　可扩展式电极先以类似单极电极的方式插入人体组织,到达理想位置后,子针即从中空主杆中推出并根据肿瘤直径大小展开。

可扩展式电极由 4~12 个弯曲的电极子针排列组成。张开的子针和组织间更大的接触面减少了炭化机会。由于"法拉第笼壁效应",每个电极子针的尖端都会发生热凝固,围绕每个子针形成管状凝固带并逐步融化,最终形成一个横径长、纵径短的扁球形消融灶。由于相邻电极子针间个体凝固带并不一定完全融合,可能存在漏空,因此应用该种电极时多采取同一位点旋转任意角度消融两次的方式,以最大限度减少肿瘤组织残留。

常用的可扩展式电极主要包括:

(1)圣诞树样电极:在每个子针的尖端各有一个温度传感器。该电极(图 5-2-3)可以直杆状,也可弯曲。各子针平均展开,中间有一子针向前伸出行使瘤体测温功能,消融灶接近球形(图 5-2-4)。

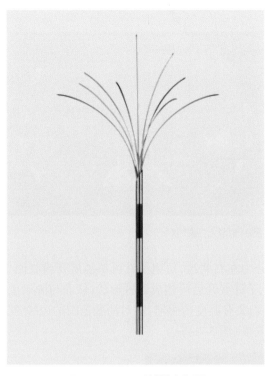

图 5-2-3 圣诞树样电极图

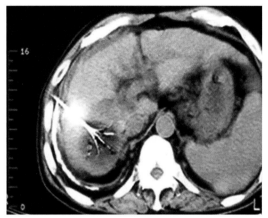

图 5-2-4 电极在肝内展开形态

（2）伞形电极：该电极尖端也有测温子针，展开直径分为 2cm、3cm 和 4cm。该伞形针产品有 8 个子针（部分产品有 10 个子针），子针为射频电流发射端。伞形子针直径越大，产生的凝固消融区域越大（图 5-2-5、图 5-2-6）。该电极的最大优点包括：①实时反馈消融中心温度；②锚状结构可以抓住肿瘤，以防偏位或脱出；③智能化控制消融时间。额定功率下，只要肿瘤组织完全坏死、阻抗达到一定程度，电极将自动断电结束一个位点消融，即使再延长消融时间或放大功率，肿瘤消融灶也不会继续扩大，由此决定了该型电极消融的精准性，在这点上单极射频或微波天线尚无法与之相比；④可以根据肿瘤具体大小张开合理外径，即使扩大消融功率、延长消融时间，其消融灶几乎不会超过外径 1cm，该特性也决定了可扩展电极的精准性。

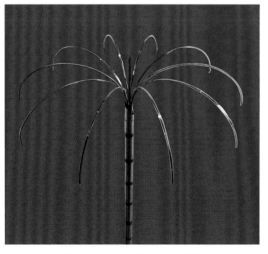

图 5-2-5 伞形电极尖端图
伞形电极尖端，中间子针为测温针

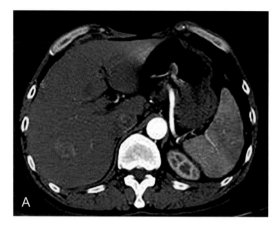
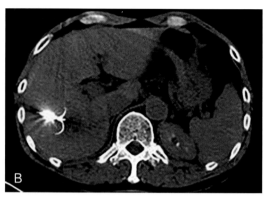

图 5-2-6 电极在肝内展开形状("锚"状)

（3）可调式适形消融电极：该电极针将子针分为左右两组，每组子针可单独展开或收回，并且各组子针展开的曲率半径可任意调节，因此子针展开后可构成各种形状，从而与肿瘤的不同形状相匹配。此外，该电极每枚子针的尖端均装有温度传感器，能对消融范围的边缘（亚病灶区）进行多点测温，便于医生实时评估消融效果（图 5-2-7）。

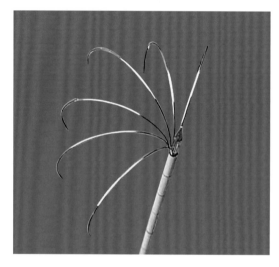

图 5-2-7 可调式适形消融电极子针可自由张开

（4）可扩展式灌注电极：可扩展式灌注电极兼具可扩展式电极和灌注电极的技术的特征，但比独立应用两种电极效果更好。体外试验中该电极可以获得 10cm 直径的消融范围，活体肝组织中也可获得较确定的 7cm 左右的消融直径，更适合大肿瘤的消融治疗。

（三）射频消融的生物学作用机制

热消融治疗主要是局部高温直接作用于肿瘤细胞，破坏了肿瘤的细胞结构（膜及细胞器等），由此诱发肿瘤细胞发生不可逆坏死或凋亡。另外还可通过影响消融后各个阶段的肿瘤微环境，间接影响肿瘤细胞的死亡、存活及复发。

1. 射频消融的生物学作用机制　射频消融对肿瘤组织产生效应涉及多种复杂机制，依赖于温度、热量持续时间以及一些局部因素（比如器官灌注、组织密度和电解液的浓度）。一般45℃并持续3~50h将发生类似程序性细胞死亡或凋亡相似的进展性细胞变性。>60℃时，蛋白发生瞬间凝固，造成细胞死亡。>100℃可引起组织内水分沸腾、蒸发直至炭化。

热能对肿瘤有着直接的细胞毒性效应并对肿瘤脉管系统有着显著的影响。主要是微血管内皮细胞的水肿和破坏、血管内血栓形成和中性粒细胞黏附到小静脉内皮细胞上。另外，射频后边缘血管的损伤可导致组织坏死；消融灶内激活的肿瘤特异性T淋巴细胞也可激发抗肿瘤免疫效应，在肿瘤的完全坏死过程中发挥重要作用。

2. 热应激肿瘤细胞直接损伤机制

(1)组织水平：射频消融产生的50~100℃的高温可造成电极附近组织的直接凝固，尤其胞质中酶蛋白。因此，射频消融后尽管细胞内酶蛋白失去了活性，但组织结构和胞质内成分依然保持完好。

高热杀灭癌细胞与肿瘤血管的生理和解剖学基础有关。肿瘤血管具备以下特点：①肿瘤血管非常丰富，但血管走行扭曲、杂乱，使得血流阻力大、流速慢；②肿瘤新生血管管壁多由单层血管内皮细胞组成，缺乏肌层和外膜，在高热和压力增高下易破裂；③肿瘤血管内皮细胞间隙大，部分管壁由肿瘤细胞组成，细胞增生易引起血管阻塞；④肿瘤新生血管具有大量窦状间隙，减缓了血液流速；⑤肿瘤新生血管神经感受器不健全，对热敏感性差。因此尽管肿瘤血管血流量低于邻近的正常组织，肿瘤越大，血流量越低。上述特征导致肿瘤组织血流缓慢，加热后升温快、散热慢。

另外，肿瘤细胞耐热性较正常组织差。由于前述肿瘤血管的解剖特异性，高热作用后，肿瘤内的温度可高于邻近正常组织5~10℃，该温度差使得局部高频热能杀灭肿瘤细胞而少损伤正常细胞。

显微镜下，肿瘤射频消融后的病灶切面由中心向外周呈现五条沿温度倾斜曲线发生的组织损伤反应带，A带：电极穿刺针道，周围高度产热造成的炭化或蒸发中心；B带和C带：中度产热造成的肿瘤或肿瘤旁组织苍白或红褐色凝固坏死带；D带：微热造成的边缘清晰的淡红色或棕色出血；E带：微热造成的外层水肿带。一般可根据组织结构和细胞成分的特征性改变确认射频消融灶的中心区（A带）和两个外层区（D带和E带）。中间凝固区（B带和C带）则组成了消融灶的主体部分。2011年，Adem等推出了热消融的"分层理论"。他把消融区域大致划分为三层：内层即肿瘤消融的核心区，表现为肿瘤组织的直接凝固性坏死；中层的肿瘤组织可不同程度受到热传导影响，出现凋亡或可逆性损伤；外层则几乎不受消融影响。

(2)细胞水平：热消融导致的肿瘤细胞直接损伤囊括了从细胞亚单位受损到多细胞损伤的多个方面，损伤程度取决于消融强度及靶组织的热敏性。有关的细胞损伤机制研究主要集中以下几方面：①细胞膜完整性受到破坏；②抑制DNA复制、RNA和蛋白质的合成；③线粒体损伤；④高尔基体的破坏，溶酶体酶类的释放以及RNA合成受破坏等；⑤肿瘤细胞自身对热应激存在特殊敏感性；⑥细胞骨架的破坏，细胞功能受损，导致肿瘤细胞死亡；⑦局部高温直接导致该区域的组织细胞凝固性坏死。

3. 间接损伤机制　间接损伤也称为延迟性损伤，主要包括肿瘤局部微环境改变、全身及局部免疫效应及热休克蛋白的延迟损伤效应等三个方面。

(1)肿瘤局部微环境改变：热消融破坏了肿瘤组织内细小血管，导致组织缺血坏死或缺血再灌注损伤。消融后坏死的肿瘤细胞或浸润的粒细胞所释放的溶酶体内容物也可对周围组织和细胞产生损害。

(2)全身及局部免疫效应:研究发现,消融灶"分层理论"的中层消融区内存在中性粒细胞、巨噬细胞、树突状细胞、自然杀伤细胞以及 B 细胞、T 细胞浸润增多现象。有趣的是,这些免疫细胞浸润情况的变化在消融外的肿瘤组织中也会同样出现,可见这是热消融引起的全身性免疫效应的激活。Sutmuller,R.P 等研究者也发现,热应激导致的细胞损伤会使细胞释放出大量胞内物质,如 RNA、DNA、热休克蛋白、尿酸、HMGB1,这些都激活了机体固有免疫,并导致获得性免疫激活。Ali MY 等研究结果也显示,热消融后促炎因子被释放,如 IL-1β、IL-6、IL-8、TNF-α 等。这些研究在侧面证明了抗肿瘤免疫的激活。

近几年有报道称,射频会引起 CD4+、CD25+、FOXP3+ 调节 T 细胞水平下降。这意味着机体对肿瘤抗原识别能力更强,获得性免疫激活(抗肿瘤的体液及细胞免疫增强)。射频后患者肿瘤特异性 T 细胞增多在 Hiroishi K 等研究者的研究中也得到了证实。经研究,消融后的肿瘤细胞碎片也会成为有效的 DC 识别的抗原。这个过程增强了 Th1 的反应性,促进了肿瘤特异性 CTLs 的产生,明显延长了患者的生存时间,减少了肺转移的发生。

(3)热休克蛋白的延迟损伤效应:热应激会诱导各种热休克蛋白(heat shock protein,HSP)产生,这也是热休克蛋白家族得名的最初原因。目前研究认为,这些蛋白在抗肿瘤的免疫作用中起到不可忽视的作用。HSP 家族蛋白有不同作用,肿瘤细胞、病毒感染的细胞以及坏死的各类细胞都会分泌热休克蛋白到细胞间隙中去,这些细胞外 HSP 参与各类免疫反应,如作为抗原伴侣分子作用于抗原呈递细胞(antigen-presenting cells,APCs)等。也有研究证实,热应激会导致肿瘤细胞分泌 HSP70 增加,而 HSP70 则反馈性地使肿瘤细胞产生各类趋化因子,如 CCL2、CCL5 以及 CXCL10 等。该区域树突状细胞以及 T 细胞会浸润增加,不仅如此,该区域对 CD 和 T 细胞的趋化作用则是通过 TLR4 信号通路完成的,这为我们临床干预热消融疗效提供了很好地靶点。

二、微波消融设备

(一)微波消融的原理及技术发展

1. 肿瘤微波消融的技术发展历程　微波消融技术在医学领域里的应用可以追溯到 20 世纪 50 年代,随着现代高科技和生物医学工程的迅猛发展,微波医疗设备不断改善,在医学研究和临床方面得到了广泛应用,肿瘤微波消融治疗(microwave ablation,MWA)可以说是微波热疗技术的范畴。普通的微波热疗技术大都采用体外辐射器或腔内辐射器,对体外或腔内病变组织的表面进行照射,而肿瘤微波消融治疗是采用针状的辐射器,称之为"微波消融天线",将微波消融天线直接插入到肿瘤组织的内部,微波能量转化为热能后作用于肿瘤组织,使之发生凝固性坏死,以达到灭活肿瘤组织的目的。1970 年后微波开始在外科领域用于止血和组织切割,1986 年日本 Tabuse 等率先开始了微波消融在肝癌治疗中的探索。自 20 世纪 90 年代后国内外肿瘤微波消融技术得到了迅速发展,真正进入到了"肿瘤消融时代"。在 1990 年前后,我国以董宝玮等为代表的医疗专家与航天二院二零七所合作开发了我国第一台微波热消融肝癌治疗系统,并在国内最先开展微波消融治疗肝癌的研究,开启了我国微波消融治疗肝癌的临床实践。1997 年美国某公司开发了微波消融产品用于乳腺癌治疗,2010 年前后国内王水等人也将微波消融用于了乳腺癌的治疗。2002 年冯威健等人又将微波消融应用于治疗肺癌,2014 年叶欣、范卫君等在国内率先制定了"热消融治疗原发性和转移性肺部肿瘤的专家共识(2014 年版)",并在 2015 年发表了 *Chinese expert consensus workshop report*:*Guidelines for thermal ablation of primary and metastatic lung tumors*,得到了国际认可。2017 年叶欣、范卫君等又修订发表了"热消融治疗原发性和转移性肺部肿瘤的专家共识(2017 年版)",并在 2018 年又在 *Journal of Cancer Research and Therapeutics* 上发表了 *Expert consensus workshop report*:*Guidelines for thermal ablation of primary and metastatic lung tumors*(*2018 edition*)。目前我国在应用微波消融治疗肝癌、肺癌等方面已达国际领先水平。现阶段该技术在我国发展迅速并逐步应用于肾癌、肾上腺肿瘤、腹膜后肿瘤以及骨肿瘤治疗等。2010 年前后章建全等开始将微波消融应用于治疗良性甲状腺结节,2012-2013 年梁萍、王淑荣等在国际上发表数篇关于微波消融治疗良性甲状腺结节的论文,目前我国在微波消融治疗甲状腺肿瘤、子宫肌瘤等良性疾病方面异军突起,在国际上处于领头羊的地位。微波消融的手术方式也由单纯的影像引导扩展到外科直视下、腹腔镜、胸腔镜下等多种外科手段相结合的方式。

2. 微波消融的原理　应用一定频率和一定强度的电磁波对生物体进行一定时间的辐射,该生物体就可以出现相应的生物学效应。但由于生物体系内部结构复杂、结构层次不同,因此电磁波辐射导致的生物体系不同结构层次上的生物学效应也不同。无论生物体产生何种生物学效应都是电磁波与被其辐射的生物体之间相互作用的结果。微波(microwave,MW)是指频率在 300MHz~300GHz 之间的电磁波,微波按其波长可分为 3 个波段:分米波、厘米波、毫米波。目前医疗上常用的是 915MHz 与 2 450MHz 微波,其波长属于分米波波段,且 2 450MHz 微波最为常用。微波具有波动性、高频性、热特性和非热性四大基本特性,其与生物体作用而产生的生物学效应主要体现为热效应和非热效应,阐明微波的生物学效应是应用微波消融最重要的基础理论之一。

(1)微波产生生物热效应的机制:人体主要是由水、碳水化合物、蛋白质和大量细胞内外液中的带电粒子等成分组成。碳水化合物分子、蛋白质分子都是极性分子,钾、钠、氯离子等为带电粒子,极性分子和带电粒子是在微波场作用下产生热效应的物质基础:①极性分子的转动可产生位移电流,同时介质的黏性引起能量消耗;②带电粒子振动可产生传导电流,同时介质电阻引起能量消耗。这两种能量消耗转化为热能,这种效应就叫做微波在生物体组织中的热效应。极性分子和带电粒子在微波场的状态、运动形式和产热方式有一定的不同,现分述如下:

1)极性分子外加电场作用下的状态:组织中的水分子、蛋白质分子等极性分子在无外电场作用时,极性分子的正、负电荷"重心"不重合,每个极性分子具有固有电矩,形成一个电偶极子,处于不规则随机运动状态(图 5-2-8)。在外电场的作用下,每个极性分子电矩都受到力矩的作用,使原来不规则随机运动的极性分子转向外电场的方向,产生取向极化,只要外电场足够强,极性分子的偶极子便沿外电场方向整齐排列(图 5-2-9)。若改变外电场的方向,极性分子也要随外电场的变化而改变方向。如果外电场是高频交变电场,极性分子也随之作高频反复的转向运动(图 5-2-10),比如外加微波频率为 915MHz 或 2 450MHz 时,则极性分子将以 $915 \times 10^6/s$ 或 $2\,450 \times 10^6/s$ 速度急速转动。极性分子激烈的振动,造成分子之间的相互碰撞、相互摩擦,将一部分动能转化为热能,使组织温度升高,此称为生物的偶极子加热。

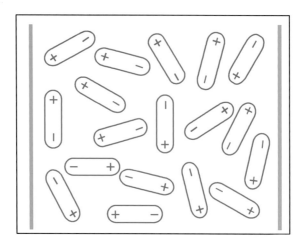

图 5-2-8 极性分子在无电场作用下的状态

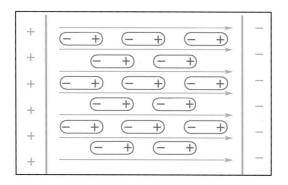

图 5-2-9 极性分子在外加电场作用下的状态

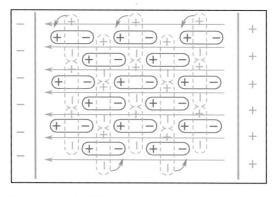

图 5-2-10 极性分子在外加交变电场作用下的状态

2)带电粒子在微波场作用下的状态:细胞内外液中的钾、钠、氯离子等带电粒子,它们在外电场作用下会受电磁力的作用而产生位移(图 5-2-11),带电粒子受到微波交变电场作用后,随微波频率而产生振动,在振动过程中与周围其他离子或分子相互碰撞而产热,称为生物体的离子加热。

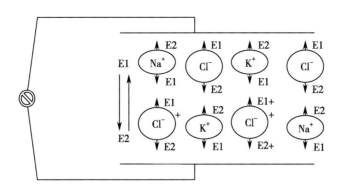

图 5-2-11 带电粒子在微波场作用下的状态

(2)微波产生生物热效应的特点

1)选择性加热:物质吸收微波的能力,主要由其介质损耗因数来决定。介质损耗因数大的物质对微波的吸收能力就强,相反,介质损耗因数小的物质吸收微波的能力也弱。由于各物质的损耗因数存在差异,微波加热就表现出选择性加热的特点。物质不同,产生的热效果也不同。水分子属极性分子,介电常数较大,其介质损耗因数也很大,对微波具有强吸收能力。而蛋白质、碳水化合物等的介电常数相对较小,其对微波的吸收能力比水小得多。因此,对于人体组织来说,组织含水量的多少对微波加热效果影响很大,如肝脏组织含水量(80%左右)比骨骼组织含水量(50% 左右)要高,肝脏组织比骨骼组织对微波的吸收能力就强。再如肝脏肿瘤组织比正常肝脏组织的含水量要高,肝脏肿瘤组织比正常肝脏组织对微波的吸收能力就强。可以将人体组织按含水量的不同分为三类:①含水量大的组织,如脑脊液、血液和其他体液;②含水量中等的组织,如肌肉、脑组织和大部分内脏组织;③含水量少的组织,如骨骼和脂肪等。还有一种情况也是选择性加热的体现:当组织内温度过高时,可以出现对微波吸收过强的现象,使局部温度急剧上升 > 150℃(尤其是近消融天线 0.3cm 内)造成"组织炭化"的情况。

2)加热迅速:常规加热如火焰、热风、电热、蒸汽等,都是利用热传导的原理将热量从被加热物外部传入内部,逐步使物体中心温度升高,称之为外部加热。要使中心部位达到所需的温度,需要一定的时间,导热性较差的物体所需的时间就更长。微波加热是使被加热物本身成为发热体,称之为内部加热,以热辐射作用为主,并辅以热传导过程作用,内外同时加热,因此能在短时间内达到加热效果。

3)加热均匀和热效率高:微波加热时,其穿透性比其他用于辐射加热的电磁波,如红外线、远红外线等波长更长,因此,具有更好的穿透性。另外,微波加热通常不受被加热物体电阻的影响,各部位能均匀渗透电磁波并产生热量,因此,达到加热均匀。在微波加热中,微波能只能被加热物体吸收而生热,而周围的物质不吸收和不消耗微波能,所以热效率极高。

4)受炭化及血流灌注影响小:射频消融的特点是产热带范围狭小、热量传导缓慢、瘤体内温度低(一般低于 100℃),同时肿瘤组织血液循环丰富,血液循环通过对流效应带走热量,这种灌注介导的组织冷却是热能丧失的主要原因。另外,当肿瘤邻近较大的血管或支气管时,血流和气流也会带走部分热量,即热沉降效应(heat sink effect)。热沉降效应是造成消融不完全的因素之一。而微波产热的特点是温度上升速度快、热量传导速度快和瘤体内温度高。这些特点可以更好地克服热沉降效应,明显提高肿瘤的热消融效率。因此对于瘤体大、邻近较大的血管和支气管的肺部肿瘤的消融,选择微波消融可以获得更高的完全消融率。

5)多针联合使用相互干扰少:在微波消融治疗的过程中,尽管在一定范围内随着功率和时间的增加,消融范围会相应增加。但是随着瘤体内水分的减少,尤其是受组织炭化的影响,热量的生成和传导都减弱直至停止。因此在临床实践中对于直径较大的肿瘤经常会采用双针甚至多针联合消融,多针消融可以明显增大消融的范围,尤其是横径,以期提高消融的完全率。多根微波消融针联合使用互不干扰,而且可以通过消融区域的互补更好地使热量完全覆盖肿瘤,达到完全消融。

6)微波消融治疗不影响心脏起搏器:对于安装心脏起搏器的患者,微波消融天线不影响起搏器电极的工作,而对于这部分患者来说,射频消融治疗则属于相对禁忌,因为射频消融一般是电流通过射频发生器、射频电极针、分散电极板和人体共同构成的闭合回路而发挥作用,在此闭合回路上的干扰或中断均会使射频消融出现故障或影响起搏器电极的工作。因此微波消融治疗是这部分患者首选的治疗方法。

7)安全无辐射:微波加热无废水、废气、废物产生、不存在"余热"现象、也无辐射遗留物存在。微波的传输是控制在金属屏蔽状态下工作,微波泄漏极少。因此,微波加热安全无辐射。

(3)影响微波在组织中产生热效应的因素

1)微波自身特性:微波对生物组织加热首先取决于:①频率,一般选用915MHz或2 450MHz,发射频率越高,偶极子来回转动及带电离子高速振荡的频率就越快,热效率就越高;②微波源的发射功率与组织的作用时间,功率越大,时间越长,热效应越强;③方向性和空间位置;④传输线的能量损耗,微波在传输线路要损失一定的能量,作用于组织上的能量实际上要小于微波源的发射能量;⑤穿透深度,微波在传播过程中被有耗介质吸收而呈指数规律衰减,表现为有限的穿透深度,微波的穿透深度与频率和组织含水量呈负相关,即频率越快,组织含水量越高,穿透深度就越小,基于微波有限的穿透深度,对深部肿瘤组织加热应采用植入式微波天线。

2)生物体组织的特性:微波对生物组织加热除了上述这五个可控因素之外,还与组织的电参数(如组织的相对介电常数 ε 和损耗角正切 tgδ 和组织含水量有关)及生物组织的导热率、质量热容和密度有关。组织温度升高还受到组织本身热传导(热传导通常有传导、辐射和对流三种形式,这里主要是传导)限制。就是说组织经微波加热升温的同时,一部分热将向周围温度低的组织传导,使被加热组织的温度降低,降低的程度取决于组织导热率和温度梯度(单位长度的温度差)。如果加热的是活体组织,温升与被加热组织的血流量、血液的比热容量、血管密度、血管直径的大小和血流的速度有关,因为血液流动将会带走能量而影响组织温升。

3)肿瘤组织的特性:正常组织与肿瘤组织的血管有着很大的差异,肿瘤的血管特点为:①结构的多样性,表现为紊乱的血管格局,微血管延长、受压;管窦宽,存在血管分布不足的区域;②血液及灌注的多样性,表现为低灌注区,动静脉短路,有时血管中断;③血管壁结构不良,表现为内皮细胞水肿,有些管壁内皮细胞层不健全,血细胞外溢,有时缺少基底层。

上述肿瘤组织的特点决定了:①多数肿瘤组织为富血管性,含水量高,微波热效应强。②与正常组织不同,肿瘤自身的微血管缺少基底膜,受快速生长的肿瘤细胞的浸润及压迫作用而出现一部分狭窄、扭曲甚至闭塞,另一部分扩张形成许多小血窦,而且肿瘤血管神经感受器不全,血管对热调节能力差,这些特点决定了肿瘤微血管的交换能力差,微波作用易产生局部高热而潴留。③肿瘤血运的特点及肿瘤细胞长期高消耗状态,使肿瘤组织常处于营养缺乏、慢性缺氧和因无氧酵解产生的乳酸所形成的低 pH 环境内,使肿瘤细胞对热疗的敏感性明显增加。④肿瘤的微循环在温度高时可有挛缩、栓塞、出血及血栓,在高温杀伤细胞中也起重要作用。另外,在肿瘤外周趋于正常的或正常血管无肿瘤血管的特点,血管对热调节能力强,易产生热沉降效应,从而影响肿瘤边缘组织的灭活,成为肿瘤复发的根源之一。⑤组织的不均匀性也会影响其升温,特别是在微波热凝固治疗过程中,随着加温过程组织的不均匀性实时改变,致使组织中微波场的结构改变。由于上述复杂因素,导致了很难用一个简单的数学表达式来表达或计算加热过程中的温度变化。

4)不同脏器的热物性参数:不同脏器有不同的热物性参数,如肝脏与骨骼在比热容量、相对介电常数、导热率和血液灌注率有明显不同。

3. 微波消融对机体免疫功能的影响　大多数学者认为经微波消融治疗后对免疫系统的作用主要表现在增强 T 淋巴细胞、NK 细胞和巨噬细胞的细胞免疫功能。微波消融治疗促进肿瘤宿主免疫反应的机制尚未阐明,目前认为主要有以下几种可能性:

(1)微波消融可使瘤细胞表面的抗原决定簇暴露:高热效应能够增加膜脂流动性,可使镶嵌在细胞膜脂质双分子层中的抗原流动性增加,抗原积聚在液体细胞膜表面,使肿瘤抗原暴露,有利于抗体和补体与抗原结合。微波消融对细胞膜等结构的机械破坏使存在于细胞质和细胞核内的肿瘤抗原暴露增加,从而改变了肿瘤组织的免疫原性,加强了机体对肿瘤组织的免疫反应。

(2)微波消融可促进肿瘤组织合成热休克蛋白:热休克蛋白(HSP)是一种高度保守性蛋白质,普遍存在于各类生物细胞,在细胞处于高温、冷缺血、微生物感染、组织创伤等“应激”情况下都可诱导产生,也称“应激蛋白”,其大小分为 HSP90、HSP70、HSP60 及 HSP32、HSP27 和泛素等低分子量 HSP 家族。HSP 能够刺激机体的单核巨噬细胞、树突状细胞、自然杀伤性细胞等固有免疫细胞活化,介导免疫细胞产生相关细胞因子和表面标志变化,参与免疫细胞的成熟分化和免疫学信号途径优化等过程。微波消融作为热疗的一种形式,同样可以刺激肿瘤细胞产生 HSP。

(3)微波消融产生的热效应可以逆转 Th1/Th2 失衡:肿瘤免疫以细胞免疫为主,T 细胞是最主要的肿瘤免疫细胞之一。T 细胞按细胞因子产生的模式和生物功能可分为两种亚群,分别称为 Th1 和 Th2。Th1/Th2 的平衡维持着机体内正常的免疫状态,而 Th1/Th2 的平衡失调(漂移)则与微生物感染、肿瘤、自身免疫病、变态反应、移植排斥反应等多种疾病有关。正常情况下机体的 Th1/Th2 类细胞因子处于平衡状态,机体的抗肿瘤作用以 Th1 介导的细胞免疫为主,一旦发生 Th1 向 Th2 漂移,造成免疫抑制状态,机体的抗肿瘤免疫将受到严重干扰使肿瘤细胞发生逃逸现象。微波消融治疗肿瘤后,可以使 Th2 向 Th1 漂移,扭转肿瘤患者 Th1/Th2 平衡失调的状态。

(4)固化瘤苗理论:微波消融的热效应能使治疗后的肿瘤组织局部细胞膜、胞质及胞核内的抗原可充分暴露和释放,这种“高抗原性”的肿瘤组织可以致敏树突状细胞,并使树突状细胞递呈抗原,刺激机体产生主动抗肿瘤免疫反应,此称为“固化瘤苗”。

(5)微波的非热效应:微波对生物体的作用,除了“热效应”外,还有“非热效应”,是指生物体在微波照射时,在不引起生物体温度明显升高的情况下所出现的生理病理反应。近年来,发现经微波照射后的细胞,在细胞、亚细胞及分子水平上产生了一系列变化,导致细胞形态发生改变、细胞膜的通透性增加、酶活性下降、分裂指数下降、DNA 合成抑制以及染色体断裂等,这些变化对机体的抗肿瘤的免疫效应是否有影响,还有待于进一步的研究。

(二)微波消融的设备及其特点

1. 微波消融治疗设备的性能要求

(1)技术特性:微波消融治疗设备必须具有基本的技术特性,方能满足临床使用要求:①设备工作条件:应满足 GB9706.1–2007 第 10 章的要求;②微波工作频率:一般用 2 450 或 915 兆赫(MHz),我国多数使用 2 450MHz,其误差不超过 ±10%;③主机微波输出功率:建议不低于 100W,误差不超过 ±30%;④定时:设备必须具有可调定时器,当到达预定工作时间后,主机停止输出微波功率,精度不超过 ±3% 或 ±2s;⑤功率调节:设备必须具有输出功率设定与控制装置,一般为 5~100W 范围;⑥测温:设备必须具有测温装置,监测热区温,精度不超过 ±0.5℃;⑦控温:设备必须具有控温装置,在达到设定温度时,停止输出微波功率;⑧微波天线与正常组织接触部分的杆温不超过 45℃。

(2)安全要求:医用电气设备的安全要求为① GB 9706.1–2007《医用电气设备第 1 部分:安全通用要求》;② GB 9706.6–2007《医用电气设备第二部分:微波治疗设备安全专用要求》。《微波热凝设备》(YY 0838–2011)作为国内微波热凝设备,包括微波消融治疗设备的开发、设计、生产及其产品质量控制的依据,保证它的安全性和有效性。

2. 微波消融治疗设备的基本组成 随着微波消融治疗技术的逐步推广和临床治疗的需求,目前已有各式各样的同类设备出现在医院的手术室里。而组成微波消融治疗设备的组成要素是相同的,其主要组成部分有微波功率源(主机)、微波传输电缆、水冷微波消融天线、水冷循环系统和微波热场的测温装置与系统等。图 5–2–12 为微波消融治疗设备的基本组成结构及其各个整件的连接逻辑框图。

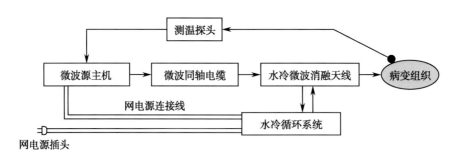

图 5–2–12 微波消融治疗系统逻辑框图

为适应肿瘤临床治疗手术的需要,对较大的肿瘤已有采用多源微波消融治疗系统的设备,即多台微波功率源和配套多根微波消融天线。

(1)微波功率源:在微波消融治疗系统中,微波功率源是提供微波能量的主体,是微波消融系统的控制中心。在医用微波技术的应用领域中,微波功率源分为两大类型,一类是磁控管微波功率源,另一类是固态微波功率源。

在治疗设备的微波功率源主机面板上,标识出设备的功能和调节治疗参量的按键,图 5-2-13 示某微波消融治疗设备主机正面面板示意图。

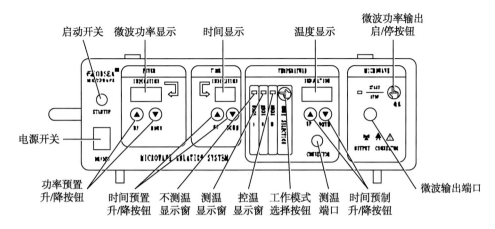

图 5-2-13　微波消融治疗设备主机正面面板示意图

1)磁控管微波功率源:目前,国内生产的医用微波器械中,磁控管微波功率源占主要部分。它的优点在于结构简单、效率高、性能可靠和适应负载变化的能力强,其中最大优点就是制作成本低。

磁控管是一个可以把电能转换为微波能的电真空器件,是微波功率源的心脏。实质上,它是一只置于恒定磁场中的高真空二极管,当管内阴极发射的电子,在相互垂直的恒定磁场和恒定电场的控制下,与高频电磁场发生相互作用,从而把在恒定电场(管内阳极高电压)中获得的能量转变成微波能量。在国内的医用微波设备中,一般是使用小功率的多腔连续波磁控管,图 5-2-14 是磁控管实物照片。

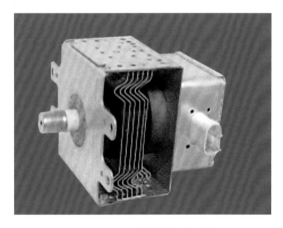

图 5-2-14　磁控管实物照片

2)固态微波功率源:随着半导体器件和集成电路组件技术的成熟和产品质量的稳定,国产的固态微波功率源已经进入国内医用微波的应用领域。它具有频谱纯度高、频率和功率稳定度高、使用寿命长等优点。在使用性能和技术指标,以及使用条件和外部使用操纵方面,固态微波功率源与磁控管微波源并无区别。在系统硬件方面,最大区别在于它以固体器件取代磁控管。在系统软件与控制方面的逻辑设计与磁控管微波功率源的软件基本相同。

（2）微波传输电缆：在微波消融治疗系统中，微波传输电缆是不可或缺的，是传输微波能量的重要整件（图5-2-15）。在微波消融治疗设备上，为了临床应用和操作便利，一般选用具有良好柔软度的半柔同轴电缆作微波系统的传输线。

1）半柔同轴电缆线的结构：半柔同轴电缆线的结构如图5-2-15所示。

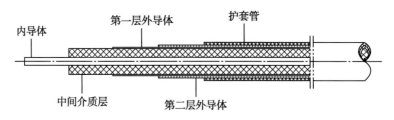

图5-2-15　半柔同轴电缆线结构示意图

半柔同轴电缆线的芯部是由多股的镀银铜丝构成内导体；中间是介质层，如微孔聚四氟乙烯等氟塑料；第一层外导体，如铝塑箔或铜塑箔；第二层外导体，如镀锡铜线编织网线或镀银铜网线构成；最外层是耐磨性好护套管，如聚氨酯等材料制成。

2）线缆组件及基本要求：在微波消融治疗设备上，一般临床手术及环境需要微波传输线长为2m左右，其外形如图5-2-16所示，它是由半柔同轴电缆的内、外导体分别与两端同轴连接器的内、外导体的进行焊接，成为快速连接的微波能传输结构组件。在组件组装、焊接等制造方面均有严格的工艺流程。

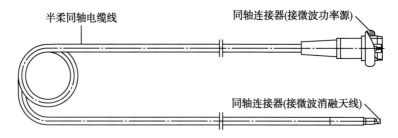

图5-2-16　微波传输线组件示意图

（3）微波消融天线

第一代微波消融天线：1994年日本学者Seki等首次报道了超声引导下经皮穿刺微波消融治疗小肝癌获得成功。当时所使用的微波电天线的外径为1.6mm，长20~30cm，内导体辐射端的长度为10mm，其消融功率60W，作用时间120s，可形成纺锤形凝固体。1996年董宝玮、于晓玲等人改进设计微波消融治疗仪及其辐射天线，改变了辐射天线芯线的材料和裸露长度，其消融功率60W，作用时间300s，可形成稳定的3.7cm×2.6cm×2.6cm大小的凝固性坏死灶。上述微波消融天线均存在明显的局限性：①辐射器在尖端，穿刺时容易损坏；②无内置天线降温装置以致杆温过高，易于烫伤皮肤；③中心炭化增加及凝固形状退化，易形成拖尾现象（图5-2-17）；④需要穿刺引导，操作不方便等。这类天线被视为第一代微波消融天线（图5-2-18）。目前已很少使用。

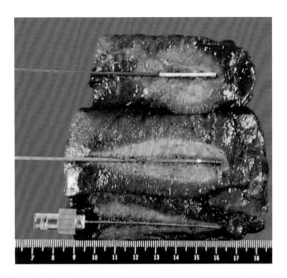

图 5-2-17　无降温装置的微波天线消融可见拖尾现象

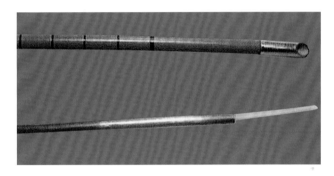

图 5-2-18　第一代微波消融天线

　　第二代微波消融天线：微波内置冷却系统是微波消融技术革新史上的重大突破。2000 年以前使用的微波天线在进行经皮微波消融治疗时,杆温最高可达 60℃,患者出现皮肤灼伤、消融形态不理想、中心易发生炭化、消融区域横轴较短等。2000 年以后内置冷却装置的出现,解决了上述问题。内置冷却系统装置可以降低微波能量转化成热量时天线的杆温,减少了皮肤烫伤及消融灶核心处的炭化,使凝固区"拖尾"现象消失,从而改善了微波的凝固坏死区域形态,更适合临床应用。这种含有内置冷却系统装置的天线被视为第二代微波消融天线(图 5-2-19),但其缺点仍然需要穿刺针引导,且不能承受较大功率输出。

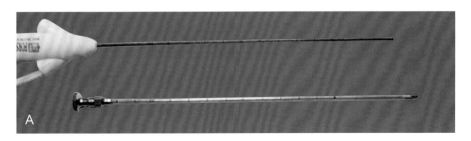

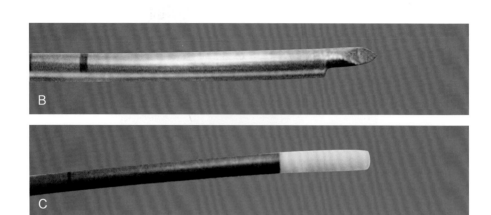

图 5-2-19　第二代微波消融天线

A.第二代微波消融天线和引导针;B.第二代微波消融天线的引导针;C.第二代微波消融天线

　　第三代微波消融天线:2003 年,微波消融天线实现了穿刺系统、辐射系统与水冷循环系统的融合,针尖由硬质材料制成,无需引导针,可直接穿刺,这种天线含有内置水冷循环系统,同样可以降低杆温,并通过不断改进,使微波消融天线设计更为合理,临床操作简便,水冷循环装置的出入水量增加,目前在临床中广泛应用,此为第三代微波消融天线(图 5-2-20~ 图 5-2-23)。第三代微波消融天线临床操作上较前两代天线明显简便,不需要引导针,且能承受较大功率输出,消融范围较前增大,凝固范围更加符合临床实际要求(图 5-2-24)。在临床应用中,按操作手柄的外形分为弯柄(L 型)和直柄(I 型)两大类型,如图 5-2-25 和图 5-2-26 所示。

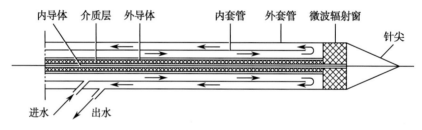

图 5-2-20　第三代微波消融天线原理示意图

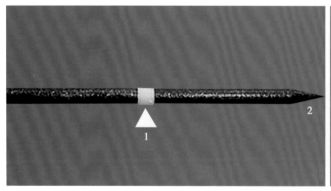

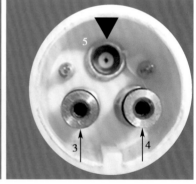

图 5-2-21　第三代微波消融天线结构

1. 微波发射窗;2.穿刺针尖;3、4.冷循环进出口;5.电缆接口

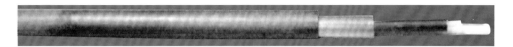

图 5-2-22　第三代微波天线实物解剖照片

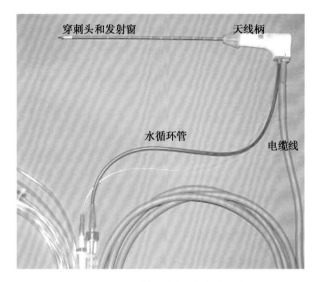

图 5-2-23　第三代微波消融天线

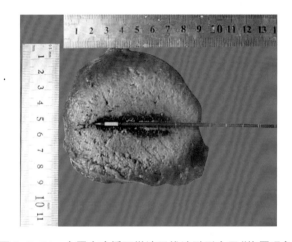

图 5-2-24　内置水冷循环微波天线消融形态无"拖尾现象"

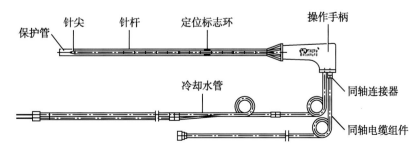

图 5-2-25　弯柄（L 型）水冷微波消融天线外形图

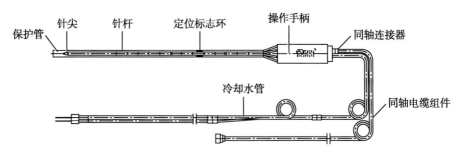

图 5-2-26 直柄(I型)水冷微波消融天线外形图

(4)水冷循环系统

1)微波天线冷却的重要性:在肿瘤微波消融治疗手术的过程中,微波天线不断向肿瘤组织辐射微波能量,其温度快速上升,一般在很短的时间内肿瘤组织的中心温度会达到100℃,甚至达到120℃以上。微波热效应范围也在不断扩大。在热传导作用下,散热条件极差的肿瘤组织的热量势必从微波天线的尖端沿针杆轴向方向蔓延,且温度逐渐升高,针杆升温过高将灼伤针道的正常组织,同时微波天线的半刚同轴电缆的升温,加剧了微波功率的反射与驻波,将降低微波功率。因此,必须采取行之有效的方式,如气冷或水冷等方式,降低微波天线本身的工作温度或迅速把大量的热量带出到体外,使微波天线始终保持正常的工作状态。国家医药行业标准规定:在消融过程中,杆温≤45℃。

2)蠕动泵及水冷循环系统:微波天线水冷循环的动力源是蠕动泵,它是利用虹吸原理设计而成的。如图5-2-27所示为蠕动泵及水冷循环原理示意图。当蠕动泵转轴上的间歇式转轮旋转时,每个自转的小压轮在进入泵头滑块的圆形滑道的弧长部分时,会将压力胶管压扁,这是因为自转小压轮的表面与泵头圆形滑道表面的间隙远小于压力管道的直径,随着蠕动泵转轮的顺时针旋转,这个"压迫点"(压力管被小压轮压扁的位置)沿着水流方向移动。对于具有足够弹性力的压力硅胶管来说,当压迫点移动过后,便立即恢复原形(直径),即在管内形成负压。于是,随着压力管内体积由小变大,即形成的负压,看似微量,然而随着间歇式转轮持续地旋转,当进水管内达到足够负压,具备了足够的真空吸力时,冷却水将从进水针孔被吸入,水开始流动,并进而达到良性循环的状态。同时移动的压迫点也在把冷却水往微波天线里推进,在冷却水路结构件的引导下,水流进入天线体内,携带大量的热,再经出水管又回到水袋中,如此循环往复,达到冷却微波天线的目的。

(5)测温技术:在微波消融治疗手术中,测量肿瘤组织的温度,是判断其治疗效果极其重要的标志。因为肿瘤组织的组成的复杂性,成分的不均匀性,肿瘤周围组织的成分的复杂性,以及个体上的差异,很难以输出微波功率的大小和工作时间的长短,来判断某一病灶组织实际吸收的微波功率及真实的升温数据。因此,测温技术是微波消融技术中一个重要的组成部分。目前,对各种影像技术、红外技术等非接触测温和热敏电阻、热电偶等接触式测温均有专门的报道。在微波消融治疗手术中,最常使用的测温方法是热电偶测温。

热电偶测温的特点是测温点直接与组织接触,具有温度响应速率高、精确可靠、误差小、分辨能力高,而且使用方便、制造成本低等。但是,由于热偶测温必须将测温探头或称之为测温针插入到组织中间,布置在预定的测温点上,所以会损伤正常组织,特别是测温针要微波消融治疗手术之前,布针在肿瘤组织的边缘,这将存在引起肿瘤细胞种植的风险。

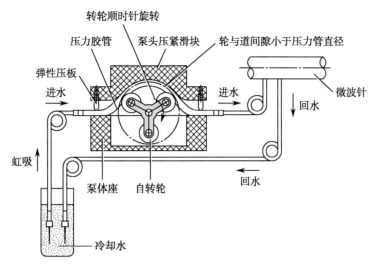

图 5-2-27 蠕动泵及水冷循环原理示意图

实质上,热电偶是一种能量转换器,它可以将热能转换为电能,再以温度数据显示出来。热电偶的工作原理是基于赛贝克(seeback)效应,即两种不同的导体两端连接成回路,如两连接端温度不同,那么在回路中将产生热电流的物理现象。热电偶就是利用这一效应来工作的。从 1988 年 1 月 1 日起,国内生产的热电偶和热电阻全部按 IEC 国际标准生产,并指定 S、B、E、K、R、J、T 七种标准化热电偶为我国统一设计型热电偶,被列入国家标准。七种标准化的热电偶,是由各自不同热电偶丝配对组合的,所以它们的测温范围也不同。在微波消融技术中的热电偶是属于非标准系列设计的。一般采用铜 – 康铜配对,以满足临床的测温范围。图 5-2-28 为热电偶原理示意图。热电偶测温,是选用铜和康铜丝作为热电偶丝。先将两端点焊接在一起,称之为热接点,即测温工作点,再将康铜的另一端与另一铜丝焊接在一起,注意两根铜丝的材质必须相同,其焊接点称之为冷接点,从而构成回路。当热接点的温度变化时,则回路中将会产生电动势,即产生热电效应,通过测温电路系统将此信号放大,再以温度数据的形式显示出来。热电偶产生的热电动势的大小,与其长度和直径无关,只与热偶工作点的温度有关,所以测温针的直径可以做得很细,如直径 ≤ 0.6mm。一般热偶测温的分辨能力可以做到 ≤ 0.2℃,测温误差小于 ±0.3℃,可以完全达到微波消融治疗技术测温的精度要求。

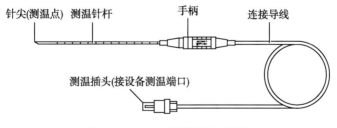

图 5-2-28 热电偶原理示意图

3. 设备使用与安全 肿瘤微波消融治疗设备属于医疗器械,其性能和技术指标必须满足使用要求,详见本节内容"微波消融治疗设备"。另外,必须强制性执行国家《医用电气设备第 1 部分:安全通用要求》和《医用电气设备第二部分:微波治疗设备安全专用要求》的规定,包括说明书的编写内容及其要求。执行《微波热凝设备》的国家医药行业标准。在使用微波治疗设备之前,使用者务必认真阅读设备说明书的每一项和每一条款的内容,必须严格按照说明规定的操作方法和要求进行使用。

(1)磁控管微波源:磁控管微波功率源的故障率很低,但是必须指出是:①对磁控管必须进行强制风冷,这是磁控管稳定工作的最基本和最首要的条件。②在微波源使用期间和停止工作之后的较短时间内,主机不能受到很大的震动,以避免磁控管的灯丝被震断。接通网电源的磁控管微波源,必须具备能够随时输出微波能量的基本功能。当磁控管阳极上一旦接通高压,阴极可立即发射(逸)出电子,磁控管方可即刻输出微波功率,因此磁控管应始终处于预热状态,灯丝上始终要有大的电流(4A 左右)流过,所以灯丝部位也需要风冷。另外,磁控管工作时,大量电子流流向阳极,磁控管的阳极被电子轰击,温度将随工作时间的延长而不断升高,虽然在磁控管管芯外设有很多散热片,但这远远不够,必须有风机进行强制冷却,否则磁控管将会因过热而损坏。在微波源的网电源通电后,灯丝始终处于通电状态,红热状态下的灯丝机械强度较低,此时遇到强烈的震动,就会有造成灯丝脆断的可能。这里需要特别说明的是,磁控管工作时处于负高压状态,即阳极电位为零伏,阴极为负高压,阳极与主机机壳等电位。所以,只要网电源接地和机壳接地状态良好,使用者不必担心电的安全问题。

(2)微波同轴线缆组件:在微波消融治疗手术中,微波同轴线缆组件是使用者现场连接的。因此当半柔同轴电缆组件的一端与主机微波功率输出端口相连,另一端与水冷微波天线插连接时,务必确保连接紧固可靠,并保证整个手术过程中处于良好接触状态。否则,①会造成微波能泄漏;②会产生相当大的驻波,造成相关组件或器件的温度较高;③影响微波能量传输,严重者会发生打火、击穿,直至元器件的损坏。

(3)微波天线的使用:启动微波功率,必须在微波天线插入到组织后,严禁空载使用,否则会造成微波泄漏。严禁将微波天线朝向人体和金属物,否则微波能将直射或被金属物反射,伤害到人体。另外,微波天线水冷却是微波天线持续处于正常工作状态的首要条件。在启动微波源输出功率之前,务必首先启动蠕动泵,并使冷却循环的水流通畅无阻后,方能启动微波源输出功率。就两者的启动顺序方面,在国产设备中,将其设计为硬件操作程序,带有网电源开关连锁,先开蠕动泵,后开微波功率输出。在临床应用中,为解决手术过程之中的精准、动态的测温和控温技术,提高微波辐射效率,以达到微波杀灭肿瘤的最佳效果,需要微波治疗系统的硬件研发和制造者以及临床医学专家和工作者的共同努力和深入探索。为满足临床治疗的不断需求,需要研制适应性更强的产品,所以在肿瘤微波消融治疗的硬件手段和软件功能上还存在着很大的拓展空间。总之,肿瘤微波消融治疗技术及其设备必将日臻成熟和完善,并逐步向智能化方向发展。

三、激光消融设备

(一)激光消融的原理及技术发展

激光消融是将近红外波段激光高能、定向的特点应用于肿瘤消融。在影像学引导下光纤头端向前发射激光,转化成热能传导至前方组织,温度瞬间可超过 100℃,期间肿瘤病灶内可伴有汽化和炭化等现象。当温度达到 60℃即可导致组织凝固性坏死,因此激光产生的热能完全可以破坏肿瘤组织。

1. 发展历史　超声引导下激光消融由 Bown 于 1983 年提出，且率先用于肝脏肿瘤、子宫肌瘤、肾脏肿瘤等疾病的治疗。从目前的文献中可以看到相对于传统外科肝叶切除手术，激光消融可以产生很好的临床效果，其严重并发症的发生率仅为 1.26%，根据 Vogl 等的研究显示对于直径 3cm 以下的结节，激光消融可以达到完全消融的效果，肿瘤残余和复发的概率均很低。Ferrari 等前瞻性对比研究激光消融与射频消融，认为两种方法 1 年、3 年、5 年生存率无显著差异。

2000 年，Pacella 等首次将激光消融应用于甲状腺结节。目前该技术已被用于良、恶性甲状腺结节的微创介入治疗。Valcavi 等对 122 例甲状腺结节患者进行激光消融，随访 3 年后超声提示结节体积平均缩小为 47.8% ± 33.1%，另外 Papini 等也采用激光消融对甲状腺恶性结节进行治疗，术后 1~12 个月随访，对消融区域进行穿刺活检，未检出肿瘤细胞。由此可见，激光消融在甲状腺肿瘤领域也可以达到热消融的条件，对肿瘤组织进行灭活，但其疗效还需要大数据和长期的随访来验证。

2. 激光消融的作用机制　在外来的感应下，某些特殊的物质中粒子大部分处于较高能级上，并发生相同的能级间跃迁，由此产生连锁反应，发射出大量频率、方向、偏振状态、相位都一致的光子，这种光就是激光。激光的三个重要组成部分包括：①能量源，激励活性介质，产生光子，通过光子共振腔，形成某一特定波长的激光；②活性介质，受激辐射产生光子；③高反射的半渡光镜腔，即保证无序光子反复振荡，以达到统一的频率和相同的波动相位，即形成共振；又确保光子达到设定能量后，能够逸出，通过光纤准确进入靶组织。

激光消融应用最广泛的是波长为 1 064nm 的 Nd:YAG 激光，主要是经皮肤介入组织，将激光的光纤（直径为 300μm）置于肿瘤病灶内，通过对肿瘤组织加热，导致局部温度升高，从而引起蛋白质变性，达到杀死细胞和灭活组织的目的。激光具有固有一致性、集中性、单色性等特点，激光在组织中的穿透模式使激光消融成为可能。目前应用激光较为成熟的领域即是甲状腺良性结节的消融治疗，可以减少结节的体积，改善临床症状，细针介入、组织创伤小、并发症少，适用于单发或多发的甲状腺良性结节。

激光消融的热损伤动力学：

1）启动激光。

2）围绕光纤头，组织形成球型凝固区。

3）伴随水蒸气出现，炭化区形成，并产生不断增大的空洞。

4）炭化区沿光辐射向前延伸，组织内部中心区域出现炭化、脱水、汽化，并最终形成空洞。

5）随着空洞形成，并不断增大，炭化区前移趋势逐渐减慢，最终形成一个有限的治疗区域。

激光通过光纤发射传送能量，有效治疗区（组织凝固坏死区）的形式为椭圆体，该有效区域的分布为 1/3 位于光纤尖端的后方，2/3 位于光纤尖端的前方。消融的凝固区范围取决于：①单根光纤释放的能量；②治疗光纤的数目；③光纤之间的距离；④同一病灶内，光纤回抽治疗的次数（沿光纤方向，回抽 1.0~1.2cm，用于大病灶的治疗）。

（二）激光消融的设备及特点

1. 激光设备的工作原理

1）激光消融实体装置：比如 Mylab Class C/Twice 超声系统配置有合适的探头和特色应

用软件以及激光治疗导航系统(指导操作者定位光纤的进针过程和空间位置)。图 5-2-29 为超声系统及激光治疗系统组合。

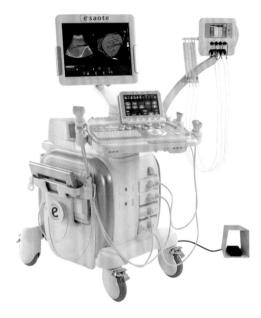

图 5-2-29　超声系统 + 激光治疗系统

2)一次性光纤套件:光纤套件包含 21G 高回声穿刺套管针、光纤、标准 SMA905 光纤连接器以及为操作者更好地识别光纤的彩色和型号认证连接器。光纤种类的选取取决于治疗的目标组织(图 5-2-30)。

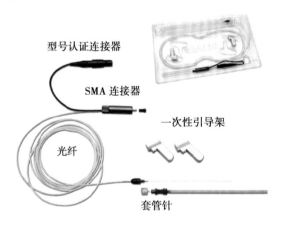

图 5-2-30　一次性光纤套件

2. 激光消融的特点　可根据靶组织的大小、形状,选择单针或多针联合治疗,激光能量通过光纤同时发射,由于热能的联合效应,对于体积较大的目标物,激光消融可以获得边界可控、范围较大的凝固坏死区。

使用的是 21G 的引导针,细针介导的激光消融治疗具有很好的患者耐受性,并有效降低组织的损伤,更具有安全性,并发症少,无需全身麻醉,术后恢复快。

热消融包括射频消融、微波消融及激光消融,需要根据甲状腺结节的部位、范围、内部血供及与周边组织的关系来进行适当的选择。射频消融最适合用于体积中等及较小的良性甲状腺结节。而微波消融更适用于消融较大体积的甲状腺结节,疗效确切,也有文献证实激光在治疗甲状腺良性实性结节中的疗效也是显著的。

从消融方式来讲,"点射"式的射频和微波消融相比"静止"式的激光消融更精细;从消融能量来讲,射频和微波消融使用的功率较大(30~50W),而激光消融使用的功率较低(3~5W),激光消融对周边组织的影响相对较小;从消融的引导针来讲,射频或微波消融引导针较粗(16~18G),而激光消融使用的光纤纤细,仅需21G的引导针,操作灵活,消融区域范围较小,安全性更高。

因此,热消融治疗(射频、微波、激光)作为甲状腺肿瘤新兴的治疗模式,在临床上逐渐得到关注和认可,其适合的方式需根据具体病灶大小、病灶周围毗邻、消融能量的需求等情况综合评估,酌情选择。

第三节　消融相关监测设备

甲状腺是所有内分泌器官中最常接受手术治疗的器官,在手术过程中患者往往容易出现血压过高、心率过快等现象。而对于需要行甲状腺结节消融的患者来说,在术中确保心率和血压的稳定尤其重要,对血压和心率进行良好的控制可以说是决定手术成败的关键。因此,甲状腺肿瘤消融的过程离不开消融监测设备的辅助,以此来确保消融过程的安全性。

一、心电监护仪

心电监护仪(图5-3-1)作为消融过程中必不可少的监测设备,能够帮助医护人员随时观察患者的心率和血压等情况,从而根据心电监测数据的变化,及时给予纠正。没有心电监测设备,整个消融手术的过程可能存在隐患,患者的生命安全也无法得到保障。

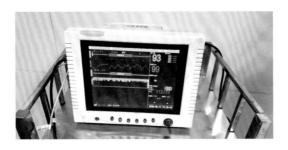

图5-3-1　术中心电监护仪

二、彩色多普勒超声诊断仪

作为消融引导设备的彩色多普勒超声诊断仪,对于术中患者情况的监测也发挥了重要的检测作用。全程的术中超声引导,可以实时检测甲状腺结节及周边组织、器官的术中变化,及时发现可能出现的危险情况,从而做出快速的应对处理措施。如:发现术中出血情况,可利用彩色血流信号或超声造影功能及时找出出血点位置,并在超声实时定位引导下,利用消融针进行精准的进针止血。

三、测温设备

见"微波消融的设备及其特点"相关介绍。

四、测温针

目前有少数应用于离体甲状腺组织消融的实验报道,应用消融测温针(图5-3-2)检测,以确定目标组织完全毁损情况。热消融过程中,当肿瘤内温度达到49℃时肿瘤细胞就会产生不可逆损伤,60℃以上就会产生不可逆的凝固性坏死。利用射频消融,不同功率下,局部甲状腺组织测量区内温度达到毁损所需温度(>60℃)不同,20W时需要较长时间,平均约60s,30W和阻抗模式下则可很快达到,平均30s。此后随着作用时间延长,毁损区最高温度达到70℃左右后不再升高。

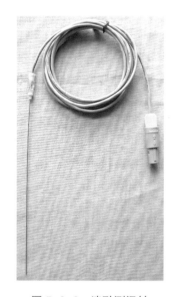

图 5-3-2 消融测温针

(范卫君 李明奎 叶 欣 翟 博 王忠敏 董 刚)

参 考 文 献

[1] 吕云飞.甲状腺手术中病人血压与心率的观察和护理.河南外科学杂志,2006,11(12):101-102.
[2] 鲍山林,张淼,汪静,等.人新鲜离体甲状腺组织射频消融的实验研究.宁夏医学杂志,2017,36(4):297.
[3] 李春伶.超声造影技术临床应用进展.武警医学,2012,5:369-372.
[4] 周萍,詹维伟,任新平,等.超声弹性成像诊断甲状腺结节的价值.中国医学影像学杂志,2009,17(4):262-265.
[5] OphirI J,Céspedes I,Ponnekanti H,et al.Elastography:A quantitative method for imaging the elasticity of biological tissues.Ultrason Imaging,1991,13(2):111-134.

［6］ 杨高怡.临床结核病超声诊断.北京:人民卫生出版社,2016.

［7］ 郭万学.超声医学.第6版.北京:人民军医出版社,2013.

［8］ 纪莉,吴凤林,娄雪峰,等.超声弹性成像评估甲状腺良性结节射频消融效果的价值探讨.中国超声医学杂志,2014,12(30):1071-1073.

［9］ Rossi S,Di Stasi M,Buscarini E,et al.Percutaneous RF interstitial thermal ablation in the treatment of hepatic cancer.AJR,167:759-768.

［10］ McGahan JP,Brock JM,Tesluk,et al.Hepatic ablation with use of radio-frequency electrocautery in the animal model.J Vasc Interv Radiol,1992,3(2):291-297.

［11］ Goldberg SN,Stein M,Gazelle GS,et al.Percutaneous radiofrequency tissue ablation:optimization of pulsed-RF technique to increase coagulation necrosis.J Vasc Interv Radiol,1999,10(7):907-916.

［12］ Livraghi T,Solbiati I,Meloni M F,et al.Treatment of focal liver tumors with percutaneous radiofrequency ablation:complications encountered in a multicenter study.Radiology,2003,226(2):441-451.

［13］ Goldberg SN,Gazelle GS,Solbiati L,et al.Radiofrequency tissue ablation:increased lesion diameter with a perfusion electrode.Acad Radiol,1996,3(8):636-644.

［14］ Miao Y,Ni Y,Wang K,et al.Ex vivo experiment on radiofrequency liver ablation with saline infusion through ascrew-tip cannulated electrode.J Surg Res,1997,71(1):0-24.

［15］ Livraghi T,Goldberg SN,Monti F,et al.Saline-enhancedradio-frequency tissue ablation in the treatment of liver metastases.Radiology,1997,202(1):205-210.

［16］ Solbiati L,Goldberg SN,Ierace T,et al.Hepatic metastases:percutaneous radio-frequency ablation with cooled-tipelectrodes.Radiology,1997,205(2):367-373.

［17］ Lencioni R,Goletti O,Armillottal N,et al.Radio-frequency thermal ablation of liver metastases with a cooled-tip electrodeneedle:results of apilot clinical trial.Eur Radio,1998,8(7):1205-1211.

［18］ Ni Y,Mulier S,Miao Y,et al.A review of the general aspects of radiofrequency ablation.Abdom Imaging,2005,30(4):381-400.

［19］ Dickson JA,Calderwood SK.Temperature range andselective sensitivity of tumors on hyperthermia:a critical review.Ann NY Acad Sci,2010,335(1):180-205.

［20］ Dupuy DE.Radiofrequency ablation followed by conventional radiotherapy for medically inoperable stage I non-small cell lung cancer.Chest,2006.129(3):738-745.

［21］ Hines-Peralta A.Improved tumor destruction with arsenic trioxide and radiofrequency ablation in three animal models.Radiology,2006.240(1):82-89.

［22］ Pereira P L.Actual role of radiofrequency ablation of liver metastases.Eur Radiol,2007,17(8):2062-2070.

［23］ Paulet E.Factors limiting complete tumor ablation by radiofrequency ablation.Cardiovasc Intervent Radiol,2008,31(1):107-115.

［24］ Nikfarjam MV,Muralidharan C.Christophi.Mechanisms of focal heat destruction of liver tumors.J Surg Res,2005,127(2):208-223.

［25］ Fajardo L F,Egbert B,Marmor J,et al.Effects of hyperthermia in a malignant tumor.Cancer,2015,45(3):613-623.

［26］ Willis W T,Jackman M R,Bizeau M E,et al.Hyperthermia impairs liver mitochondrial function in vitro.Am J Physiol Regul Integr Comp Physiol,2000,278(5):R1240-1246.

［27］ Wheatley D N,Kerr C,Gregory D W.Heat-induced damage to HeLa-S3 cells:correlation of viability,permeability,osmosensitivity,phase-contrast light-scanning electron-and transmission electron-microscopical findings.Int J Hyperthermia,1989,5(2):145-162.

［28］ Dromi S A,Walsh M P,Herby S,et al.Radiofrequency ablation induces antigen-presenting cell infiltration and amplification of weak tumor-induced immunity.Radiology,2009.251(1):58-66.

［29］ Thaddäus Till Wissniowski,Johannes Hänsler,Neureiter D,et al.Activation of tumor-specific T lymphocytes by radio-frequency ablation of the VX2 hepatoma in rabbits.Cancer Res,2003.63(19):6496-6500.

[30] Zerbini A,Pilli M,Laccabue D,et al.Radiofrequency thermal ablation for hepatocellular carcinoma stimulates autologous NK-cell response.Gastroenterology,2010,138(5):1931-1942.

[31] Maarten W,Nijkamp,Alie,et al.Radiofrequency ablation of colorectal liver metastases induces an inflammatory response in distant hepatic metastases but not in local accelerated outgrowth.J Surg Oncol,2010,101(7):551-556.

[32] Brok DM.In situ tumor ablation creates an antigen source for the generation of antitumor immunity.Cancer Res,2004,64(11):4024-4029.

[33] McGahan JP,Browning PD,Brock JM,et al.Hepatic ablation using radiofrequency electrocautery.Invest Radiol,1990,25(3):267-270.

[34] Liang P,Dong B X,Yang Y,et al.Prognostic factors for percutaneous microwave coagulation therapy of hepatic metastases.AM J Roentgenol,2003,181(5):1319.

[35] Ahmed M,Brace CL,Lee FT Jr,et al.Principles of and advances in percutaneous ablation.Radiology,2011,258(2):351-369.

[36] Chu KF,Dupuy DE.Thermal ablation of tumours:biological mechanisms and advances in therapy.Nat Rev Cancer,2014,14(3):199-208.

[37] 郝少龙,马纪红,姜立新,等.热消融术在甲状腺结节微创治疗中的应用进展.中华普通外科学文献电子版,2016,10(1):77-80.

[38] Lim HK,Lee JH,Ha EJ,et al.Radiofrequency ablation of benign non-functioning thyroid nodules:4-year follow-up results for 111 patients.European Radiology,2013,23(4):1044-1049.

[39] 钱林学.超声引导下射频及微波消融在甲状腺结节治疗中的应用.中华医学超声杂志电子版,2013,10(11):870-873.

[40] 章建全.经皮热消融治疗在乳头状甲状腺癌及其区域淋巴结转移中的应用前景.中华医学超声杂志电子版,2014,11(8):1-4.

[41] Baek JH,Moon WJ,Kim YS,et al.Radiofrequency ablation for the treatment of autonomously functioning thyroid nodules.World J Surg,2009,33(9):1971-1977.

[42] Ha EJ,Baek JH,Lee JH,et al.The efficacy and complications of radiofrequency ablation of thyroid nodules.Curr Opin Endocrinol,2011,18:310-314.

[43] Dupuy DE,Monchik JM,Decrea C,et al.Radiofrequency ablation of regional recurrence from well-differentiated thyroid malignancy.Surgery,2001,130(6):971-977.

[44] Baek JH,Lee JH,Roberto V,et al.Thermal ablation for benign thyroid nodules:radiofrequency and laser.Korean J Radiol,2011,12(5):525-540.

[45] Sabel MS.Cryo-immunology:a review of the literature and proposed mechanisms for stimulatory versus suppressive immune responses.Cryobiology,2009,58(1):1-11.

[46] Teng LS,Jin KT,Han N,et al.Radiofrequency ablation,heat shock protein 70 and potential anti-tumor immunity in hepatic and pancreatic cancers:a minireview.Hbpd Int,2010,9(4):361-365.

[47] Solazzo SA,Ahmed M,Schor-Bardach R,et al.Liposomal doxorubicin increases radiofrequency ablation-induced tumor destruction by increasing cellular oxidative and nitrative stress and accelerating apoptotic pathways.Radiology,2010,255(1):62-74.

[48] Chen Q,Krol A,Wright A,et al.Tumor microvascular permeability is a key determinant for antivascular effects of doxorubicin encapsulated in a temperature sensitive liposome.Int J Hyperthermia,2008,24(6):475-482.

[49] Yang W,Ahmed M,Elian M,et al.Do Liposomal apoptotic enhances increase tumor coagulation and end-point survival in percutaneous radiofrequency ablation of tumors in a rat tumor model?.Radiology,2010,257(3):685-696.

［50］Yue W,Wang S,Wang B,et al.Ultrasound guided percutaneous microwave ablation of benign thyroid nodules：safety and imaging follow-up in 222 patients.Eur J Radiol,2013,82(1)：11-16.

［51］葛明华,徐栋.甲状腺良性结节、微小癌及颈部转移性淋巴结热消融治疗浙江省专家共识(2015版).中国普通外科杂志,2016,25(7)：944-946.

［52］徐栋.肿瘤超声介入治疗的现状与思考.肿瘤学杂志,2016,22(1)：1-5.

［53］Feng B,Liang P,Cheng Z,et al.Ultrasound-guided percutaneous microwave ablation of benign thyroid nodules：experimental and clinical studies.Eur J Endocrinol,2012,166(6)：1031-1037.

［54］Liang P,Yu J,Lu MD,et al.Practice guidelines for ultrasound-guided percutaneous microwave ablation for hepatic malignancy.World J Gastroenterol,2013,19(33)：5430-5438.

［55］Ahmed M,Solbiati L,Brace CL,et al.Image-guide tumor ablation：standardization of terminology and reporting criteria-a 10-year update.Radiology,2014,273(1)：24-260.

［56］Lubner M G,Brace C L,Hinshaw J L,et al.Microwave Tumor Ablation：Mechanism of Action,Clinical Results,and Devices.J Vasc Interv Radlol,2010,21(8)：S192-S203.

［57］Yoo J,Lee YJ.Effect of hyperthermia on TRAIL-induced apoptotic death in human colon cancer cells：development of a novel strategy for regional therapy.J Cell Biochem,2007,101(3)：619-630.

［58］Hope WW,Schmelzer TM,Newcomb WL,et al.Guidelines for power and time variables for microwave ablation in and in vivo porcine kidney.J Surg Res,2009,153(2)：263-267.

［59］He N,Wang W,Ji Z,et al.Microwave ablation：An experimental comparative study on internally cooled antenna versus non-internally cooled antenna in liver models.Acad Radiol,2010,17(7)：894-899.

［60］Brace CL.Microwave ablation technology：what every user should know.CurrProbl Diagn Radiol,2009,38：61-67.

［61］Brugge WR.EUS-guided tumor ablation with heat,cold,microwave,or radiofrequency：will there be a winner？.Gastrointest Endosc,2009,69(2)：212-216.

［62］Carrafiello G,Lagana D,Mangini M,et al.Microwave tumors ablation：principles,clinical applications and review of preliminary experiences.Int J Surg,2008,6(1)：65-69.

［63］Jiao D,Qian L,Zhang Y,et al.Microwave ablation treatment of liver cancer with 2450MHz cooled shaft antenna：an experimental and clinical study.J Cancer Res Clin Oncol,2010,136(10)：1507-1516.

［64］韩治宇,董宝玮,梁萍.肝癌射频和微波热消融治疗的肿瘤免疫学进展.中国医学影像学杂志,2007,15(2)：139-142.

［65］王淑荣,章建全,徐庆玲.甲状腺结节性病变经皮热消融治疗的近期疗效评价.第二军医大学学报,2011,32(12)：1316-1320.

［66］Chianelli M,Bizzarri G,Todino V,et al.Laser ablation and 131-iodine：a 24-monthpilt study of combined treatment for large toxic nodular goiter.J Clin Endocrinol Metab,2014,99(7)：1283-1286.

［67］Valcavi R,Riganti F,Bertani A,et al.Percutaneous laser ablation of cold benign thyroid nodules：A 3-Year follow-up study in 122 patients.Thyroid,2010,20(11)：1253-1261.

［68］Vogl TJ,Mack M,Eichler K,et al.Effect of laser-induced thermotherapy on liver metastases.Expert Rev Anticancer Ther,2006,6(5)：769-774.

［69］Ferrari FS,Megliola A,Scorzelli A,et al.Treatment of small HCC through radiofrequency ablation and laser ablation,Comparison of techniques and long-term results.Radiol Med,2007,112(3)：337-393.

［70］Papini E,Guglielmi R,Gharib H,et al.Ultrasound-guided laser ablation of incidental papillary thyroid microcarcinoma：a potential therapeutic approach in patients at surgical risk.Thyroid,2011,21(8)：917-920.

［71］Ahrar K,Gowda A,Javadi S,et al.Preclinical assessment of a 980nm diode laser ablation system in a large animal tumor model.J Vasc Interv Radiol,2010,21(4)：555-561.

［72］MUNEEB AHMED,MD.Image-guided Tumor Ablation：Standardization of Terminology and Reporting Criteria—A 10-Year Update.Radiology.2014；273：241-260.

［73］ BRACE CL.Microwave tissue ablation：biophysics，technology，and applications.Crit Rev Biomed Eng.2010；38（1）：65-78.

［74］ Nianan H，Wenping W，Zhengbiao J，et al.Microwave ablation：An experimental comparative study on internally cooled antenna versus non-internally cooled antenna in liver models.Acad Radiol.2010,17（7）：894-899.

［75］ Yu X，Liu F，Liang P，et al.Microwave ablation assisted by a computerised tomography-ultrasonography fusion imaging system for liver lesions：An ex vivo experimental study.Int J Hyperthermia.2011；27（2）：172-179.

［76］ Andreano A，Huang Y，Meloni M F，et al.Microwaves create larger ablations than radiofrequency when controlled for power in ex vivo tissue.Med Phys.2010,37（6）：2967-2973.

［77］ Brace C L，Diaz T A，Hinshaw J L，et al.Tissue contraction caused by radiofrequency and microwave ablation：a laboratory study in liver and lung.J Vasc Interv Radiol.2010,21（8）：1280-1286.

［78］ Zhang D，Dong B，Wang Y，et al.Percutaneous microwave ablation or nephrectomy for VX-2 carcinoma in rabbit kidney.J Urol.2009；182（4）：1588-1593.

［79］ Laeseke P F，Lee F T，Sampson L A，et al.Microwave ablation versus radiofrequency ablation in the kidney：high-power triaxial antennas create larger ablation zones than similarly sized internally cooled electrodes.J Vasc Interv Radiol.2009,10（9）：1224-1229.

［80］ Dupuy DE.Microwave ablation compared with radiofrequency ablation in lung tissue-is microwave not just for popcorn anymore？Radiology.2009,251（3）：617-618.

［81］ Harari C M，Magagna M，Bedoya M，et al.Microwave Ablation：Comparison of Simultaneous and Sequential Activation of Multiple Antennas in Liver Model Systems.Radiology.2016,278（1）：95-103.

［82］ 范卫君,叶欣 . 肿瘤微波消融治疗学 . 北京：人民卫生出版社,2012.

［83］ Abbas G.Microwave ablation.Semin Thorac Cardiovasc Surg,2011；23（1）：81-83.

［84］ 叶欣,范卫君,王徽,等 . 热消融治疗原发性和转移性肺部肿瘤专家共识(2017 年版).中国肺癌杂志 .2017,20（7）：433-445.

［85］ Solbiati La.A valuable guideline for thermal ablation of primary and metastatic lung tumors.J Can Res Ther 2018；14（2）：725-726.

［86］ Carberry G A，Nocerino E，Cristescu M M.Microwave Ablation of the Lung in a Porcine Model：Vessel Diameter Predicts Pulmonary Artery Occlusion.Cardiovasc Inter Rad.2017；40（10）：1609-1616.

［87］ Song Z，Qi H，Zhang H，et al.Microwave ablation：Results with three different diameters of antennas in ex vivo bovine and in vivo porcine liver.J Cancer Res Ther.2017；13（5）：737-741

［88］ Senek J，Curto S，Bortel R，et al.Analysis of minimally invasive directional antennas for microwave tissue ablation.Int J Hyperthermia.2017,33（1）：51-60.

［89］ Ye X，Fan W，Wang H，et al.Expert consensus workshop report：Guidelines for thermal ablation of primary and metastatic lung tumors（2018 edition）.J Can Res Ther.2018；14 ：（2）：730-743.

［90］ Leveen H H，Wapnick S，Piccone V，et al.Tumor eradication by radiofrequency therapy.Responses in 21 patients.JAMA.1976,235（20）：2198-2200.

［91］ Solbiati L，Ierace T，Tonolini M，et al.Guidance and monitoring of radiofrequency liver tumor ablation with contrast-enhanced ultrasound.Eur J Radiol.2004,51（Suppl）：19-23.

第六章

超声引导下甲状腺肿瘤的热消融治疗

近年来,甲状腺肿瘤的临床发现率呈逐年上升趋势,通过影像技术引导的热消融(射频、激光、微波)治疗具有损伤小、恢复快、重复性好、无手术瘢痕、最大程度保留甲状腺功能、有效提高治疗后生活质量等优点。超声引导下的甲状腺肿瘤热消融治疗在国内外已有不同程度的开展,韩国放射协会和意大利学者先后发布了甲状腺的热消融治疗共识,国内也由中国医师协会甲状腺肿瘤消融治疗技术专家组联合其他相关学术组织共同制定的《甲状腺良性结节、微小癌及颈部转移性淋巴结热消融治疗专家共识(2018 版)》,旨在规范和推动我国甲状腺肿瘤消融事业的发展。目前,国内甲状腺肿瘤热消融治疗发展较为迅猛,各种层面和形式的培训活动已经展开,亟需就消融指征、术前评估、器械选用、消融流程与方法、术中风险控制、术后随访与评估等方面进行规范化的指导和训练。

第一节　术　前　评　估

一、临床评估

甲状腺结节临床症状类型多与结节形成的颈部隆凸、局部压迫、局部牵拉(浸润或粘连)有关,少数与结节合成与分泌过多的甲状腺激素有关,良性结节是否需要治疗的关键在于结节直接或间接的临床表现。无论是良性结节还是恶性结节,外科手段治疗都是主体。超声引导下热消融治疗属于外科治疗方法学范畴,热消融术前同样需要先进行结节的临床评估。

(一)颈部隆凸

颈部隆凸主要影响患者的颈部美观,视诊时可见患者颈部皮肤有局部突出,吞咽时该突出可上下移动。隆凸的程度和范围因结节大小、数量和位置而异,严重隆凸的结节可同时具有局部压迫症状。渐进式发展的结节隆凸,因患者的适应性而较少有疼痛和下坠感,但是突然发生的隆凸,常引起患者颈部剧烈疼痛和紧绷感,甚至引起颈部运动障碍,多发生于结节性甲状腺肿的结节内快速出血。

(二)局部压迫

局部压迫主要指气管、食管、喉返神经或喉上神经外侧支受到甲状腺结节的挤压后产生的主观感觉异常和客观发声改变。

143

由于躯体感觉阈值的个体化差异,患者对局部压迫的主观症状感知程度可有差别。声音变化可通过声音检测分析仪器进行客观评估。

(三) 局部牵拉

绝大多数甲状腺结节均局限在甲状腺被膜以内,即使结节较大但因甲状腺被膜的分隔作用,结节可随吞咽自由运动。如果是炎症性结节则可以因炎症性渗出作用使局部甲状腺被膜和周围结构发生粘连,或是恶性结节突破甲状腺被膜浸润至周围结构,使得甲状腺结节随吞咽运动受到限制,患者吞咽时感觉颈部牵拉异常。

(四) 甲亢症状

少数甲状腺结节系自主性高功能性甲状腺腺瘤,可合成与释放大量甲状腺激素入血,引发甲状腺功能亢进的临床症候群,如易怒、急躁、胸闷、易失眠、燥热、突眼等。结合甲状腺功能指标的实验室检查,可确定甲亢的程度。

消融术前对甲状腺结节的临床评估应尽可能全面、细化和量化,临床评估既是治疗必要性的依据,也是治疗后临床疗效程度的根据。对主观症状的评估可参照临床应用较为成熟的量表进行,也可结合甲状腺结节的超声影像评估进行改良,继承精髓,创新发展。

二、影像评估

虽然临床评估是甲状腺结节是否需要热消融治疗的重要依据,但是临床评估的精度和针对性仍有欠缺,需要影像学的精确检查评估。

众所周知,超声影像是甲状腺结节最常用、最便捷的检查手段,更是引导和监视甲状腺结节热消融治疗的必须手段。但是对于深入纵隔的甲状腺结节、生长至气管后方的甲状腺结节组织、气管后方的淋巴结转移灶等,超声影像的显示能力有限。针对此类问题,X线、CT、MRI检查则是必要的补充。

(一) 超声检查

消融术前超声检查的重点在于甲状腺,但是扫查范围必须包括颈前区和侧颈区的全部可见、可辨结构,如气管、食管、喉、甲状旁腺、I～Ⅶ区淋巴结(重点在于判断是否有恶性转移征象)、颏下、颌下腺、腮腺、带状肌(胸骨舌骨肌、胸骨甲状肌、甲状舌骨肌、肩胛舌骨肌、胸锁乳突肌)、颈深长肌、头臂干动脉、锁骨下动脉、颈总动脉及其分支(重点在于观察是否存在斑块及斑块的性质)、甲状腺上动脉(走行可有变异)、甲状腺下动脉、椎动脉(走行与入椎间孔前的长度个体差异可较大)、颈横动脉、甲状腺静脉(上静脉、中静脉、下静脉、最下静脉)、颈内静脉、颈外静脉、锁骨下静脉、迷走神经、交感神经及神经节、喉返神经和喉上神经外侧支的走行区域、颈丛神经、臂丛神经等。

以动态录像记录全甲状腺及锥状叶的全况,扫查模式需包括二维灰阶模式、彩色多普勒血流显像模式和弹性模式,扫查切面需包括纵切全面扫查和横切全面扫查,对具有代表性声像表现的结节需冻结后采集方位参考标志明确、重点信息突出、模式丰富的静态图像。

对多发性结节者需逐一编号,详细记录每枚结节的具体位置(三段四象限定位法、至甲状腺被膜的距离)、大小(最大长径、宽径、厚径)、成分(囊性、囊实混合性、实性)、血供类型(丰富型、中等型、孤寡型)、硬度、钙化类型(无钙化型、细密型、散在型、粗大型、整体型)、局部甲状腺被膜状态(如常、隆起、中断)、随吞咽的运动状态(自如、牵制)等重要信息。编号应遵从一定的顺序,如左侧上极开始向下极逐一编号,右侧可重新从上极开始编号,也可接着左侧编号继续下去。

对有疑似或确切恶性转移灶声像表现的颈部淋巴结,需逐一定位、编号、图像记录。

全面而详细的超声检查有助于术者选择合适的消融方式、消融模式、穿刺路径,以制订合理的个体化治疗方案。

(二) X 线、CT 检查

主要针对超声扫查盲区的检查,着重了解肺部、纵隔淋巴结、气管后淋巴结以及胸骨、肋骨、锁骨、肩胛骨、胸椎骨、肱骨等是否存在恶性肿瘤。

(三) MRI 检查

主要针对脑组织和肝脏的检查,着重了解是否存在恶性肿瘤转移等。

三、病理评估

肿瘤治疗学中病理诊断是必须的,对选择正确的治疗手段、确定合理的方案具有最高指导意义。甲状腺肿瘤外科手术治疗时,术中冰冻组织切片诊断是常用的快速诊断手段,术后石蜡包埋组织切片诊断则是定性的诊断手段。术前穿刺活检对外科手术切除治疗模式虽非必须,但是对于甲状腺结节热消融治疗却是必不可少的。

所有拟接受热消融治疗的甲状腺结节在消融术前均需在超声引导下实施穿刺活检,取得明确的病理诊断结论。细针穿刺活检(fine-needle aspiration,FNA)和空芯针穿刺活检(core needle biopsy,CNB)两种方式均可采用,可分别获得细胞学和组织学病理诊断。详细的穿刺活检操作见本书第三章,病理诊断见本书第二章第四节。

四、风险评估

在术前对风险给予评估,有助于并发症的预防和处置。

1. 出血风险 严格凝血功能检测和相关抗凝药物停用规定,不合格者不可实施消融治疗,以防止出血。

2. 声音改变 重视位置邻近喉返神经、喉上神经的甲状腺结节,使用液体隔离法对神经走行与分布区域进行隔离保护,以防止热损伤喉返神经和喉上神经。术前应详细告知利多卡因可导致短暂性声音嘶哑,消融后消融区坏死组织可与神经发生粘连而导致声音嘶哑约 3 个月,消除患者的疑虑和担忧。

3. 过敏反应 对有过敏史的患者应充分考虑到局麻药物和造影剂引起过敏反应的可能性。

4. 消融不全 根据结节大小、位置预估单次或分次消融,并充分告知患者。

5. 复发与转移 必须充分告知患者消融术后肿瘤可能复发或转移。

第二节 适应证和禁忌证

适应证及禁忌证的制订基于肿瘤诊治原则、医学伦理及《甲状腺良性结节、微小癌及颈部转移性淋巴结热消融治疗专家共识(2018 版)》,遵守甲状腺结节及甲状腺肿瘤的诊疗规范。

一、适应证

(一) 甲状腺良性结节

需满足 1~3 条并满足第 4 条之一者:①超声提示良性,细针穿刺活检细胞学病理 FNA-Bethesda 报告系统报告为 Ⅱ 类或术前组织学活检病理证实为良性结节;②患者无儿童期放射治疗史;③患者充分知情的情况下要求微创介入治疗或拒绝外科手术及临床观察;④同时需满足以下条件之一:自主性高功能性甲状腺腺瘤引起甲亢症状的;患者存在与结节明显相关的自觉症状(如异物感,颈部不适或疼痛等)或影响美观,要求治疗的;手术后残余复发结节或结节体积明显增大。

常见结节类型如下:

1. 症状性甲状腺结节

(1)因结节较大或者生长较快而产生气管、食管、神经等局部压迫症状。

(2)气管长期受压可致气管软骨软化、气管塌陷、呼吸不畅。

(3)喉返神经、喉上神经受压可致声音低沉、嘶哑、饮水呛咳。

(4)食管受压可致吞咽困难。

2. 隆凸性甲状腺结节 结节明显隆凸,影响美容,多数因结节较大、较多。隆凸性结节可以同时出现局部压迫症状。若患者并不介意美容问题,亦可以不治疗。

3. 功能性甲状腺结节 因结节合成与分泌较多的甲状腺激素导致甲亢临床症状,无论结节大小都应该治疗以缓解甲亢。但必须确定甲亢的确是由甲状腺结节所引起,否则即便实施了结节消融治疗,也不能缓解甲亢。

4. 特殊人群甲状腺结节

(1)高龄患者的甲状腺结节:高龄患者或合并糖尿病、心肺功能差的患者,不能耐受外科手术或全身麻醉。

(2)儿童甲状腺结节

1)甲状腺激素对大脑成熟、骨骼生长等十分重要,因此应尽一切可能保护儿童正常甲状腺组织及其激素合成分泌功能。

2)儿童心智不成熟,对治疗手段的利弊缺乏理解力和决定力,但是对美容的期待将会随着年龄增长表现出来,需充分尊重儿童对美容的保有权。

(3)严重瘢痕体质者的甲状腺结节:某些患者具有易形成皮肤瘢痕倾向,为避免外科切除术后颈部形成明显的瘢痕,应选择热消融治疗,穿刺针眼直径仅 1~2mm。

(4)准备受孕的甲状腺结节女性患者:受雌激素、孕激素的刺激甲状腺结节可迅速增大,其原因可能是部分人甲状腺结节细胞中存在雌激素和孕激素受体。为避免在孕期甲状腺结节迅速增大而又不宜干预,可在孕前予以治疗。

(5)外科切除术后再生结节:以多结节为特征的结节性甲状腺肿患者具有手术后易再生新结节的倾向。反复手术切除不仅增大创伤,而且增加甲状旁腺、喉返神经等损伤。故宜选择热消融治疗。

5. 锥状叶甲状腺结节 锥状叶是胚胎发育成熟时期甲状腺向足侧迁徙过程中出现的退化不完全的残迹,可以有成熟的甲状腺滤泡组织,可以发生正位甲状腺组织所能发生的各种疾病,如桥本氏炎症、结节性腺肿、腺瘤、乳头状癌等。由于锥状叶结节多数位于喉结表面,因此即便体积较小也容易明显隆凸,甚至产生喉部压迫感。

6. 异位甲状腺组织内结节

(1)迷走甲状腺发生结节:孤立迷走腺体是人体内唯一的甲状腺组织,通常较小,发生结节时正常组织就更少。应尽可能保留正常腺体组织,保护内源性甲状腺激素的分泌功能,宜采用热消融治疗。

(2)副甲状腺组织发生结节:正位甲状腺仍然存在,其或没有结节,但是副甲状腺组织内可以形成结节,多因引起局部占位效应而有压迫感或胀痛。

(二)甲状腺恶性肿瘤

至今没有足够的循证医学证据证明热消融对原发性甲状腺微小乳头状癌治疗的长期价值,故无法将消融治疗作为甲状腺微小乳头状癌治疗的常规手段,但多数专家认为,在严格遵循相关法律法规、严格遵循医学伦理和伦理审查流程,尤其是患者充分知情的情况下,对符合以下适应证的患者,可开展前瞻性临床研究,但开展此前瞻性临床研究的手术操作医生需具备副主任医师及以上职称,从事甲状腺消融治疗工作两年以上。

甲状腺恶性肿瘤进行消融治疗需同时满足以下9条:①非病理学高危亚型;②肿瘤直径≤5mm(对肿瘤四周均未接近被膜者可放宽至直径≤1cm),且结节距离内侧后被膜>2mm;③无甲状腺被膜受侵且无周围组织侵犯;④病灶不位于峡部;⑤无多灶性甲状腺癌;⑥无甲状腺癌家族史;⑦无青少年或童年时期颈部放射暴露史;⑧无淋巴结或远处转移证据;⑨患者经医务人员充分告知后,仍拒绝外科手术,也拒绝密切随访的。

二、禁忌证

(一)绝对禁忌证

即因结节本身的病理性质、患者同时合并的严重疾病、穿刺操作的高度风险等因素绝对不可以实施消融治疗的情形。

1. 患者的凝血功能有障碍且不能迅速纠正　日常服用阿司匹林、氯吡格雷、复方丹参片、红景天、三七等活血化瘀药物,停药时间尚未达到规定天数(10d)以上。心脏冠脉放置支架者,需要获得专科医师许可和指导后方可停用氯吡格雷等抗凝药。

2. 重要脏器功能不全　严重肝、肾、心脏等重要脏器功能不全者,禁止行热消融治疗。

3. 对侧声带运动异常者　部分患者因甲状腺恶性结节侵犯喉返神经、良性结节包绕喉返神经生长、或外科切除手术致喉返神经损伤或离断,损伤侧的声带部分或全部丧失运动功能。

4. 甲状腺周围结构的安全无保障　甲状腺结节与气管、食管、大血管、喉返神经走行区域有严重粘连而无法有效分离时,不能确保上述结构免受热损伤者。

5. 甲状腺结节周缘有穿刺针难以规避的粗大血管　体积巨大、位置较深的结节常与颈总动脉起始部、锁骨下动脉起始部、颈内静脉和锁骨下静脉终末段、甲状腺最下静脉紧邻,如超声图像上上述血管显示不确切或经过技术处理后穿刺路径上仍然难以安全规避上述血管时,则应禁行消融。

6. 已有远处器官转移的乳头状甲状腺癌或滤泡性癌　对于乳头状甲状腺癌或滤泡性癌的远处器官转移灶通常需要行 ^{131}I 放射治疗,行 ^{131}I 治疗的前提是体内已无甲状腺组织,转移灶对碘具有较高的摄取能力。因此不适合行热消融治疗。

7. 低分化型和未分化型甲状腺癌　像髓样甲状腺癌、未分化甲状腺癌这类恶性肿瘤,其恶性程度极高,极易局部浸润和扩散,手术切除、放疗、化疗等治疗手段均不能改善其预后,阻止其快速进展,致死率较高,不适合行热消融治疗。术前不仅需要检查降钙素、CEA、PTH、血钙等肿瘤标志物和血清生化指标,更需要准确无误的术前穿刺活检病理诊断。

8. 甲状腺淋巴瘤 罹患大 B 细胞淋巴瘤的甲状腺腺体明显肿大或短期内迅速增大,压迫气管致其显著狭窄,严重影响呼吸和进食,甚至需要放置气管支架以维持呼吸和食管支架以维持进食,但其声像图表现极易貌似桥本氏病。淋巴瘤对化疗敏感,接受正规化疗后腺体可较快萎缩,解除对气管、食管的压迫。仅从声像图表现上较难对严重的桥本氏病和淋巴瘤做出确定性鉴别诊断,必须经空芯针组织学活检并行淋巴瘤相关免疫组织化学染色诊断。一旦确诊淋巴瘤则不适合行消融治疗。

9. 伪甲状腺结节

(1) 食管憩室:部分食管憩室的声像图貌似甲状腺结节,如术者对此无警惕意识和鉴别诊断的经验,极易将食管憩室误作甲状腺结节加以穿刺其或消融。一旦食管憩室壁穿孔发生食管内容物外漏,将造成严重的局部感染,因此必须加以规避和杜绝。利用口服超声造影和 / 或钡餐 X 线检查,可以确切鉴别诊断。口服超声造影具有更加快速、可在手术室现场实施的优势。

(2) 气管憩室:气管憩室合并炎性组织增生时可呈类实性结节声像,甚至貌似乳头状甲状腺癌。一旦被错误实施消融治疗,其后果将如同食管憩室消融后那般严重,因此必须杜绝。CT 扫描的鉴别诊断效果优于超声。必要时可行细针穿刺活检,获得细胞学或组织学诊断依据。

(二) 相对禁忌证

即一般情形下不予实施消融治疗,但是并非绝对不可以。

1. 超声影像上显示不清晰的结节 结节位置深达上纵隔甚至中纵隔内,致结节仅能部分显示甚或完全不能显示(就所使用的超声设备实际情形而定)。如患者同意分期消融的方案,亦可实施消融治疗。

2. 超声影像上显示周围有血管的结节 超声图像上可确切显示周围血管,经过技术处理后穿刺路径上可以安全规避血管。

3. 超声影像上的胶质潴留性囊肿 单纯胶质性囊肿,最大短径小于 2cm,无实性肿瘤成分,未合并出血者。

4. 超声影像上显示严重钙化的结节

(1)具有完整、连续环形钙化的结节,消融针难以穿破环形钙化进入结节内。

(2)致密的粗大钙化,经 FNA 证实无明显的肿瘤组织成分。

第三节　术前准备

一、消融治疗组成员与手术场所的要求

1. 人员要求 消融治疗组成员通常需要 3~5 人,应包括副主任医师及以上职称 1 人(主

要消融术者)、主治医师或高年资住院医师 1 人(第一助手)、技术员或护士 1 人(操作微波、射频或激光消融设备,连接同轴电缆或激光光纤及冷却水管线等)、护士 1 人(准备消融治疗相关器械、手术包、造影剂配制与注射、收集病理标本、护理患者等)。建议配备麻醉管理人员,负责生命体征监测与静脉用药管理。

所有成员均应熟悉热消融设备的工作原理,工作环境要求,仪器使用指南。主要消融术者必须获得卫生行政部门认可机构颁发的肿瘤消融治疗资格证书。主要消融术者和第一助手都应熟练掌握甲状腺的局部解剖学知识和颈部高频超声影像学表现,具备介入超声穿刺的基本技能,有一定的临床急救技能,对一些可能出现的消融术意外能够准确处置。应定期组织应急抢救演练。

2. 手术场所　消融手术场所面积应不小于 20m²,能够容纳 1 张手术床、1 台超声仪、1 台消融仪、1 台生命体征监护仪、器械与药品柜、3~5 名工作人员。应具备空气和室内墙面、物品表现的消毒灭菌设施。应具有供氧设施。应张贴醒目的应急抢救流程图。

二、设备的准备

1. 超声设备　超声影像实时引导和监测是甲状腺肿瘤热消融治疗的必备手段,所用超声设备须具备良好的空间和时间分辨力,二维灰阶声像必须具有清晰的显示能力,必须具有彩色多普勒血流显像功能和超声造影功能。建议所用超声高频探头的中心频率宜大于 10MHz,小于 10MHz 时甲状腺、甲状旁腺、颈部淋巴结、迷走神经等图像显示清晰度不够,不利于术者的观察,会影响热消融治疗的准确性和安全性(详见第五章第一节)。

2. 消融设备　应使用专门适用于甲状腺消融的市售微波消融仪、射频消融仪、激光消融仪,和适用于甲状腺的市售微波消融天线针、射频消融电极针、激光输出光纤。消融仪输出功率应可调节、可选择,功率输出与停止可由消融术者主动脚踏控制。所用设备必须电气安全、操控简便、工作稳定。微波、射频的输出同轴电缆与消融针之间必须有稳定的牢固连接,不可中途脱落。微波天线针的穿刺头必须焊接牢固,确保穿刺头不脱落。射频电极针的表面绝缘层必须耐高温、不熔化脱落(详见第五章第二节)。

3. 监护设备　应根据手术场所的具体情况,配置固定式或便携式多通道生命体征监护仪,满足心电图、血压、脉搏、呼吸、氧饱和度的动态监测(详见第五章第三节)。

4. 供氧设备　应根据手术场所的具体情况,配置固定管道式供氧或可移动式供氧装置(如氧气瓶或氧气袋)。

三、病史采集与风险告知

1. 患者进行相应的体格检查,询问病史,有心脑血管疾病及糖尿病者,术前应积极治疗,调整身体状态。建立消融术前病历档案,包括患者的自然信息、常住地址与联系方式(随访所必须)。

2. 术前检查血常规、血型、尿常规、大便常规、凝血功能、传染病、肿瘤标志物、甲状腺功能及相关抗体、甲状旁腺激素、降钙素、生化全套、胸部 X 线片、心电图、喉镜、颈胸部 CT 或脑部 MRI。对高龄及其他患者尚需测定血压、血糖、血脂及颈动脉斑块超声检查等。

3. 充分告知患者或其法定代理人疾病情况、治疗目的、治疗风险、治疗计划与方案、替代方案、贵重耗材和药品使用,并术前签署知情同意书,使患者做好充分心理准备。对合并颈动脉软斑块者,需告知患者颈动脉斑块脱落的潜在风险。

4. 充分了解患者服用抗凝剂或含活血化瘀成分的保健品情况,签署未服用或停药达到规定时长的告知书。

5. 术者和 / 或第一助手需要亲自为患者进行术前甲状腺及颈部超声检查,充分了解甲状腺结节的数量、位置、影像学表现、颈部相关解剖结构的超声信息,并留存相关的超声图像,并根据病灶情况制订穿刺最佳路径、治疗方案与热消融模式。

四、制订消融治疗方案

1. 术前病例讨论 对每一例患者均应进行消融术前讨论。由执行消融术的主要术者负责召集讨论会,治疗组全体成员参加,达到每位治疗组成员都熟悉患者的情况,确定拟采用的消融治疗手段(如选择微波、射频或激光)。对甲状腺结节病情复杂、或尚合并其他病症的患者应邀请相关临床科室进行会诊、评估。对于因甲状腺结节巨大而引起患者呼吸困难、进食困难的极端情形,必须落实多学科会诊并报备上级医疗主管机构备案。

2. 绘制甲状腺结节"地形图"用于术中醒目展示 在甲状腺解剖示意图和颈部淋巴结分区示意图上,绘制拟消融治疗的甲状腺结节、淋巴结的位置、形状,标记其大小、囊实性质、穿刺活检病理性质。对多发性结节采用序号标记管理,以便有序消融治疗,避免混乱和遗漏治疗。将此"地形图"于消融术中张贴于醒目位置,便于术者随时观看术前各结节的详细信息。

3. 确定术中特殊用药 对于具有高血压、过敏体质、易紧张和焦虑的患者,对于囊性成分为主的结节、邻近气管和大血管的结节,需提前安排好术中处置的备用药品、硬化剂、抗粘连剂等。

4. 确定术中穿刺活检 对部分质地松软、血供丰富的滤泡性结节有必要在结节被热凝固后再行消融,对部分虽已术前活检但要求再次活检的患者,应做好术中穿刺活检的器具准备和标本处理准备。

五、制订术中风险防范预案

1. 过敏反应 消融术中导致过敏反应的药品包括麻醉剂利多卡因溶液、超声造影剂六氟化硫微泡、地塞米松磷酸钠注射液。消融手术室应配备抗过敏休克的抢救药品。

2. 利多卡因毒性反应 因利多卡因吸收过快或患者的耐受力不足而出现胸闷、流泪、恶心、呕吐等。如症状严重,应尽快静脉输注脂肪乳剂,缓解毒性。

3. 声音嘶哑 术中患者声音嘶哑多数因利多卡因对喉返神经或喉上神经的阻滞作用而致,对于拟行双侧甲状腺结节消融者,应明确无声音嘶哑后再行对侧结节消融,以免双侧喉返神经均被阻滞而导致声门关闭,发生呼吸窘迫。

4. 甲状腺周围间隙内出血 快速而大量的出血必须在CDFI模式下找到活动性出血点,使用消融针对出血点进行热凝固止血。

5. 术中甲亢危象 对于功能性甲状腺结节,除了术前调整好甲状腺功能以外,仍需做好术中甲亢危象的抢救预案,备足相关药品。

第四节 经皮甲状腺肿瘤热消融治疗操作的共同要点

一、建立静脉通道

1. 选择目标静脉 首选肘静脉,如肘静脉穿刺失败,再选择手背静脉。如此选择顺序的理由是,一方面肘静脉较粗,穿刺容易成功,且利于快速补液与用药;另一方面在肘静脉穿刺失败后进行手背静脉穿刺时,止血带位置低于肘关节,不会引起肘静脉穿刺点出血。对于行血液透析的患者,为保护其前臂的血透瘘管,应选择穿刺下肢的内踝静脉。

2. 满足超声造影 是消融治疗的重要组成部分,是评估甲状腺结节是否被完全消融的重要手段。建立静脉通道进行超声造影在消融前可以明确甲状腺结节微循环灌注情况判断其真实边界,在消融中及消融后即刻可以判断消融是否彻底。

3. 满足应急处置 甲状腺穿刺及消融过程中可能存在出血、麻醉药物过敏等风险,建立静脉通路还可以方便静脉急救药品输注及补液。

二、患者体位与术者方位

1. 患者体位 患者仰卧位,肩背部下衬垫高度为5~7cm,便于颈部后伸。如使用标准专业手术床,则通过降低头部垫板即可满足颈部后伸。

2. 术者方位 消融术者通常坐于患者的头侧,如此方位不容易产生腰部扭曲疲劳,但是初学者可能会因为超声扫查的方位与平时超声检查时的方位相反而产生不适应。术者也可以坐于患者的两侧,与患者相向,此手术方位的优点是术中超声扫查引导方位与平常的超声检查方位一致,不会产生图像判断上的错误;缺点是容易使术者产生疲劳。

三、消毒与隔离

1. 消毒 使用常规外科手术皮肤消毒剂。消毒野下缘为两乳头连线水平,至少不得高于胸骨柄水平;上缘达下颌;两侧缘为胸锁乳突肌外侧缘至耳后。

2. 隔离 应规范化铺设灭菌的隔离巾单。巾单要求足够大,必须完全覆盖患者的头部、面部、颈部和胸部。巾单须有手术野的孔洞,孔洞直径应达到10cm。建议使用专业化的介入超声手术巾单,不建议使用临时拼凑的面积过小的巾单。

四、麻醉与监护

1. 监护 强力推荐实时监护生命体征。在开始消毒前,即应张贴好心电监护电极贴片,连接心电监护、血压测定袖套、血氧饱和度监测,并启动监护仪检查其工作状态正常与否。

2. 供氧 通过鼻氧管或氧气面罩给患者术中持续供氧,氧气需经湿化瓶湿化,氧流量为3~5L/min。氧气未湿化容易令患者鼻腔发干,氧流量过大可能会将湿化瓶中的水带入患者鼻腔。

3. 麻醉 建议采用局部麻醉,麻醉剂为2%利多卡因稀释溶液。一方面局部麻醉足以满足消融术中的有效镇痛,另一方面局部麻醉便于术中术者与患者的沟通,判断患者声音是否改变,是否有呼吸不畅感等不适。局部麻醉由消融术执行者实施即可,但应在超声实时引导下进行,既要保证需镇痛部位麻醉到位,也要防止麻醉药不慎注入血管内。麻醉部位包括对皮肤穿刺点、皮下穿刺路径、甲状腺被膜进针点、甲状腺周围间隙。对于部分手术耗时较长的患者,当镇痛效果减退时,可动态增补麻醉剂。麻醉剂的使用应把控总量和给予的速度,以防利多卡因中毒反应。对精神高度紧张、焦虑的患者,可经静脉给予镇静剂。但静脉注射镇静剂必须由麻醉师(或麻醉护士)实施。

遇到配合度较差的患者,如儿童、精神障碍者,则优先考虑全身麻醉,但需由麻醉师实施。如患者对常用麻醉药过敏,可以采用脉冲电刺激穴位针灸麻醉,需由相关专业技术人员实施。

五、穿刺路径的种类与选用

清晰、完整、安全、易达是设计穿刺进针路径的基本原则。根据超声扫查引导切面,穿刺路径可分为三种,即纵向(头足侧方位)路径、横向路径(左右侧方位)和斜向路径(介于纵向和横向路径之间)。

1. 纵向路径　超声探头采用甲状腺长轴切面引导,由甲状腺下极向上极方向穿刺进针,仅适合于激光消融时采用,微波消融和射频消融不宜。其优点是穿刺针主体位于甲状腺内,不经过甲状腺周围的结构,进入甲状腺内的针体长度较长,利于"生根"固定。缺点是因为胸锁关节和下颌骨的突起,不利于针体较粗、不易弯曲的穿刺针穿刺。之所以适合激光消融时采用,乃因光纤外径纤细,具有一定的可弯曲度。此外,启动激光功率输出后,甲状腺结节组织将沿着光纤前端向四周形成椭球状的热凝固区,由于光纤顶端为平面状,激光束向光纤顶端前方"冲"出一定距离,采取纵向路径时冲出的激光束不会伤及甲状腺周围的结构。目前,顶端呈圆锥形的光纤已经研制成功,可以减弱激光光束"前冲"现象,并增大径向散射的强度,提升消融区的球形指数。纵向穿刺路径貌似不影响甲状腺周围结构,但是不利于消融过程中实施液体隔离法保护甲状腺周围结构免受热损伤。不能同切面同步观察消融热场的变化和周围结构是否受到热场的影响。

2. 横向路径　超声探头采用甲状腺短轴切面引导,由甲状腺左侧向右侧或右侧向左侧穿刺进针,适合于微波消融、射频消融和激光消融时采用。横切面引导穿刺与消融过程的优点是能够使甲状腺结节、气管、食管、血管、肌肉等重要结构完全置于同一超声切面中,增进穿刺针对靶标的瞄准、对周围结构的观察与保护、对热场范围的把控等,增强术者的安全操作信心。在横切面上可将甲状腺分为四个象限,内上象限(靠近前被膜和气管)、内下象限(靠近后被膜和气管)、外上象限(靠近前被膜和颈总动脉)、外下象限(靠近后被膜和颈总动脉)。采取横向穿刺路径时穿刺的进针方向有两种,即由颈中线经峡部向颈外侧穿刺(P1)和颈外侧经胸锁乳突肌向内穿刺(P2)。

(1)P1路径:该路径中组织结构相对简单,穿刺针经越皮肤、皮下脂肪、颈白线(或者较薄的颈前带状肌,但应尽量避免)后即可抵达甲状腺前被膜。建议优先采用此穿刺路径。

(2)P2路径:该路径中组织结构相对复杂,穿刺针须经越皮肤、皮下脂肪、较丰厚的胸锁乳突肌、肩胛舌骨肌(对于甲状腺中部和下极的结节,穿刺针应规避该肌肉),避开颈内静脉、颈总动脉等血管,降低因穿刺针损伤引起的严重局部血肿,此方法便于注射隔离液。有时,对位于内下象限和外下象限的较大结节需要 P1 和 P2 路径相结合注射隔离液,以利于充分隔离甲状腺后间隙,保障结节消融的彻底性和喉返神经、食管、交感神经、颈总动脉的安全性。

六、液体隔离法

在超声引导下向甲状腺周围潜在的间隙内注射一定体积的 2% 利多卡因稀释液或生理盐水,使得甲状腺周围间隙被充盈形成液体隔离带,从而增大甲状腺被膜与周围肌群、气管、食管、喉神经走行区域、颈总动脉、甲状腺动脉以及甲状旁腺之间的距离,并根据病灶的具体位置,在相应的间隙中重点隔离。液体隔离带的临床意义在于营造出安全的穿刺和热消融空间,以保护周围重要的脏器和组织免受热损伤。

用于制作隔离带的液体主要是生理盐水或生理盐水和利多卡因的混合液,隔离液的用量可根据实际需求,通常为 10~100ml,隔离带的宽宜大于 5mm,不小于 3mm。由于流动、被吸收,隔离液会减少,当隔离带变窄而影响安全操作时,可及时注射补充隔离液。少数患者在注射隔离液后出现颈部紧迫感,停止注射或减缓注射速度后明显好转。部分患者出现咽部不适、刺痒,与隔离液中含有利多卡因有关,可改用单纯的生理盐水。透明质酸钠凝胶也可作为隔离液使用。

七、阻断滋养血流

甲状腺结节的动脉血供个体化差异较大。阻断滋养血流是指在消融甲状腺结节本身之前,使用射频或微波消融针先将结节的滋养动脉(根据彩色多普勒超声影像的显示定位)热凝固,使动脉闭合,血流断流,形成类似外科切除手术中结扎、离断血管的效果。

大多数甲状腺结节有多支滋养动脉,主要滋养支多来源于甲状腺上动脉,特别巨大或深入纵隔内的结节以甲状腺下动脉供血为主。提前阻断滋养动脉具有重要意义,一方面可以减轻甲状腺结节术中穿刺活检时的出血,减轻囊性结节抽吸囊液时的出血;另一方面,可以减轻动脉血流对热场内热量的流失(热沉效应)。需要注意的是,阻断滋养动脉时消融针不应直接穿刺滋养动脉,以免引起瞬间快速出血。

消融针应置于动脉旁,利用射频电流和微波电磁波的穿越能力使动脉受热后凝固、闭合。动物实验研究表明,微波能量可以令直径 1.5mm 以下的动脉凝固闭合。建议对甲状腺上动脉和下动脉的主要分支慎重应用热凝固阻断血流的方法,以免动脉腔未能闭合而动脉壁受损,留下迟发性出血的风险。

阻断滋养动脉血流后,彩色多普勒超声显示结节丧失血流信号,超声造影显示结节呈无增强。

八、消融方式

超声引导下穿刺活检和消融,必须时刻将穿刺针尖置于超声可视下。由于热消融时热场的声像变化呈现强回声甚至极强回声改变,可掩盖穿刺针尖的显示,因此必须遵循由深及浅、由远及近的消融顺序,以避免升温过程中的强回声遮盖消融针的显示。根据结节大小不同,结合不同的消融设备单点最大凝固范围(即固定时间和固定功率条件下所形成的最大热场范围)的不同,可采取固定式消融、移动式消融、复合式消融。

1. 移动式消融(moving shot)　通常对于直径大于 2cm 的良性结节即需要采用移动式消融法。所谓移动式消融是指将消融针的针尖端首先送达至结节的远端,启动热功率输出,当结节内形成热场后缓慢向近端移动消融针,在凝固中退针,在退针中凝固。从操作技术上看,也可以边进针、边消融,但是这种方式有一定的风险,即一旦消融针尖未能时刻清晰显示,则有可能针尖"跑偏"产生误伤。而边退针、边消融的方式,消融针完全在既定的针道中运动,不会产生误伤。尚需注意的是,移动消融针的速度宜缓不宜快,应使每个点位上的热凝固得以充分。

2. 固定式消融(stationary shot)　对于直径小于 1cm 的结节可采用固定式消融法。所谓固定式消融是指将消融针的针尖端送达至结节的远端 1/3 处,启动热功率输出,不移动消融针而持续热凝固,直至热场强回声范围不再扩大时终止。恶性结节多采用固定式消融,并需扩大消融范围,通常体积较大的良性结节才纳入消融治疗,因此对于良性结节固定式消融通常难以完全奏效,多需多点消融。

3. 复合式消融(hybrid shot)　实际工作中,结节的大小、数目、位置存在着多样性,因此移动式消融和固定式消融往往都不宜单独采用,中等大小以上(最大短径 ≥ 2cm)的结节通常需要采取固定式消融和移动式消融相结合的方式,此即复合式消融。为使结节整体完全被热凝固,需要将结节分解为多个小的消融单元,尽可能在一针技术的前提下,通过变换单元,逐个消融,部分单元之间存在重叠消融。

第五节　消融术中管理要点

进入标准化外科手术室实施热消融治疗是规范化要求之一。但需要特别强调的是,进入手术室不等于进入"保险箱",还必须落实麻醉、护理人员的到位和尽职,落实生命监护措施有效执行。为此,应严格执行各医疗机构的手术报备制度,遵循规范的手术路径。

1. 禁食禁饮　当前,许多医疗机构在实施甲状腺结节热消融治疗时并未严格要求患者术前 6h 内禁食、禁饮,客观上方便了患者,似乎亦未发生相关医疗事故,但仍旧存在隐患。因为,热消融治疗依旧是创伤性操作,术中和术后短期内万一发生需要麻醉师紧急处置的意外事件,未空腹可能会增加救治过程的不可控风险。

2. 紧张焦虑　少数患者因紧张、焦虑、幽闭症等可致血压升高、心率增快、过度通气等不稳定状态,对此可予右美托咪啶(总剂量 1μg/kg,10~15min 内静脉泵入)、咪唑安定 0.5mg 使之镇静。但需密切观察患者是否能够自主保持呼吸道通畅,保证足够的通气量。现场操作与保障须由麻醉专业技术人员完成。

3. 高血压　围术期高血压是指患者在外科手术期间(术前、术中和术后 3d 内)伴发的急性血压升高(收缩压、舒张压或平均动脉压超过基线的 20% 以上),因其可显著增加围术期心血管事件发生率和患者死亡率,必须高度重视和应对,降压治疗可以明显降低心血管疾病风险。

分析病因,判断病情,正确降血压。紧张、疼痛、血容量过多、低氧血症、高碳酸血症和体温过低等都可以引发高血压。术中血压快速升高超过基线的 20% 以上时,易发生靶器官功能损害,称为高血压急症,通常需要经静脉给予降血压药物。术前既有的高血压一般不引起靶器官功能障碍,称为高血压次急症,有充裕时间降低血压。

处置围术期高血压时必须考虑平衡高血压所致风险与降压治疗所致终末器官低灌注风险之间的关系,提高保护靶器官功能的意识。不必过分追求血压的数值与降压的速度。过快降压可以导致器官灌注不足,特别是长期高血压患者心脏、脑和肾脏灌注自我调节水平上移,血压下降过快时很容易出现心脏、脑和肾脏的低灌注。

降压目标值取决于术前患者血压,一般降至基线 10% 以上,对有出血倾向或严重心力衰竭患者可将血压降得更低。应根据患者具体情况、治疗条件以及临床经验选用药物,严密监测患者对治疗的反应并及时调整降压药物的剂量。推荐使用短效降压药物,以免高血压病因去除后降压药效力持续,引发低血压。

高血压急症的理想降压药物应是起效迅速、疗效确切并易于控制给药剂量,推荐使用拉贝洛尔、艾司洛尔和尼卡地平等药物,宜小剂量、多次给药,并严密监测患者生理反应。

需要注意的是,高血压患者易出现术中低血压。服用血管紧张素转换酶抑制剂(angiotensin converting enzyme inhibitor,ACEI)或血管紧张素受体拮抗剂(angiotonin receptor blocker,ARB)的患者具有易发生术中低血压的倾向,可能与低血容量有关。因此术前应嘱咐患者停用此类降压药,术后在确定血容量充足时方可使用。

4. 心律失常　首先应确诊各类心律失常,再寻找其发生原因及相关诱因。对危及生命的严重心律失常,如多源多发室早、室早 RonT 现象、室性心动过速、三度房室传导阻滞及心室律缓慢、甚至室颤,应迅速处理避免其恶化。

5. 低血糖　低血糖问题,由于禁食禁饮,这个问题要给予关注,必要时给予葡萄糖。

第六节　良性肿瘤热消融要点

一、全囊性结节

使用彩色多普勒超声全面扫查囊壁的血流信号,了解囊壁血供状态。对富血供的囊壁组织,应优先热凝固滋养动脉,阻断血供,减少消融过程中的囊腔内出血概率,减轻出血程度,提高消融治疗的效率和效果。超声造影并非必须实施。可仅实施单纯硬化治疗、单纯热消融治疗或者二者兼用。

1. 胶质为主囊肿　声像图上囊壁多数较薄,少数囊壁较厚且呈晕圈样改变。囊腔内大部分近乎无回声,但是无回声区内散在若干点状强回声,多数并非钙化所致,强回声灶后方以振铃样反射为主,而非声影。CDFI 模式显示点状强回声处偶见快闪伪像。使用探头加压囊肿,囊液无流动或光点漂浮现象。此种声像图表现预示胶质黏稠,较难抽吸。

建议使用 12 号注射针头,使用软质延长管与 20ml 注射器连接。完成麻醉后,可先用此注射针头穿刺进入囊腔,也可以先置入微波消融针,再于消融针旁置入该抽吸用的 12 号针头。当用力抽吸后胶质仍难以吸出,则采用"逐步稀释置换法"。具体方法是先向囊腔内注入 2~3ml 生理盐水再回抽,经过稀释的胶质可被少量地吸出;之后重复冲洗和回抽的过程,胶质可逐渐被吸出。初期的盐水注射量宜少不宜多,因囊腔内原有张力已经较高,以免引起患者局部剧烈胀痛。随着胶质被吸出量的逐渐增多,冲洗用的盐水可加量。当胶质吸出殆尽时,囊腔内可保留少量液体,此时启动微波或射频功率输出,利用囊腔中的生理盐水受电场作用升温,令囊壁较为均匀地受热凝固。

2. 出血为主囊肿　声像图上囊壁亦较薄。囊腔内大部分为近乎中等的回声,使用探头加压囊肿,囊液内可见密集的光点翻腾现象。此种声像表现预示陈旧性出血,较易抽吸。

穿刺的操作方法同前述。多数囊液较易抽吸,少数需要"逐步稀释置换法"。将血性囊液清洗殆尽后,即可启动消融治疗。

3. 混合性囊肿　声像图上既可见到黏稠胶质的表现,也可见到出血所致的现象。穿刺操作方法同前述,但对胶质仍需采用"逐步稀释置换法"。对于经过努力抽吸仍不能完全吸出的少量胶质,可留置在囊腔内。但是由于胶质的干扰,需要将消融针尖端特意引至其遮挡的囊壁处将囊壁凝固。

二、囊实混合性结节

囊实混合性结节存在实性组织占比不同的情形,但是无论实性组织占比多少,都应优先消融实性结节部分,并针对实性部分穿刺取材活检。若对囊性部分先行抽液和消融,则有可能因为囊腔内新鲜出血或热场回声增强而导致实性结节显示质量降低,影响其后续治疗。

1. 实性占比大于 1/2　完成局麻和液体隔离后,先将消融针穿刺置入结节的实性部分,完成实性结节的全体消融后再移至囊性区域,由于液性部分相对较少可不予抽吸,但须凝固全部囊壁。

2. 实性占比小于 1/2　仍旧先将消融针穿刺置入结节的实性部分,完成实性结节的全体消融后再移至囊性区域,由于液性部分相对较多可根据具体情形予以抽吸,但须凝固全部囊壁。

三、全实性结节

使用彩色多普勒超声全面扫查结节的血流信号,对富血供者,需优先热凝固其滋养动脉,阻断血供,降低结节在消融过程中出血概率,减轻出血程度,提高消融治疗的效率和效果。必须实施超声造影,既利于了解结节整体的血液供应状态,也有助于术中及时掌握结节凝固范围与凝固彻底性。

1. 质地松软结节　此类结节质地回声往往呈细密的筛网状,弹性超声显示质地柔软,血流信号多不丰富。尽管结节表现为实性回声,然而实际上内含丰富的散在胶质和几乎不流动的血液。穿刺活检标本多为不成形的血性黏稠物,置入福尔马林溶液后极易分散,因无成形组织条块,几乎不可能制作组织切片,组织学病理诊断较为困难;标本置于载玻片上时除了血性成分外,尚可见丰富的胶质;细胞学检查可行,但多提示为甲状腺滤泡上皮和胶质。

消融时,胶质和血性成分受热后容易成黏稠状,形成质地略硬的栓状物黏附在消融针的针尖上,消融针移动时该栓状物则会对柔软的结节组织形成较大的创面,更加引起出血和胶质汇聚。因黏滞度较高,离子和水分子等极性分子的旋转运动受限,热场较难扩大,声像图上表现为热场强回声围绕在针尖附近,难以向四周扩散,影响热凝固的范围。

此类型结节热消融效果并非最佳。

2. 质地较实结节 此类结节的质地回声往往比较均匀,中等回声或较低回声,弹性超声显示质地柔软,CDFI 显示结节周围或内部血流信号多较丰富。组织内胶质含量较少,血液虽丰富,但不是瘀滞的血液,而是循环流动状态中。结节的黏滞性总体上较低。

消融时优先阻断结节的主要滋养动脉,经 CDFI 甚或超声造影确认结节总体血流消失后再消融结节本身。

由于结节的黏滞度较低,较少发生消融针针尖部组织粘连现象,进针和退针均较自如。因水分充沛且黏滞度不高,热场极易扩散增大,不仅消融范围足够大,而且凝固彻底性足够高。

此类型结节热消融效果最佳。

3. 质地坚实结节 质地坚实的良性结节通常较少见,除非是肿块状桥本氏炎症结节、致密钙化性结节。CDFI 显示几乎无血流信号可见。

因结节或严重纤维化或严重钙化,水分含量低,消融时热场亦较难扩散,但是也不会发生针尖部组织粘连的现象。

四、良性结节的分期消融策略

分期消融(staged ablation)是指对某些甲状腺结节不是一次性完成消融治疗,而是分 2 次或以上消融,最终达到完全消融治疗。此类结节常常是体积巨大、位置隐蔽(深达胸骨后,邻近头臂干动脉)、一次性治疗有技术困难(消融针难以操作)或者存在高风险(难以规避动脉、喉返神经等)。

深达胸骨后的结节性甲状腺肿,胸骨后段可以暂时搁置不消融,只消融颈部甲状腺结节组织,3~6 个月后因颈部消融区组织萎缩,胸骨后段的结节组织便被向上牵拉至颈部,增加其超声影像的可见性和消融操作的容易度及安全性。

高龄巨大结节患者,因患者的耐受性较差,可以分期逐步消融。

紧贴颈总动脉起始段、锁骨下动脉、头臂干、锁骨下静脉等大血管的甲状腺结节,先消融离血管较远的区域,邻近血管的区域暂时搁置不消融,待消融区组织萎缩将周围区域的待消融组织向中心牵拉移离大血管后再予消融。

第七节 恶性肿瘤热消融要点

对于甲状腺微小乳头状癌的治疗目前尚存较大争议,不同学界间的争论尤为激烈。目前,甲状腺恶性肿瘤的热消融主要限于有选择性的低危微小乳头状癌,其适应证及禁忌证选择有严格的要求,对符合条件的患者,在严格遵循医学伦理,尤其是患者充分知情的情况下,不反对开展前瞻性的临床研究,但开展该项目的手术操作医生需具备副主任医师及以上职称,从事甲状腺消融治疗工作 2 年以上。具体请参见本章第二节之相关内容。

热消融治疗甲状腺微小乳头状癌,对选择的结节大小、位置有严格的规定。根据我国出版的《甲状腺良性结节、微小癌及颈部转移性淋巴结热消融治疗专家共识(2018 版)》,选择热消融的癌灶直径建议 ≤ 5mm,但肿瘤局限于腺内,术前经过充分的、规范的临床评估,其临床分期 $T_{1a}N_0M_0$ 者,病灶直径可放宽至 ≤ 10mm,对于适应证的选择,通常还需排除相关高危因素。由于选择消融治疗的癌灶较小,并需扩大消融范围,故消融时常规使用"固定式消融"模式进行消融。首先以生理盐水或灭菌注射用水 10~20ml(或加入肾上腺素 0.5mg 混合液)在甲状腺外包膜和后包膜与周围组织间隙内注射,形成宽 3~5mm 的安全隔离区域,以预防毗邻结构受到热损伤;然后沿预先设计的穿刺进针点、进针路径将消融针于超声实时引导下直刺过癌灶中心后将其针尖略穿透消融结节远端边缘,清楚显示整个针道尤其是针尖位置,确保不会损伤周围脏器后启动消融装置。目前甲状腺微小乳头状癌热消融的相关文献仍然较少,对甲状腺微小乳头状癌热消融使用的功率、消融时间没有统一标准,同时由于甲状腺组织本身特点,其热消融达到凝固性坏死相对肝脏所需功率更低、耗时更短。笔者建议可以参考甲状腺良性结节消融功率(或厂家推荐),并可视消融癌灶大小、位置与周围重要结构的安全关系酌情增减;考虑到消融对象为恶性肿瘤,较良性结节应适当延长消融时间,确保局部消融完全并适当扩大消融范围。对于单点消融不能完全覆盖癌灶或局部消融范围不满意者可调整针道做多点消融,务求消融范围完全覆盖整个瘤体并在结节周边消融出一定的安全边界。对于"移动式消融"因其消融时单点停留时间过短,有可能造成肿瘤不能完全灭活,故不做推荐。

对于消融甲状腺微小乳头状癌,安全边界是否需要参考其他脏器的实体恶性肿瘤消融(如肝癌)留有 5~10mm 的安全边界,目前也存在一定争议。因为甲状腺微小乳头状癌及甲状腺脏器本身体积相对较小,周边重要结构多且复杂,若留有不少于 5mm 的安全边界往往会增加热消融操作的风险,且过分追求消融安全边缘而使消融甲状腺正常组织过多,存在明显增加并发症可能的风险。而且,热消融的对象——甲状腺微小乳头状癌本身远较其他脏器恶性肿瘤的生物学行为好,临床表现更为"惰性",结合相关文献资料,笔者认为甲状腺微小乳头状癌消融安全边界是否可以酌情放至 2~5mm,当然后续仍有待于进一步观察、研究、总结,有条件的医院可以参加多中心实验进行疗效的整体评估。对于微小乳头状癌癌灶紧贴喉返神经、食管、气管等区域,消融安全边界预估不足,甚至结节本身完全消融困难者应坚决拒绝使用热消融治疗,根据中国的《甲状腺良性结节、微小癌及颈部转移性淋巴结热消融治疗专家共识(2018 版)》,消融微小乳头状癌癌灶距离内侧后包膜应 >2mm。

第八节 典型病例

1. 病例一 患者,女,61 岁。行超声引导下甲状腺左叶结节射频消融术(图 6-8-1)。
2. 病例二 患者,女,58 岁。行超声引导下甲状腺左叶结节射频消融术(图 6-8-2)。
3. 病例三 患者,女,56 岁。行超声引导下甲状腺左叶结节微波消融术(图 6-8-3)。

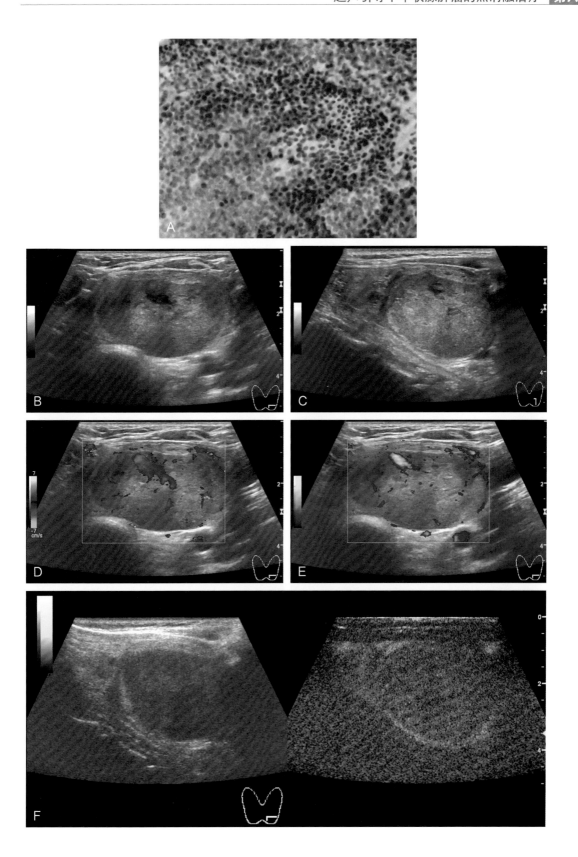

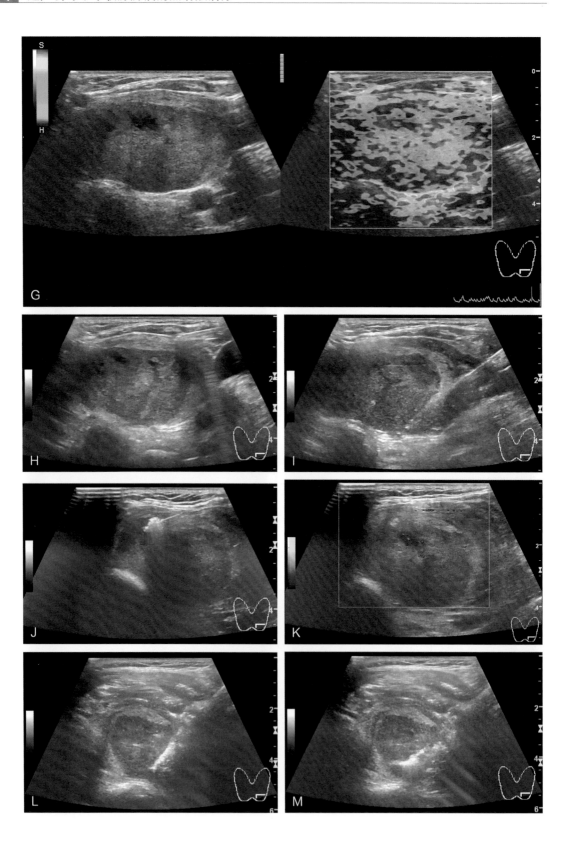

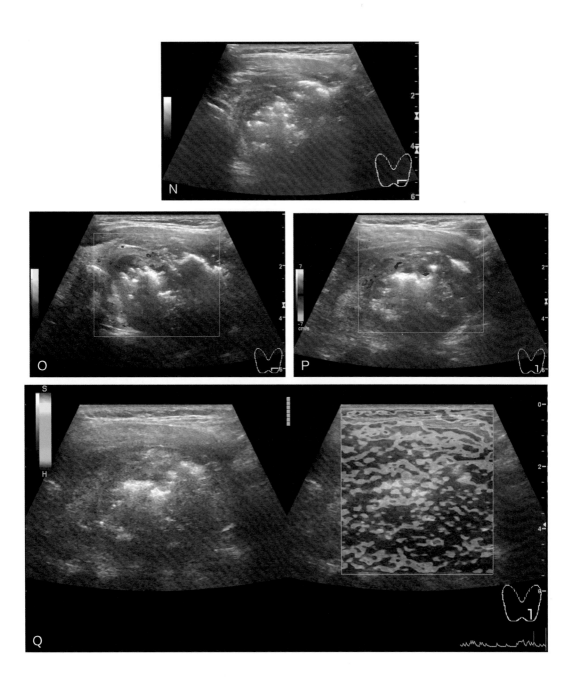

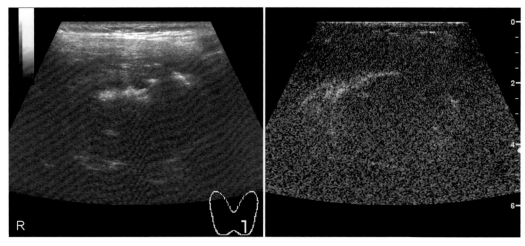

图 6-8-1 甲状腺左叶结节射频消融

A. 消融术前被消融结节 FNAC 结果：良性病变，考虑结节性甲状腺肿（Bethesda Ⅱ类）；B、C. 超声横切面和纵切面扫查示甲状腺左叶下极见大小 47mm×42mm×28mm 实性低回声肿块，边界清，包膜完整，内回声均匀；D. 消融前彩色多普勒血流显像示结节以环状为主血流信号，结节内右前侧可见粗大供血血管；E. 消融前彩色多普勒能量图显示结节以环状为主血流信号，其结节内右前侧可见粗大供血血管；F. 消融前超声造影示结节呈较均质的轻度强化；G. 消融前弹性成像示结节呈中等硬度（弹性成像 5 分法评分：3 分）；H. 消融前，予消融侧甲状腺被膜外注射利多卡因做局部麻醉；I. 以生理盐水为隔离液，在消融侧甲状腺周围注射隔离液，形成隔离带；J. 对结节内右前侧较大供血血管进行消融，防止消融术中结节大出血；K. 彩色多普勒能量图显示原粗大血管血流明显减少；L. 使用"移动式消融"对结节进行消融，先对结节深面肿瘤进行消融；M. 使用"移动式消融"对结节进行消融，依次对消融后肿瘤的邻近浅层肿瘤进行消融；N. 使用"移动式消融"对整个结节进行消融；O. 消融后结节呈不均高回声改变，彩色多普勒能量图显示其内血流信号不明显；P. 消融后结节呈不均高回声改变，彩色多普勒血流显像示其内血流信号不明显；Q. 消融后弹性成像提示结节变硬（弹性成像 5 分评分法：4 分）；R. 消融后即刻超声造影结节呈整体无灌注，提示结节热消融完全

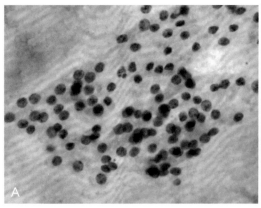

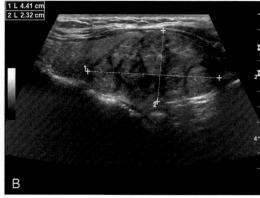

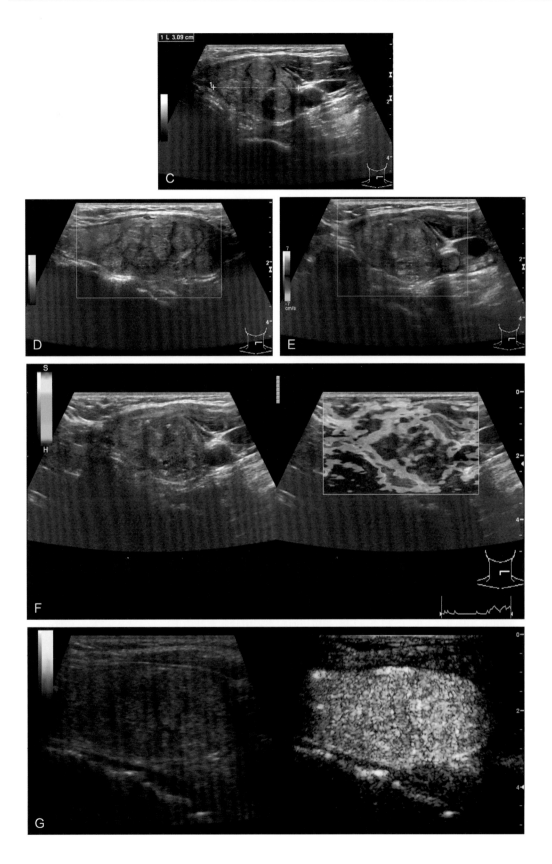

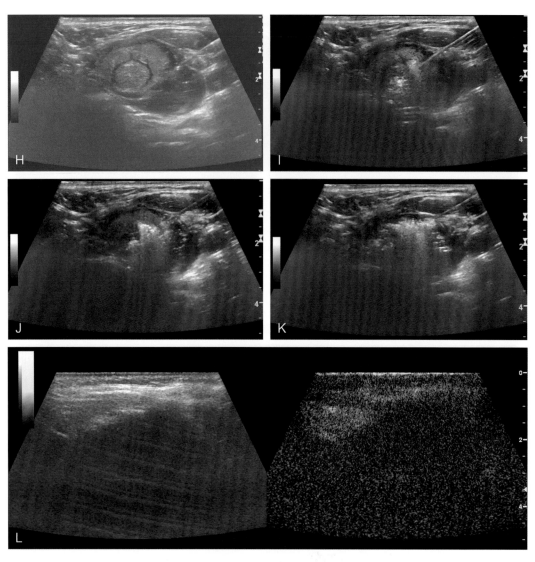

图 6-8-2 甲状腺左叶结节射频消融

A. 消融术前被消融结节 FNAC 结果:血液成分内见滤泡上皮细胞,部分滤泡上皮细胞胞质嗜酸性变,考虑良性病变(Bethesda Ⅱ类);B、C. 超声纵切面和横切面扫查示甲状腺左叶中下部一 44mm×23mm×31mm 不均质低回声肿块,边界清,包膜完整,内呈多小结节融合成团样;D. 消融术前彩色多普勒能量图显示结节内血流信号较稀疏;E. 消融术前结节彩色多普勒血流显像示结节内血流信号较稀疏,且以周边为主;F. 消融前弹性成像示结节偏硬(弹性成像评分 5 分法:4 分);G. 消融术前超声造影显示结节内造影剂呈较均质灌注,未见明显坏死灌注缺失区;H. 在消融侧甲状腺周边注射隔离液,使消融侧甲状腺与周边结构间形成隔离带,使之呈"悬空"状;I. 使用"移动式消融"对结节进行消融;J. 使用"移动式消融"对结节进行消融,显示消融后强回声范围逐渐扩大;K. 使用"移动式消融"对结节进行消融,显示消融后强回声范围基本覆盖整个结节;L. 消融后即刻超声造影显示消融区造影剂呈整体无灌注

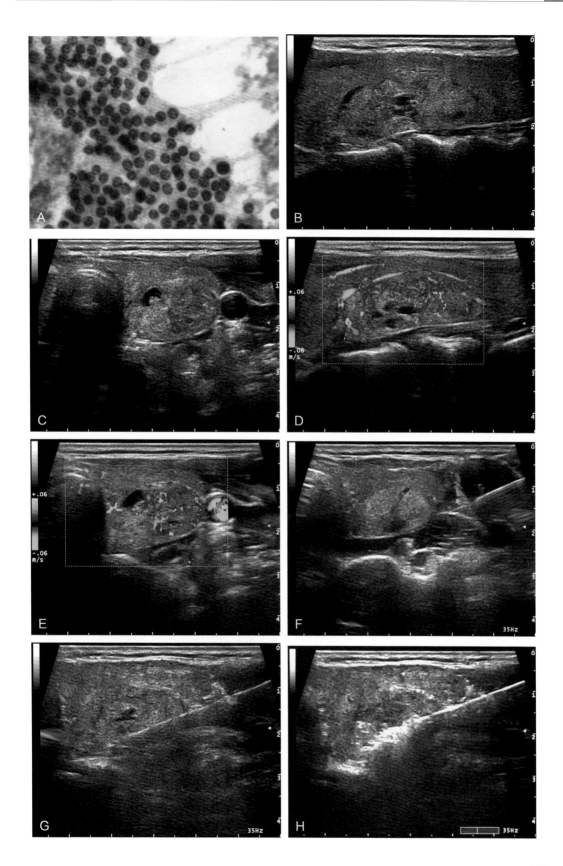

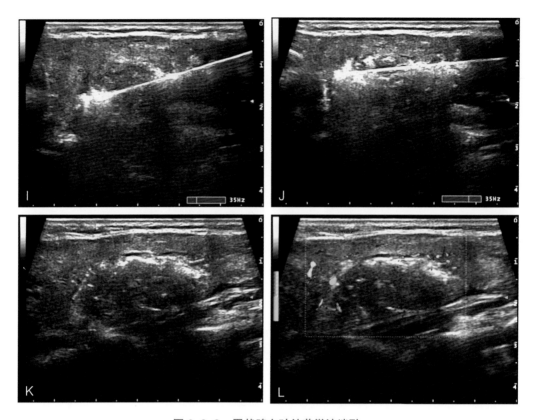

图 6-8-3 甲状腺左叶结节微波消融

A. 消融术前被消融结节 FNAC 结果:见成团滤泡上皮细胞,考虑良性病变(Bethesda Ⅱ类);B. 超声纵切面扫查见甲状腺左叶内一不均质等回声样结节,内有小片状液性暗区;C. 超声横切面扫查见甲状腺左叶内一不均质等回声样结节,边界清,内有小片状液性暗区;D. 消融术前彩色多普勒纵切面血流显像示甲状腺结节周边及内部血流信号较丰富;E. 消融前彩色多普勒横切面血流显像示甲状腺结节周边及内部血流较丰富;F. 在消融侧甲状腺周边注射隔离液;G. 对甲状腺左叶结节采用"移动式消融",行微波消融。将微波针放置在消融层面的后内侧方,作为这一层面的起始消融点;H. 启动消融后缓慢向后移动消融针,使消融针产生的"热源"逐渐向后移动;I. 甲状腺结节同一层面深层肿瘤消融完成后,将消融针有序移动到紧邻的浅层未消融肿瘤内进行消融;J. 将甲状腺结节同一层面的最浅层肿瘤进行消融,完成同一层面的肿瘤消融;K. 微波消融术后消融区呈不均质强回声覆盖;L. 微波消融术后彩色多普勒血流显像扫查,显示消融区无明显血流信号

4. 病例四 患者,男,34 岁。行超声引导下双侧甲状腺叶结节微波消融术(图 6-8-4)。

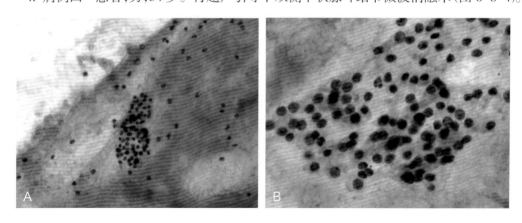

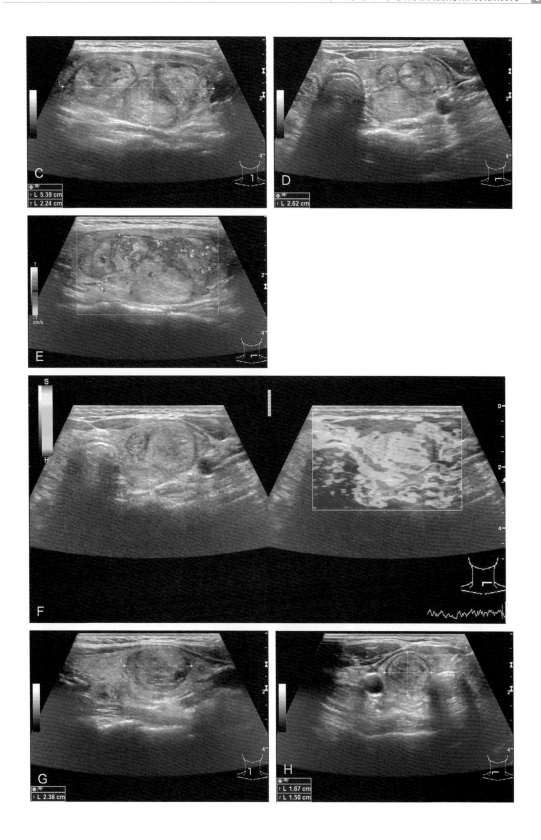

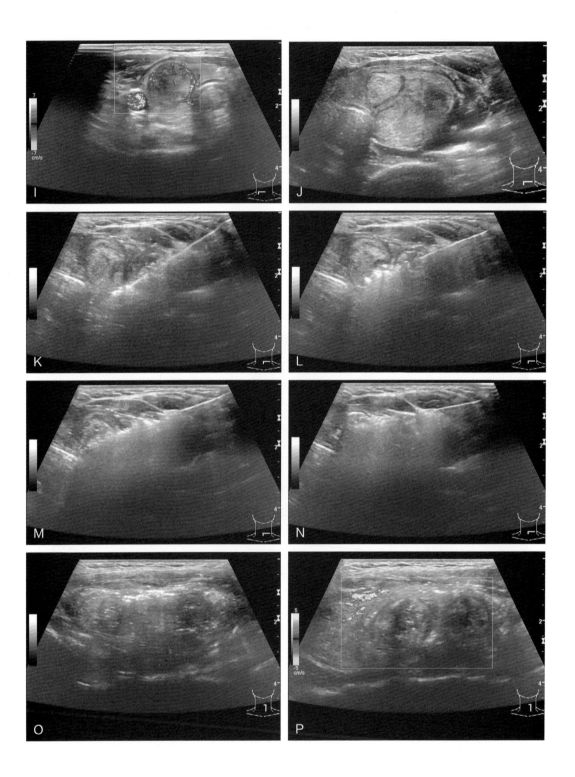

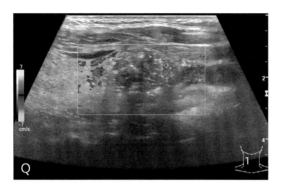

图 6-8-4 双侧甲状腺叶结节微波消融

A、B. 消融术前消融结节 FNAC 结果:Bethesda Ⅱ类;C、D. 超声纵切面和横切面扫查见甲状腺左叶融合状等回声团块,大小约 54mm×22mm×26mm,边界清;E. 消融前彩色多普勒血流显像示甲状腺左叶结节内彩色血流信号较丰富;F. 消融前弹性成像提示左叶结节硬度较软(弹性成像 5 分法评分:2 分);G、H. 超声纵切面扫查见甲状腺右叶一不均质稍低回声结节,大小约16mm×15mm×24mm,边界清;I. 消融前彩色多普勒血流显像扫查见结节血流信号较丰富,以结节周边环样为主;J. 在甲状腺左叶周边注射隔离液;K～M. 使用"移动式消融"对甲状腺左叶结节进行微波消融;N. 超声评估甲状腺左叶结节整体被微波完全消融后,对消融针道进行消融;O. 甲状腺左叶结节消融完成后,超声显示结节整体回声降低,内见未完全消散的强回声;P. 彩色多普勒血流显像示左侧甲状腺消融后结节内血流信号不明显;Q. 以同样的方法对甲状腺右叶结节进行微波消融,消融后彩色多普勒血流显像示结节内血流信号不明显

5. 病例五 患者,女,48 岁。行超声引导下甲状腺左叶结节射频消融术(图 6-8-5)。

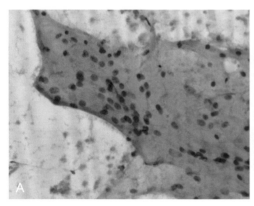

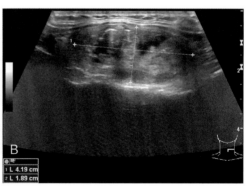

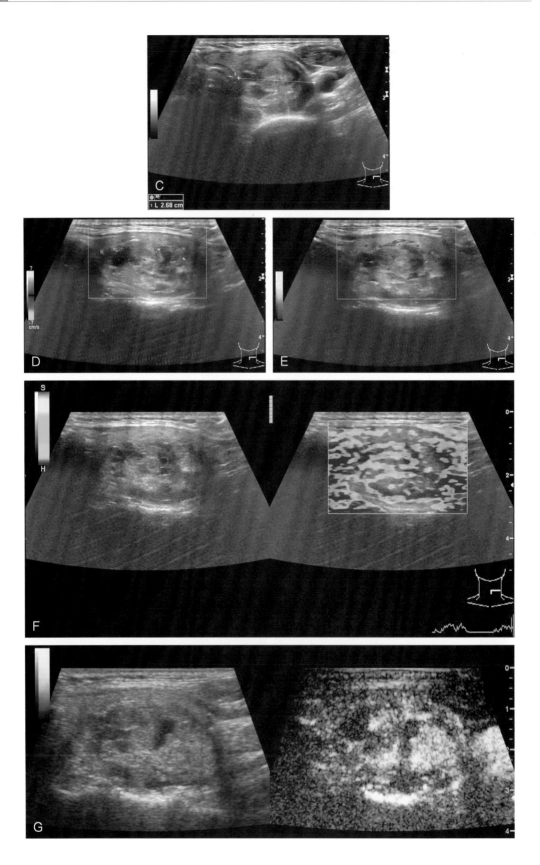

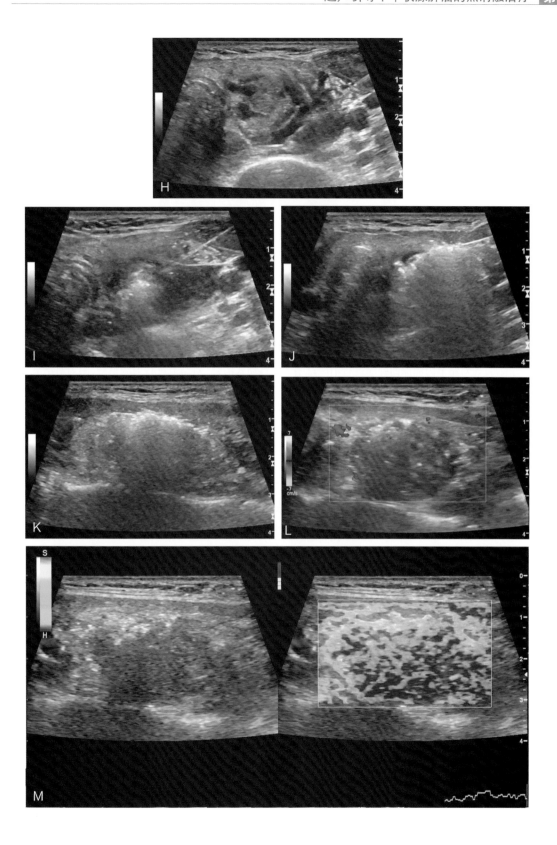

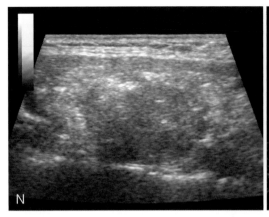
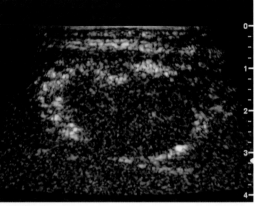

图 6-8-5 甲状腺左叶结节射频消融

A. 消融术前被消融结节 FNAC 结果:见成片胶质及少量滤泡上皮细胞,考虑良性病变(Bethesda Ⅱ类);B、C. 超声纵切面扫查示甲状腺左叶中下极一 41mm×19mm×27mm 实性为主混合性团块,边界清;D、E. 消融前彩色多普勒血流显像和能量成像图示结节内血流信号稀疏且以周边为主;F. 消融前弹性成像示肿瘤呈中等硬度(弹性成像 5 分法评分:3 分);G. 消融前超声造影示结节呈不均质强化,液性成分呈造影剂充盈缺失状;H. 以生理盐水为隔离液,在消融侧甲状腺周围注射;I. 采用"移动式消融"对结节进行射频消融,首先对结节内侧深面肿瘤进行消融;J. 采用"移动式消融"对结节进行射频消融,图为对结节浅层肿瘤进行消融;K. 消融后即刻超声扫查示结节呈不均质强回声覆盖;L. 消融后数分钟强回声即散去,结节整体呈不均质低回声,内见星杂样强回声;彩色多普勒血流显像示:消融后结节内血流信号不明显;M. 消融后弹性成像提示结节变硬(弹性成像 5 分评分法:4 分);N. 消融后即刻超声造影结节呈整体无灌注,提示结节热消融完全

6. 病例六 患者,女,40 岁。行超声引导下甲状腺右叶结节射频消融术(图 6-8-6)。

7. 病例七 患者,女,60 岁。行超声引导下甲状腺左叶囊性为主混合性结节射频消融术(图 6-8-7)。

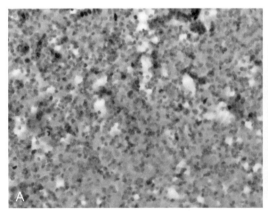
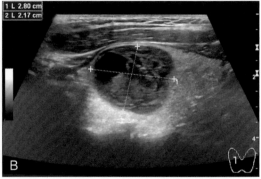

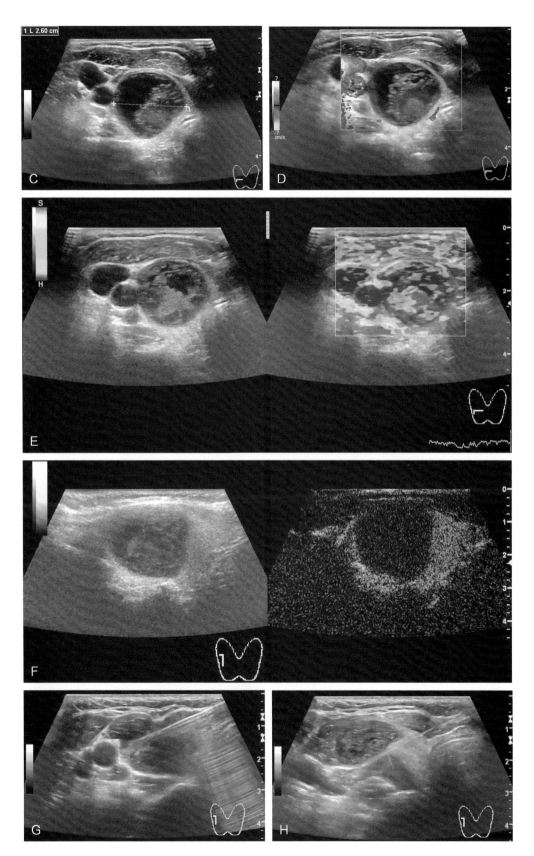

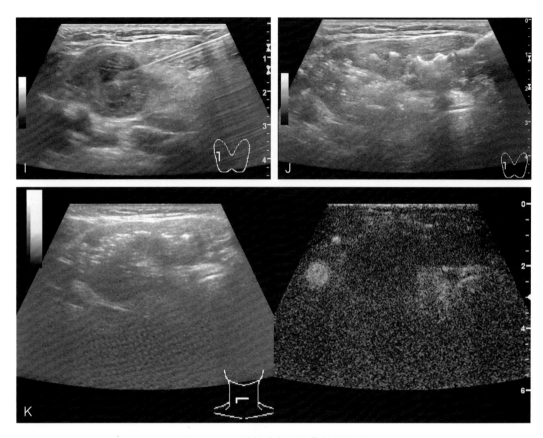

图 6-8-6 甲状腺右叶结节射频消融

A.消融术前被消融结节 FNAC 结果：良性病变，考虑结节性甲状腺肿伴出血囊性变(Bethesda Ⅱ类)；B、C.超声纵切面和横切面扫查见甲状腺右叶一囊性为主混合性团块，大小约 28mm×22mm×26mm，边界清；D.彩色多普勒血流显像扫查示结节内彩色血流信号不明显；E.消融前弹性成像示结节硬度中等(弹性成像评分 5 分法：3 分)；F.消融前超声造影见结节内造影剂灌注不明显；G.以生理盐水为隔离液，将甲状腺外侧被膜与周边结构分离；H.以生理盐水为隔离液，将甲状腺后内侧被膜与周边结构分离；I.用 18G PTC 针穿刺入结节囊性部分，抽出褐色不凝液体 5ml，使结节缩小；J.将结节整体消融，拔出射频消融针时对针道进行消融；K.射频消融后对结节进行超声造影，消融区整体未见造影剂灌注

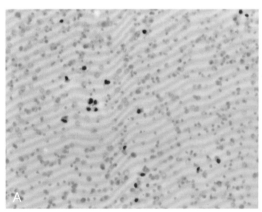

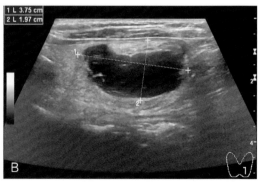

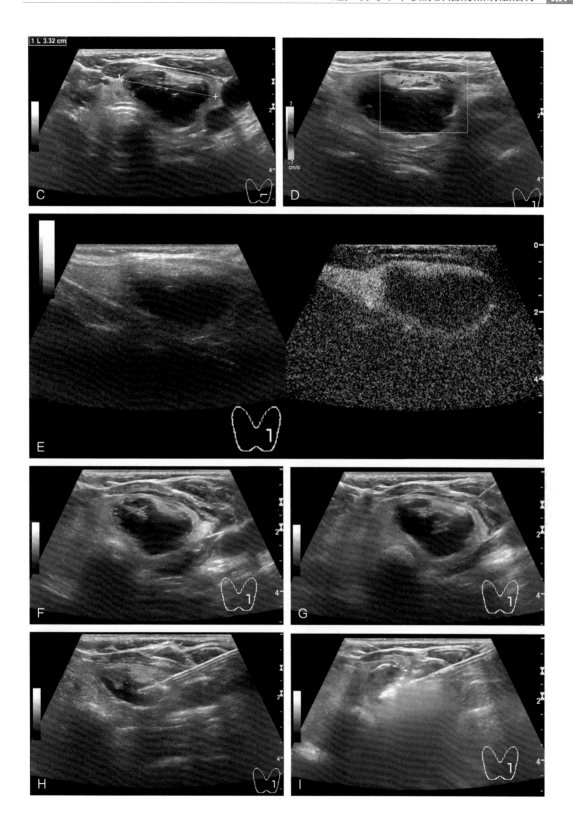

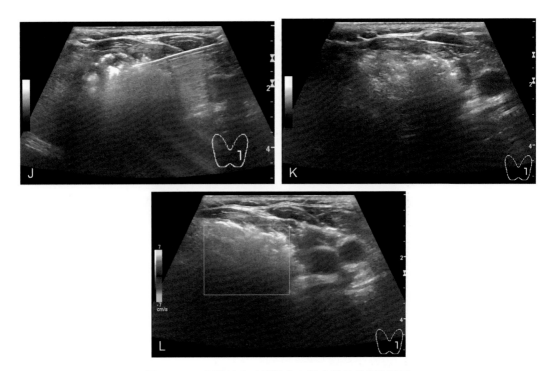

图 6-8-7 甲状腺左叶囊性为主混合性结节射频消融

A. 消融前被消融结节 FNAC 结果：见滤泡上皮细胞及散在组织细胞，考虑良性病变伴囊性变（Bethesda Ⅱ级）；B、C. 超声纵切面和横切面扫查见甲状腺左叶中下部一囊性为主混合性结节，大小约 38mm×20mm×33mm，结节边界清；D. 消融前彩色多普勒血流显像示结节实性部分内少许稀疏血流信号；E. 消融前超声造影结节浅层实性部分内见造影剂灌注，囊性主体部分内未见造影剂灌注；F. 在甲状腺左叶周边注射隔离液；G. 将配 9 号针头注射器穿刺入结节囊性成分内，以生理盐水进行灌洗、置换；H. 将结节内大部分液体抽出，结节外形塌缩；I. 对结节进行射频消融。此结节仍以囊性成分为主，消融针可在结节进行"搅拌"，使结节内液体加热、沸腾，热量充分弥散；J. 评估结节射频消融完全后，对进针道进行消融；K. 消融完成后，结节成整体强回声覆盖；L. 消融后彩色多普勒血流显像扫查，消融结节内彩色血流信号不明显

8. 病例八 患者，男，35 岁。行超声引导下甲状腺左叶结节射频消融术（图 6-8-8）。

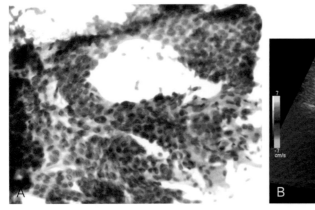

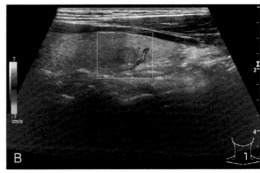

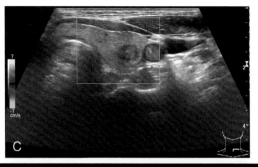

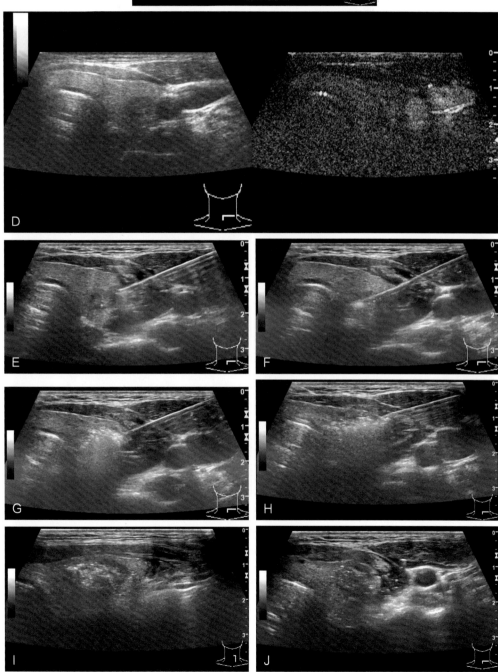

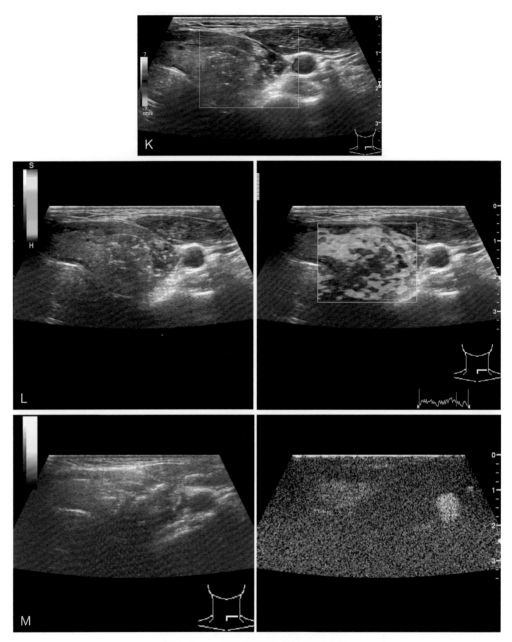

图 6-8-8　甲状腺左叶结节射频消融

A. 消融术前被消融结节 FNAC 结果:乳头状癌(Bethesda Ⅵ类);B、C. 超声纵切面和横切面扫查显示:甲状腺左叶中下部一实性低回声结节,大小约 7mm×6mm×6mm,内见强光点。彩色多普勒血流显像示结节内血流信号不明显;D. 消融前超声造影示结节呈轻度强化;E. 在甲状腺左叶周围注射生理盐水形成隔离带后,在超声引导下将射频消融针刺入结节内;F. 使用"固定"消融方式对甲状腺结节进行射频消融;G. 消融 1min 后,结节整体被强回声覆盖;H. 消融完成后,对消融针道进行消融;I、J. 消融结束后超声纵切面和横切面扫查,消融结节整体呈不均质低回声改变,甲状腺左叶周边液体隔离带仍清晰可见;K. 消融后彩色多普勒血流显像示结节内血流信号不明显;L. 消融后弹性成像示结节变硬(弹性成像 5 分评分法:4 分);M. 消融后即刻超声造影结节呈整体无灌注,提示结节热消融完全

9. 病例九　患者,男,46岁。行超声引导下甲状腺左叶结节微波消融术(图6-8-9)。

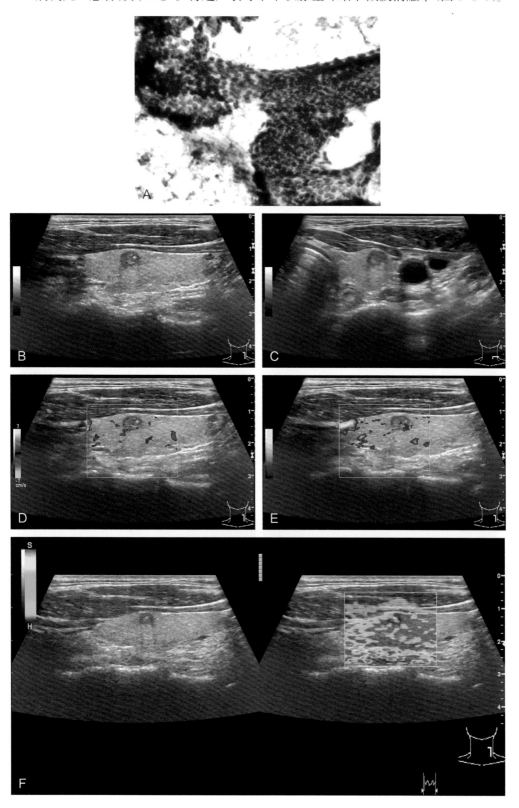

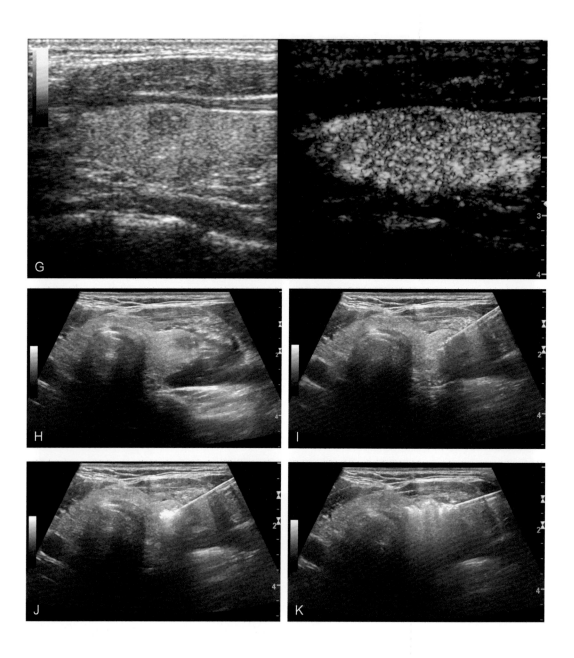

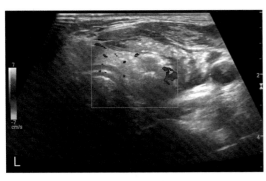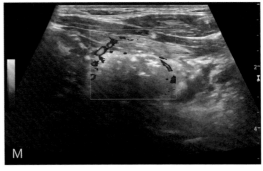

图 6-8-9 甲状腺左叶结节微波消融

A. 消融术前被融结节 FNAC 结果:乳头状癌(Bethesda:Ⅵ类);B、C. 超声纵切面和横切面扫查显示甲状腺左叶中上部一实性低回声结节,大小约 8mm×8mm×6mm,内见强光点;D. 彩色多普勒血流显像示结节内星点状血流信号;E. 彩色多普勒能量图扫查见结节内星点状血流信号;F. 消融前弹性成像示结节硬度较高(弹性成像 5 分法评分:4 分);G. 消融前超声造影示结节强化较明显,几乎与周边正常甲状腺组织呈等增强;H. 消融前在甲状腺左叶周边注射液体隔离带;I. 在超声引导下将微波针直接刺入甲状腺结节内;J. 对甲状腺结节进行"固定式消融";K. 消融完成后,对消融针道进行消融;L. 消融后彩色多普勒血流显像示结节内血流信号不明显;M. 消融后彩色多普勒能量图显示结节内血流信号不明显

10. 病例十　患者,女,36 岁。行超声引导下甲状腺右叶结节激光消融术(图 6-8-10)。

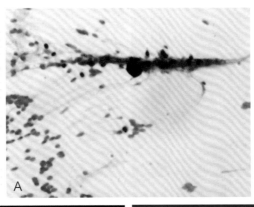

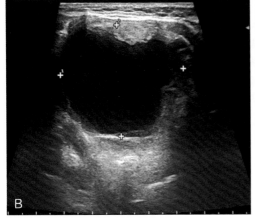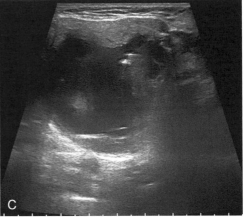

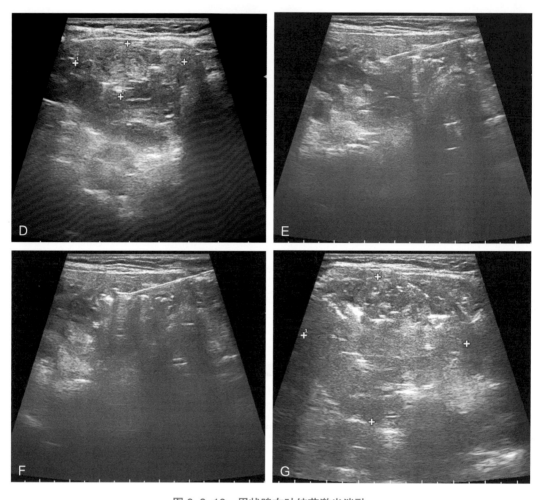

图 6-8-10 甲状腺右叶结节激光消融

A.消融术前消融结节 FNAC 结果:见成团滤泡上皮细胞及少量组织细胞,考虑良性病变(Bethesda Ⅱ类);
B.超声横切面扫查示甲状腺右叶一 44mm×39mm×50mm 单发囊实性结节,其成分以囊性为主,结节边界清,包膜完整;C.在超声引导下将 PTC 针经皮穿刺进入囊腔,抽吸囊液至囊腔基本消失;D.超声横切面扫查示结节囊性成分抽吸后结节皱缩,剩余实性部分范围大小约 37mm×17mm×41mm;E.在超声实时引导下将激光引导针穿刺进入实性结节上缘,采用单针移动式消融进行治疗;F.消融过程中,超声可见激光作用时产生消融区域出现强回声汽化现象;G.消融完成后,即时超声扫查可见结节呈不均质高回声改变,其范围约 51mm×47mm×51mm

11. 病例十一 患者,女,37岁。行超声引导下甲状腺左叶结节激光消融术(图6-8-11)。

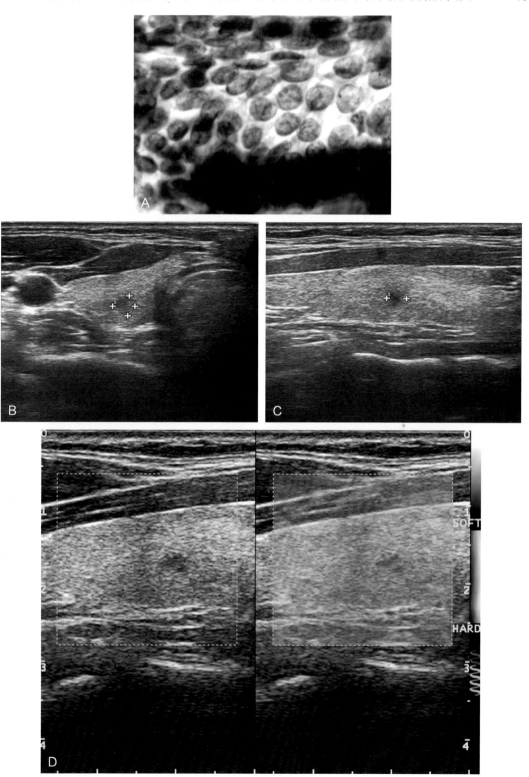

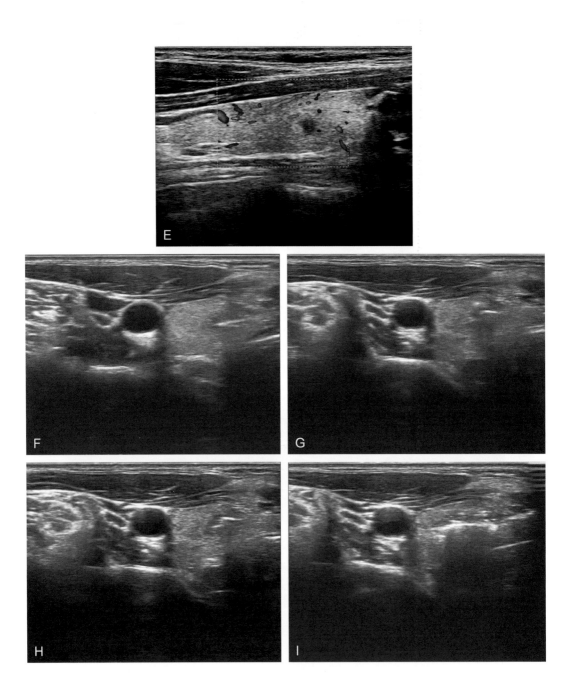

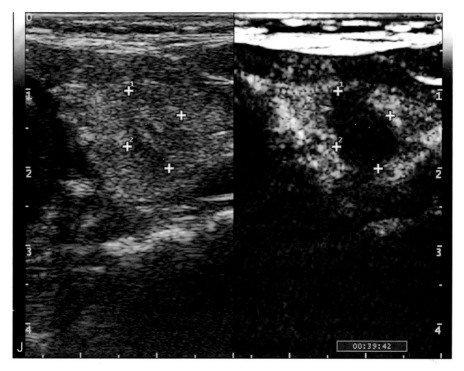

图 6-8-11 甲状腺左叶结节激光消融

A. 消融术前被消融结节 FNAC 结果：乳头状癌（Bethesda：Ⅵ类）；B、C. 超声纵切面和横切面扫查显示甲状腺左叶中部一实性低回声结节，大小约 4mm×4mm×3mm，边界不清（此时术者位于患者头侧扫查）；D. 结节弹性成像评分 5 分（5 分法），病灶区域完全为红色覆盖，高度提示恶性结节；E. 消融前彩色多普勒血流显像示结节周边血供不丰富；F. 在超声实时引导下，引导针引导激光光纤进入左侧甲状腺结节前缘（此时术者位于患者头侧操作）；G. 设置激光消融功率 3W，开始消融，见光纤前方结节内开始出现高回声；H. 消融过程中，见结节内高回声范围逐渐增大；I. 连续消融 600J 后，见结节内高回声范围完全覆盖结节；J. 患者于激光消融术后第二天复查 CEUS 示：消融病灶全期无增强，大小约 11mm×8mm×12mm，提示消融完全

（徐 栋 葛明华 章建全 王鸿程 程志刚）

参 考 文 献

［1］章建全. 甲状腺结节经皮射频、微波消融治疗. 中国医刊, 2014, 49（增刊）：90-96.

［2］陈超, 章建全, 车桂华, 等. 改良法超声引导微波消融术在甲状腺性结节的应用体会. 影像研究与医学应用, 2018, 2（10）：135-136.

［3］章建全. 甲状腺结节微创治疗新理念. 现代实用医学, 2015, 27（3）：279-282.

［4］闫磊, 章建全, 盛建国, 等. 甲状腺发育异常超声表现及漏误诊分析. 中华医学超声杂志（电子版）, 2016, 13（3）：224-230.

［5］章建全, 闫磊, 陈红琼. 合并咽食管憩室的甲状腺结节微波消融治疗 1 例. 中国介入影像与治疗学, 2018, 15（7）：450.

［6］闫磊, 章建全, 潘倩, 等. 热消融对甲状腺良性结节组织内 HSP70 表达的影响. 第二军医大学学报, 2014, 35（11）：1215-1219.

［7］赵璐璐，章建全，盛建国，等.甲状腺与下颌下腺结节同期微波消融治疗的初步尝试.第二军医大学学报，2013，34（9）：994-998.

［8］徐斌，张梅香，章建全.超声引导下甲状腺良性结节经皮热消融的临床研究.第二军医大学学报，2011，32（11）：1189-1192.

［9］王淑荣，章建全，徐庆玲，等.甲状腺结节性病变经皮热消融治疗的近期疗效评价.第二军医大学学报，2011，32（12）：1316-1320.

［10］章建全，宋家琳，赵皓珺，等.弥漫性硬化型乳头状甲状腺癌的声像特征与诊断意义.中华超声影像学杂志，2011，20（2）：145-147.

［11］Kim JH，Baek JH，Lim HK，et al.2017 Thyroid Radiofrequency Ablation Guideline：Korean Society of Thyroid Radiology.Korean J Radiol，2018，19（4）：632-655.

［12］Papini E，Pacella CM，Solbiati LA，et al.Minimally-invasive treatments for benign thyroid nodules：a Delphi-based consensus statement from the Italian minimally-invasive treatments of the thyroid（MITT）group. Int J Hyperthermia：the official journal of European Society for Hyperthermic Oncology，North American Hyperthermia Group，2019，36（1）：376-382.

［13］浙江省抗癌协会甲状腺肿瘤专业委员会.甲状腺良性结节、微小癌及颈部转移性淋巴结热消融治疗浙江省专家共识（2015版）.中国普通外科杂志，2016，25（7）：944-946.

［14］中国医师协会甲状腺肿瘤消融治疗技术专家组，中国抗癌协会甲状腺癌专业委员会，中国医师协会介入医师分会超声介入专业委员会，等.甲状腺良性结节、微小癌及颈部转移性淋巴结热消融治疗专家共识（2018版）.中国肿瘤，2018，27（10）：768-773.

［15］Jung SL，Baek JH，Lee JH，et al.Efficacy and Safety of Radiofrequency Ablation for Benign Thyroid Nodules：A Prospective Multicenter Study.Korean J Radiol，2018，19（1）：167-174.

［16］Ha EJ，Lim HK，Yoon JH，et al.Primary Imaging Test and Appropriate Biopsy Methods for Thyroid Nodules：Guidelines by Korean Society of Radiology and National Evidence-Based Healthcare Collaborating Agency. Korean J Radiol，2018，19（4）：623-631.

［17］Na DG，Baek JH，Jung SL，et al.Core Needle Biopsy of the Thyroid：2016 Consensus Statement and Recommendations from Korean Society of Thyroid Radiology.Korean J Radiol，2017，18（1）：217-237.

［18］Haugen BR，Alexander EK，Bible KC，et al.2015 American Thyroid Association Management Guidelines for Adult Patients with Thyroid Nodules and Differentiated Thyroid Cancer：The American Thyroid Association Guidelines Task Force on Thyroid Nodules and Differentiated Thyroid Cancer.Thyroid，2016，26（1）：1-133.

［19］Shin JH，Baek JH，Chung J，et al.Ultrasonography Diagnosis and Imaging-Based Management of Thyroid Nodules：Revised Korean Society of Thyroid Radiology Consensus Statement and Recommendations.Korean J Radiol，2016，17（3）：370-395.

［20］Gang S，Min L，Li L，et al.Evaluation of CT coronary artery angiography with 320-row detector CT in a high-risk population.Brit J Radiol，2012，85（1013）：562-570.

［21］Berber E，Flesher N，Siperstein A E.Laparoscopic Radiofrequency Ablation of Neuroendocrine Liver Metastases.World J Surg，2002，26（8）：985-990.

［22］Tsang R W，Brierley J D，Simpson W J，et al.The effects of surgery，radioiodine，and external radiation therapy on the clinical outcome of patients with differentiated thyroid carcinoma.Cancer，1998，82（2）：375-388.

［23］Chow S M，Law S C K，Chan J K C，et al.Papillary microcarcinoma of the thyroid—Prognostic significance of lymph node metastasis and multifocality.Cancer，2003，98（1）：31-40.

［24］Graziano F，Misischi I，Chianelli M，et al.Ultrasound-guided laser ablation of incidental papillary thyroid microcarcinoma：a potential therapeutic approach in patients at surgical risk. Thyroid，2011，21（8）：917.

［25］Feng B，Liang P，Cheng Z，et al.Ultrasound-guided percutaneous microwave ablation of benign thyroid nodules：experimental and clinical studies.Eur J Endocrinol，2012，166（6）：1031-1037.

［26］Esnault O，Franc B，Ménégaux，et al.High-Intensity Focused Ultrasound Ablation of Thyroid Nodules：First

Human Feasibility Study.Thyroid,2011,21(9):965-973.

[27] Esnault O,Rouxel A,Le Nestour E,et al.Minimally Invasive Ablation of a Toxic Thyroid Nodule by High-Intensity Focused Ultrasound.Am J Neuroradiol,2010,31(10):1967-1968.

[28] Spiezia S,Vitale G,Di Somma C,et al.Ultrasound-Guided Laser Thermal Ablation in the Treatment of Autonomous Hyperfunctioning Thyroid Nodules and Compressive Nontoxic Nodular Goiter.Thyroid,2003,13(10):941-947.

[29] Papini E,Pacella C M,Misischi I,et al.The advent of ultrasound-guided ablation techniques in nodular thyroid disease:Towards a patient-tailored approach.Best Pract Res Cl Ob,2014,28(4):601-618.

[30] Frates M C,Benson C B,Charboneau J W,et al.Management of Thyroid Nodules Detected at US:Society of Radiologists in Ultrasound Consensus Conference Statement.Ultrasound Q,2006,22(3):794.

[31] Cakir B,Topaloglu O,Gul K,et al.Ultrasound-guided percutaneous laser ablation treatment in inoperable aggressive course anaplastic thyroid carcinoma:The introduction of a novel alternative palliative therapy—Second experience in the literature.J Endocrinological Invest,2007,30(7):624-625.

[32] Esnault O,Franc B,Monteil J P,et al.High-Intensity Focused Ultrasound for Localized Thyroid-Tissue Ablation:Preliminary Experimental Animal Study.Thyroid,2004,14(12):1072-1076.

第七章

甲状腺热消融相关并发症及术中不良反应

颈部解剖结构复杂,空间狭小,重要结构毗邻密切,且甲状腺结节与周围血管、神经、气管、食管等都有着较密切的关系或使之受压移位等,其热消融治疗的广泛开展因其安全性的问题受到一定的制约。如何防止并发症的发生以及发生后的处理措施,都是需要高度重视的问题。虽然甲状腺热消融相关并发症发生率比较低,但还是会有出现的可能。根据严重程度的不同,美国介入放射学学会将并发症分为严重并发症、轻微并发症和不良反应。①严重并发症:如果不及时治疗,可能会威胁到患者的生命、可能会致残或延长住院时间。②轻微并发症:除严重并发症以外的其他并发症即为轻微并发症。③不良反应:伴随治疗产生的不良结果,虽然经常发生但很少造成不良后果,一般不需特殊处理和治疗。Baek JH 等报道了 1 459 例射频消融治疗甲状腺结节(13 个甲状腺中心)的回顾性分析:并发症发生率为 3.3%,严重并发症发生率为 1.4%,包括嗓音改变、结节破裂(包括脓肿形成)、甲状腺功能减退及臂丛神经损伤等;并提出由经验丰富的医师实施完成的甲状腺肿瘤消融手术的患者并发症发生率明显低于由经验不足的医师实施完成的甲状腺肿瘤的消融手术的患者并发症的发生率(0.7% vs 2.9%,$p = 0.007$)。因此,熟知颈部解剖结构特别是超声下图像解剖结构的认知,熟练掌握甲状腺肿瘤消融治疗的技术方法和技巧,完善和规范消融治疗的流程,可以预防并发症的发生;了解并发症发生的原因和注意事项,可以及时妥善处理发生的并发症。

第一节　出血及血肿

甲状腺出血及血肿形成是常见并发症,也是处理不及时可造成风险的并发症之一,需要防止出现并及时处理。

一、出血及血肿易出现的常见情况

1. 桥本甲状腺炎背景下的甲状腺肿瘤　桥本甲状腺炎腺体组织较脆且血运丰富,穿刺时极易造成出血,特别是穿刺手法不够娴熟、穿刺路径不够精准时出血的概率会更高一些(图 7-1-1)。

操作注意事项：①避免在甲状腺被膜层面多次的穿刺及针尖的滑动切割；②避免粗针穿刺活检时切割甲状腺被膜；③消融针进出甲状腺组织时可以带热进针及出针，以达到热凝固止血的目的。

2. 较大甲状腺腺瘤或高功能腺瘤 较大甲状腺腺瘤或高功能腺瘤供血动脉粗大且丰富，瘤体周围及内部血流丰富且流速较快，消融针穿刺瘤体包膜时易致血管损伤造成出血；消融针在腺瘤内部移动消融时，由于瘤体内腺体组织柔软且血流丰富，热量传导慢，易造成瘤体内出血。

操作注意事项：①消融前先将进针区域周围血流阻断再进行内部消融；②对于较大腺瘤消融时适当增加功率，使热量在血流丰富的组织中迅速传导，达到组织迅速凝固坏死，防止出血；③消融时尽量将消融针穿刺到瘤体包膜下，并在包膜下轻微滑动，使热量沿包膜下弥散，将包膜下血流阻断，减少腺体内出血且利于腺体组织的凝固坏死（图 7-1-2~ 图 7-1-5）。④不建议消融前先将较大腺瘤周围所看到的环形血流完全阻断，不完全阻断周围血流，保留周围血液供应，既可以防止粗大动脉阻断而意外造成气管局部软骨缺血而导致气管瘘，也利于消融后的坏死组织吸收，缩短瘤体吸收消散的时间。消融瘤体组织前刺破包膜时可加热进针以防止出血，腺瘤瘤体组织完全消融后周边血流会明显减少（图 7-1-6~ 图 7-1-8）。

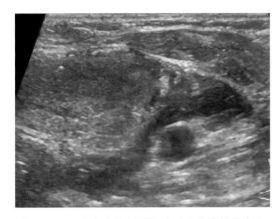

图 7-1-1　患者在注射隔离液时甲状腺前方出血

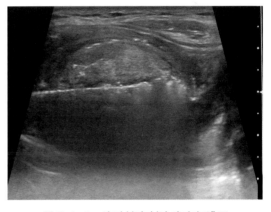

图 7-1-2　消融针穿刺达腺瘤包膜下

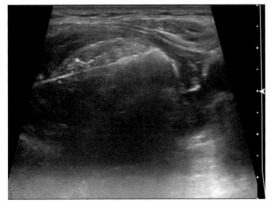

图 7-1-3　消融针穿刺达腺瘤包膜下，并在包膜
　　　　　下滑动

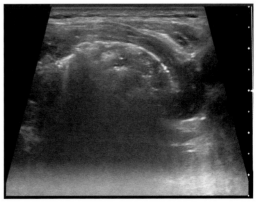

图 7-1-4　消融针穿刺达腺瘤包膜下，并在包膜下
　　　　　滑动，热量在包膜下聚集

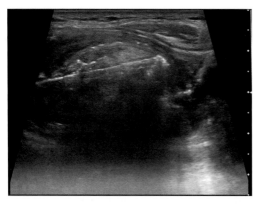

图 7-1-5　热量在腺瘤包膜下聚集,形成环形强回声

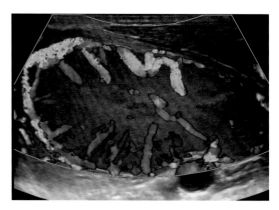

图 7-1-6　甲状腺结节消融前周边环状血流

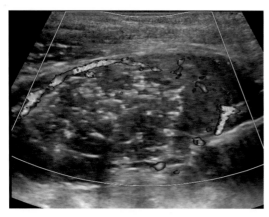

图 7-1-7　甲状腺结节消融前不完全阻隔周边血流结节消融部分内部血流消失,周边血流减少;结节未消融部分血流未见明显改变

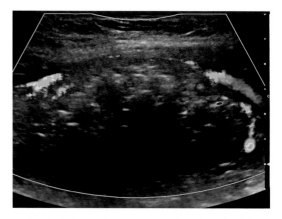

图 7-1-8　消融后仅周边可见部分血流信号

3. 较大囊实性结节　特别是较大腺瘤或结节性甲状腺肿合并出血者,囊液抽吸后或消融过程中极易产生囊内出血,为了防止出血可以采用以下措施:①囊液抽吸时尽量采用较细针头缓慢抽吸,防止囊内压力急剧减低,造成囊壁小血管脆性增加而出血;②囊液抽净后用无水乙醇反复冲洗,每次注入的无水乙醇量要低于抽出的液体量,直至囊液变清;③消融时尽量将消融针刺入到囊壁内启动消融,采用移动式消融,将囊壁完全消融。

4. 男性患者或胸锁乳突肌肥厚者　应避免侧颈进针,防止损伤胸锁乳头肌内的血管造成肌肉内出血;颈前浅静脉迂曲扩张者应避免颈前进针,防止颈前浅静脉损伤造成的出血。

二、处理措施

1. 出血的处理

(1)手术过程中发现出血要立即停止手术,进行局部按压,待出血停止后再行手术。要避免慌乱,压准出血点。

(2)出血是否停止的判断:①观察出血低回声区范围是否扩大:扩大即出血继续,缩小即出血停止;②彩色多普勒超声观察出血低回声区内是否有血流信号:有血流信号即出血继续,无血流信号即出血停止;③超声造影观察低回声区是否有造影剂填充:有造影剂填充即出血继续,无造影剂填充即出血停止(图 7-1-9)。

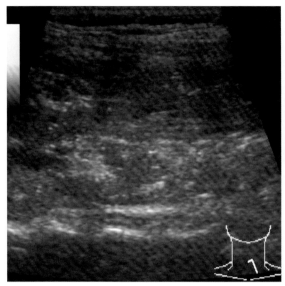
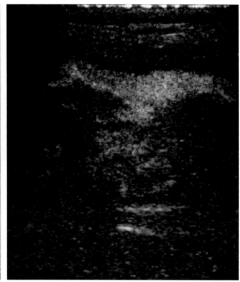

图 7-1-9 超声造影提示血肿内继续出血

(3)按压时间超过 10min 仍继续出血者,可以超声寻找出血点进行消融凝固止血。操作注意事项:消融时防止过多损伤周围组织,如果周围有重要组织结构仍以按压为主,几乎所有出血均可以通过按压局部出血点达到止血,不影响继续手术,罕有患者因损伤较大血管、出血凶猛、出血点位置较深按压达不到止血目的,应消融出血点迅速止血,防止颈部血肿过大造成气管移位而窒息。

(4)术中及术后肌肉或静脉应用止血药物。

(5)术后局部按压及冷敷 30min 以上。

2. 血肿的处理

(1)手术中未发现出血而术后发现血肿者,一定要观察血肿内是否有继续出血,观察继续出血的方法同前。

(2)血肿内有继续出血者,要观察出血点的血流速度、血流频谱,判断是动脉血流还是静脉血流、是否有动静脉瘘;如果是动脉血流、流速较高或有动静脉瘘者,一定要局部持续压迫冷敷,直至出血停止、血肿缩小乃至消失(图 7-1-10~ 图 7-1-12)。在此期间要做好防范措施,高度警惕气管移位造成的窒息,做好气管插管或气管切开的准备。

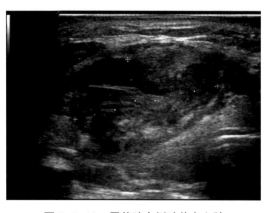

图 7-1-10 甲状腺右侧叶前方血肿

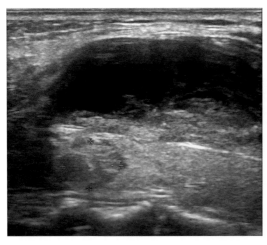

图 7-1-11 甲状腺右侧叶前方血肿,结节消融后改变

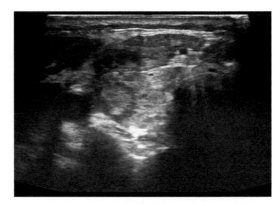

图 7-1-12 经对症治疗后血肿逐渐吸收,结节消融后改变

(3)血肿内无继续出血,其风险要小很多,但也需要颈部压迫冷敷 1h 以上;对于甲状腺瘤体较大或甲状腺腺体较大者,术前即有气管移位者应密切观察病情,防止消融后的炎性渗出水肿合并血肿使气管的移位加重,造成窒息。

(4)肌注或静脉应用止血药物。

第二节 神经损伤

在甲状腺肿瘤的消融治疗中,神经的损伤是比较严重的并发症之一,发生的概率较高,是制约其推广应用最主要的技术难题。所以我们需要了解颈部各个神经的解剖部位和走行,可以熟练识别超声切面中所能看到的神经结构及所在位置,避免消融时对其造成热损伤。

一、神经损伤成因

1. 解剖的复杂性 颈部组织器官密集、空间狭窄、解剖变异、肿瘤的膨胀性和浸润性生长使其解剖移位。

2. 超声影像缺陷 对超声引导下经皮穿刺热消融手术,其影像的认知、识别需长时间经验积累,特别是消融时组织病理学变化、汽化干扰超声图像等。

3. 热消融不易控 术者无法感知甲状腺热消融手术热能传导,目前尚无仪器设备可以实时精确显示热能传递或弥散的图像,帮助术者指导手术操作。

二、神经损伤鉴别

(一)发生时间

1. 麻醉后消融手术前 局部浸润麻醉和颈丛神经阻滞麻醉时,麻药可弥散至喉返神经或迷走神经,神经阻滞后,患者迅速出现发声困难,一般麻醉药物吸收或失效后症状自然消失。如无双侧喉返神经麻痹,无明显的呼吸困难,可谨慎实施消融手术。

2. 消融手术中　在消融手术中,尤其是危险部位(邻近神经)的消融手术,出现神经受损症状与体征时,应考虑神经热损伤发生的可能性,及时停止消融手术,验证是否发生神经热损伤,避免不可逆神经热损伤发生。

3. 消融手术后　此种情况于消融部位邻近神经、消融范围大、患者反应较重、出血者多见。消融手术后,坏死组织细胞发生裂解、炎性渗出物质等刺激神经所致,一般有术后症状逐渐加重,缓解较快的演变过程。

(二)损伤程度

神经损伤分为可逆和不可逆热损伤。作者实验研究表明,当神经受到热刺激达43℃,神经传导信号降低,直至温度达73℃神经传导信号完全消失,发生不可逆损伤,常温下神经可恢复正常神经传导功能。

三、神经损伤

(一)喉返神经损伤

喉返神经又称喉下神经,是迷走神经的分支,左侧喉返神经位置较深,环绕主动脉弓后上行于甲状腺背面、气管食管沟之间,在甲状腺下极,常位于甲状腺下动脉的后方与其交叉;右侧喉返神经位置较浅环绕右锁骨下动脉,在甲状腺下极,常位于甲状腺下动脉的前方与其交叉;在甲状腺上极,喉返神经在甲状软骨下角的前下方入喉,二者之间这一段即所谓喉返神经的"危险区",手术时最易损伤该段神经。

1. 操作注意事项　①为了防止喉返神经损伤,"液体隔离带"法是很好的预防手段。在甲状腺肿瘤靠近后被膜或向后突起时,要向甲状腺后间隙注射生理盐水或注射用水20~40ml,使甲状腺肿瘤与喉返神经之间充填的液性暗区保持在3~5mm(图7-2-1、图7-2-2),以阻止消融甲状腺肿瘤时热量向后传导损伤喉返神经。②为了防止甲状腺向后突起的肿瘤消融后的余热对喉返神经造成损伤,消融结束后再向甲状腺后间隙注射生理盐水或注射用水10~20ml。③为了防止较大甲状腺肿瘤或后突明显的甲状腺肿瘤消融后水肿压迫喉返神经造成声音嘶哑,消融后1~3d给予地塞米松5~10mg静脉滴注。④一侧甲状腺肿瘤消融结束后要向患者问话,了解患者发音情况,如果发音正常,可以将另一侧甲状腺肿瘤进行消融治疗,如果失音并考虑喉返神经损伤所致,应停止对另一侧甲状腺肿瘤继续消融,以避免双侧喉返神经损伤造成窒息。一般情况下通过上述措施的实施,绝大部分患者都能顺利进行双侧甲状腺肿瘤的消融治疗,喉返神经损伤的发生概率也很低。

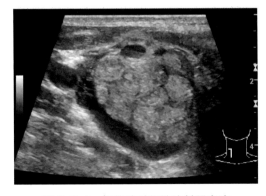

图 7-2-1　甲状腺后间隙注射隔离液

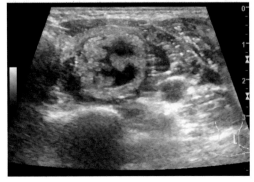

图 7-2-2　甲状腺后间隙注射隔离液

2. 损伤表现　单侧喉返神经损伤可致声音嘶哑;双侧喉返神经损伤可致呼吸困难、失音、严重者窒息。

3. 处理措施　声音的改变也可以是由局麻药对喉返神经麻痹造成,也可由于喉返神经局部受压迫或受刺激造成:如局部组织水肿、局部血肿、局部余热的刺激等,这种声音的改变呈一过性,可以在数小时至一个月内恢复。

(二) 迷走神经损伤

声音的改变也可由迷走神经热损伤所致,迷走神经颈段位于颈动脉鞘内,通常位于颈总动脉与颈内静脉之间的后方,即颈动脉鞘的后内侧,但是,迷走神经也可位于颈动脉鞘的前侧、内侧或后侧,由于部分变异类型使迷走神经非常接近甲状腺,消融术中不能及时识别很容易使其受到热损伤。

1. 操作注意事项　①在甲状腺结节与颈动脉鞘之间注射"液体隔离带",使消融针距离迷走神经 5mm 以上。②遇有变异的迷走神经者,可以采取颈侧进针法,使消融针尖背离迷走神经,防止受到热损伤。③向甲状腺外隆起的甲状腺结节可能改变迷走神经的位置,使其更靠近甲状腺结节,在甲状腺结节的消融过程中,操作者应注意到这种解剖位置的变化,防止迷走神经的损伤。

2. 损伤表现　①喉返神经功能障碍的表现:如声音嘶哑、语言和吞咽困难、腭垂偏向一侧等。②迷走神经本身功能障碍的表现:如心律失常、吞咽困难、呼吸深慢、恶心、呃逆等。由于后者的症状并不局限于迷走神经损伤,因此,有可能出现诊断延误,使患者接受不必要的检查和治疗。

3. 处理措施　①给予糖皮质激素 1~3d。②给予神经营养剂。③消融后 2 周内少说话,以减少颈部肌肉和声带的损伤,消融 2 周后进行发声练习。

(三) 喉上神经损伤

喉上神经源自迷走神经的结状神经节,起始位置略高于甲状腺上动脉,在甲状腺上极上方 2~3cm 处(约舌骨水平),喉上神经分为内支和外支。内支是感觉支,支配声门上方咽部的感觉;外支在咽下缩肌侧面与甲状腺上血管伴行至甲状腺上极,支配环甲肌,使声带紧张。

1. 操作注意事项　为了防止喉上神经损伤,"液体隔离带"法也是必须应用的,在甲状腺肿瘤靠近上极时,要将甲状腺上极周围间隙注射生理盐水或注射用水 10~20ml,使甲状腺肿瘤与喉上神经之间充填的液性暗区保持在 3~5mm,以阻止消融甲状腺肿瘤时的热量向外传导损伤喉上神经。

2. 损伤表现　喉上神经由迷走神经分出后,在颈部行程较短,损伤较喉返神经少,且一般多为单侧,易伤及其外支。损伤外支可使环甲肌麻痹,造成声带松弛致发声时音调降低,频率范围缩小,不能发高音;损伤内支可使喉内感觉异常造成误吸并导致呛咳。

3. 处理措施　①术后避免饮水呛咳,以稀粥代替饮水可防止咳呛发生;②给予糖皮质激素 1~3d;③给予神经营养剂;④进行发声训练。

(四) 膈神经损伤

膈神经由 C_3~C_5 组成,于前斜角肌前外侧下行,在锁骨下动脉前方、锁骨下静脉后方进入胸腔:运动支支配膈肌,感觉支分布于纵隔、心包、胸膜及膈腹膜;超声可以显示膈神经,短轴呈低回声卵圆形结构,位于前斜角肌及其筋膜前表面、胸锁乳突肌及颈内静脉后面。

1. 操作注意事项　①甲状腺癌侧颈部淋巴结复发转移进行消融时,应注意识别膈神经避免热损伤。②对于颈部复发转移淋巴结消融时,应进行适形消融,避免消融针道及周围组织,以免误伤颈部神经结构。

2. 损伤表现　同侧半膈肌受影响,表现为腹式呼吸减弱或消失,严重者可有窒息感。膈神经受刺激时可发生呃逆。

3. 处理措施　无特殊处理,给予糖皮质激素及神经营养药物。

（五）副神经损伤

副神经沿胸锁乳突肌、斜方肌和锁骨围成颈外三角下行,在肩胛提肌表面行向外下,在斜方肌腹侧进入并支配斜方肌。超声可以显示副神经,其上部分位于胸锁乳突肌外边界及斜方肌前缘之间,下部分位于斜方肌及肩胛提肌之间的脂肪层,此处位置表浅,较容易显示。但由于副神经较细小,平均直径 0.54mm ± 0.09mm,清晰显示需要丰富经验。

1. 操作注意事项　①甲状腺癌颈部淋巴结复发转移进行消融时,应注意识别副神经,避免热损伤。②由于副神经比较浅表,肩颈部的损伤可造成副神经增粗,颈部复发转移淋巴结消融时,注意不要将增粗的副神经横断面误认为颈部肿大淋巴结进行消融。可疑肿大淋巴结应行多切面超声检查:颈部神经可以拉长,呈长条状低回声,而肿大淋巴结无论任何切面都为圆形或椭圆形。③识别副神经后采用"液体隔离带法"使肿大淋巴结与神经分离5mm 以上。

2. 损伤表现　术后出现患肩不适、无力或疼痛,耸肩困难,抬肩在90°以下,肩部下垂(翼状肩胛骨),有牵拉感,斜方肌萎缩,而其他肌力及感觉正常。

3. 处理措施　①多数学者认为副神经损伤后,应先观察及保守治疗 1~2 个月。② 如神经功能有恢复迹象者,可继续保守治疗,如无恢复征象,即应手术治疗。

（六）颈交感干损伤

颈交感干由颈上、中、下交感神经节及节间支组成,位于脊柱两侧、椎前筋膜深面。上交感神经节最大,在 C_2~C_3 椎体水平位于头长肌前;中交感神经节（CSG）最小,在 C_5~C_7 椎体水平位于颈长肌前;下颈交感神经节中等大小,通常与第一胸节融合在 C_7~T_1 椎体水平形成星状神经节。由于中交感神经节位于甲状腺较低的部位,在甲状腺病变的过程中可能会受到损伤。中交感神经节 41% 可用超声检测到,显示横断面为 $(3.8 ± 1.5)mm × (8.7 ± 3.2)mm$ 的梭形低回声结构。

1. 操作注意事项　①在治疗过程中,中交感神经节的临床意义与相对于颈总动脉（CCA）的位置变化有关。位于 CCA 的外侧的 CSG 可能被误认为淋巴结转移,可能导致不必要的穿刺活检或消融治疗,在侧颈部复发性肿瘤消融时也容易发生热损伤。②位于 CCA 内侧者与甲状腺关系密切,可能在良性甲状腺结节外侧缘消融过程中受损。③ CSG 可以在超声图像上与周围各种结构如淋巴结、头长肌或甲状腺偶发瘤图像混淆,要根据神经、淋巴结及肌肉的超声特征进行识别:交感神经节可见线性低回声,淋巴结通常有门的回声,而头长肌附着于颈椎的横突前结节。④消融胸骨后甲状腺肿、颈部Ⅵ区、Ⅶ区肿大淋巴结时有损伤下颈交感神经节的可能。⑤消融甲状腺肿瘤、颈部肿大淋巴结时,由于消融后结节水肿可压迫颈交感神经节,也引致霍纳综合征,水肿消失后症状消失。⑥局麻药物也可造成颈交感干神经阻滞,出现霍纳综合征,一般数小时内恢复。⑦手术过程中穿刺针刺激到颈交感干时有可能导致心率增快、血压增高的症状,这时要停止操作避免继续损伤;停止操作后症状会消失,必要时给予对症处理。

2. 损伤表现 颈交感干损伤后可出现霍纳综合征（Horner syndrome）：表现为同侧上睑下垂、瞳孔缩小、眼球内陷、面部潮红、无汗（图 7-2-3）。眼睛的结膜发红可能是最初的症状，可作为颈交感干损伤早期检测诊断的标志。

3. 处理措施 无特殊处理，给予糖皮质激素及神经营养剂（图 7-2-4）。

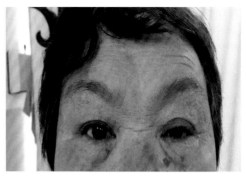

图 7-2-3 霍纳综合征表现
左侧上睑下垂、瞳孔缩小、眼球内陷、面部潮红、无汗

（七）颈丛、臂丛神经损伤

颈丛由 $C_1 \sim C_4$ 前支组成，位于胸锁乳突肌后缘。臂丛由 $C_5 \sim C_8$、T_1 组成：形成上干、中干、下干，其在前、中斜角肌之间发出，位于颈后三角底部，根段位于椎前筋膜的深面、干段被腋鞘包绕，形成外侧束、内侧束、后束。超声可以清晰显示颈动脉外侧区臂丛走行于前、中斜角肌之间，呈串状小圆形或椭圆形低回声结构。锁骨上区臂丛各股显示为"蜂窝样"低回声结构，左侧臂丛位于锁骨下动脉的"1 到 3 点位"，右侧臂丛位于锁骨下动脉的"9 到 11 点位"。

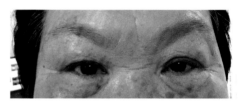

图 7-2-4 霍纳综合征治疗后恢复正常

1. 注意认识外伤性神经瘤 ①外伤性神经瘤是由于创伤或手术后受损神经末端发生的神经组织非肿瘤性增生。文献报道 17.8% 的患者在颈淋巴结清扫术后可被超声检查发现。②由于外伤性神经瘤通常起源于颈丛的分支，故可在颈部淋巴清扫术后，在检查颈丛的过程中辨认出来。③了解颈丛及其相关解剖对外伤性神经瘤的准确诊断具有重要意义。④颈部淋巴结清扫术后，创伤性神经瘤很容易与颈部淋巴结转移混淆，造成了患者淋巴结复发的焦虑和不必要的穿刺活检。⑤超声特征：创伤性神经瘤与受累神经呈连续性，内部可见线性低回声结构，呈典型的神经束回声；创伤性神经瘤有两种类型：a. 终端型。受累神经终止于创伤性神经瘤，即神经末端呈球状肿大。b. 纺锤型。神经的中部受损呈梭形肿大，形成创伤性神经瘤其两端与受累神经相连。⑥文献报道：外伤性神经瘤几乎都来自颈丛分支，并在颈部淋巴结清扫术后出现，几乎所有的外伤性神经瘤都位于颈内静脉外侧，提示位于颈内静脉内侧结节可能是复发性淋巴结肿大。⑦了解外伤性神经瘤的特征及超声表现，可以避免颈丛神经损伤、可以避免外伤性神经瘤不必要的穿刺活检及消融手术。⑧外伤性神经瘤受到针刺时患者疼痛非常明显。

2. 损伤表现 根据颈丛、臂丛神经损伤程度可有不同的临床症状：颈丛神经损伤通常导致头颈部疼痛和感觉异常。臂丛神经损伤可导致肩部、上臂及肘部运动及感觉异常等严重的功能问题。

3. 处理措施

（1）一般治疗：①对常见的臂丛损伤，早期以保守治疗为主，即应用神经营养药物。②损伤部位进行理疗。③患肢进行功能锻炼，防治关节囊挛缩。④观察时期一般在 3 个月左右。

（2）手术治疗：在下述情况下可考虑手术探查①保守治疗后功能无明显恢复者；②呈跳跃式功能恢复者如肩关节功能未恢复，而肘关节功能先恢复者；③功能恢复过程中，中断 3

个月无任何进展者。

甲状腺肿瘤的位置、数量及与邻近重要神经结构的关系是神经损伤的重要因素。在这种情况下,消融过程应该谨慎决定,因为有些并发症是致命的。术前我们要做到:①运用超声技术仔细观察并了解病变的位置和周围的重要解剖结构,认真识别重要的神经结构及外伤性神经瘤。②向患者解释和沟通发生神经损伤并发症的可能性,要让患者了解对于复发性甲状腺癌由于不能进行手术切除,消融是唯一有效的治疗方法,患者同意并签署知情同意书。③术前我们要充分考虑手术的利弊并做出权衡,制订细致的手术方案及并发症的防范措施,使神经损伤的可能性降到最低。

四、神经损伤预防

1. 熟记甲状腺正常解剖与病理解剖、颈部神经的走行与变异,避免消融手术时误伤神经;甲状腺消融手术时易发生喉返神经和喉上神经热损伤,淋巴结消融时易发生相邻的颈部神经热损伤。

2. 邻近神经部位的消融手术应十分谨慎,采用各种消融手术技巧,如液体隔离法、撬杠法、压迫法、拖拽法等,加大消融点与神经间距离,降低热能弥散到神经周围的温度,一般认为大于 1.0cm 是安全距离;控制消融功率与时间,小功率、间断消融的手术技巧,减少热能沉积效应,减少神经热损伤的概率。

3. 最安全有效的方法是实时监测神经周围的温度,超声引导下经皮穿刺,将温敏探针置于气管食管沟、喉返神经旁,连接专用温敏监护设备,设定语音警示,达 43℃ 报警停止消融手术,可避免神经发生不可逆热损伤。

4. 对于初学者、无监护设备时,可采取部分消融,分次消融直至完全消融病灶,方能确保手术安全。

5. 患者的依从性也十分重要,消融手术为微创精细操作,患者躁动可能导致误伤。

五、并发症处理

暂时、可逆神经热损伤无须特殊处理,可中西治疗减少水肿、促进血肿和渗出的吸收,多短期内自行恢复,发声训练可加快康复。

不可逆神经热损伤一般处理为神经营养药物治疗。

嘱患者术后避免因发音困难而用力发声,采取气声发声,避免声带水肿、损伤。在声乐教师或专业人士指导下进行发声康复训练,可减轻声带受损,避免永久损害,待神经恢复与功能代偿。

总之,神经热损伤是甲状腺消融手术最常见并发症之一。预防尤为重要,须重视解剖,认识正常,辨别异常(变异);熟记热损伤防控"三要素"(时间、功率、距离),增加距离,降低功率,缩短时间,实际工作中灵活运用。对经验不足、消融困难时,不必一味追求一次性彻底消融。医用温敏监护装置是目前最客观的喉返神经保护仪器。因神经变异很难完全避免神经热损伤发生,重要的是最大限度减少不可逆神经热损伤,积极应对处理,强化康复训练,以期获得神经功能完全或大部恢复。

第三节　甲状腺功能异常

一、甲亢危象

高功能腺瘤及甲亢患者在消融过程中,甲状腺滤泡破坏,大量甲状腺激素释放至循环血中,患者血中的甲状腺激素可骤然升高,发生高热、心动过速、大汗、兴奋和颤抖、谵妄甚至昏迷,也可以出现伴血压下降的充血性心力衰竭、严重的电解质紊乱等,称之为甲状腺危象或甲亢危象,是严重并发症之一,本病不常见,但病死率很高。消融术前、术中要做好充分准备,防止其发生。操作注意事项:①高功能腺瘤或合并甲亢者,消融前要将甲状腺功能调整到正常范围或接近正常范围,特别是青少年或年轻患者,一定要将甲状腺功能控制在正常水平,特别是 FT_4、FT_3 水平。因为在消融过程会有游离甲状腺激素释放入血并转化为 T_3 而导致毒性症状。②高功能腺瘤或合并甲亢者,消融前要应用 β- 受体拮抗剂将心率控制在 80 次 /min 以下。③消融前酌情应用碘剂。④消融过程中患者出现先兆甲亢危象:如体温升高,心率增快,在 120~159 次 /min 或出现心律不齐、多汗、烦躁不安等,即使没有具有甲亢诊断的实验室依据,也应立即停止消融并给予及时治疗。

1. 一般治疗　吸氧、应用镇静剂、积极物理降温、纠正水电解质紊乱。

2. 针对性治疗　①抑制甲状腺激素的合成、降低循环血中甲状腺激素水平:口服丙硫氧嘧啶、甲巯咪唑。②抑制甲状腺激素释放:大剂量碘剂可以抑制甲状腺滤泡内溶酶体活性,阻断已经合成激素的释放、减少滤泡细胞内碘转运和氧化。碘剂应该在抗甲状腺药物治疗后 30~60min 应用,同时必须用抗甲状腺药物进行治疗。③糖皮质激素的应用:可减少 T_4 向 T_3 转化,可防止肾上腺皮质功能降低,维持血管舒缩稳定。在患者血压下降和肾上腺功能不足时应用。甲亢危象患者常常皮质激素相对不足,皮质激素治疗可以明显改善生存率。地塞米松和氢化可的松静脉用药对于一些严重甲亢尤其是伴有低血压的患者是标准治疗之一。④ β- 受体拮抗剂的应用:β- 受体拮抗剂可降低周围组织对甲状腺激素的反应,可改善兴奋、多汗、发热、心率增快等症状,如果心衰是由于心动过速所致,β- 受体拮抗剂是特别有效的。如果心衰原因不清楚,则应该应用短效 β- 受体拮抗剂,仔细观察血流动力学变化。

二、暂时性甲状腺功能减退症

有文献报道了 1 例良性甲状腺结节消融后出现暂时性甲减,1 年后甲状腺功能恢复到正常,此患者消融后血清甲状腺过氧化物酶抗体(anti-TPO Ab)持续升高。发生机制尚不明确,考虑可能是一种消融后的自身免疫性反应,造成自身免疫性甲状腺炎,使甲状腺相关抗体增高并不断进展。临床工作中我们也观察到有患者 anti-TPO Ab 增高,但没发现甲状腺功能减退者。

第四节 气管、食管损伤

一、气管软化及损伤

较大结节并伴有气管受压移位者,因其病程较长,气管长期受压致其血运较差,纤维气管环失去弹性,软骨退化萎缩易造成气管软化,甚至造成气管塌陷而致窒息。

1. 操作注意事项 ①较大结节并伴有气管受压移位者为防止术中或术后气管塌陷,术中多采用"组织少量残留法":根据结节大小对气管周边结节组织预留 2~5mm 不予消融,以作为支撑,防止消融后的肿瘤组织凝固变硬对气管形成直接压迫,造成气管痉挛或塌陷,老年患者更应高度重视。②对于气道高反应人群,如哮喘者、慢阻肺患者、呼吸道感染者,其对各种刺激气道的反应性都增高,近两年有哮喘发作史者,术中支气管痉挛发作的概率明显升高,且时间越近风险越高,手术过程中热刺激可造成气道水肿和组胺释放,增加气道受体的活性,造成支气管痉挛和黏液分泌增加,对于近期有支气管痉挛或哮喘者,应提前做好防范措施,如控制感染、应用平喘药物等。③对于较大结节消融前不要将腺瘤周围所看到的环形血流完全阻断,防止粗大动脉阻断,意外造成气管局部软骨缺血,而致气管瘘。④对于紧邻气管的结节,根据情况在甲状腺气管间隙注射生理盐水,形成"液体隔离带"(图 7-4-1)。一般情况下对于甲状腺良性结节不需注射"液体隔离带",气管对热比较敏感,受到热刺激时会产生咳嗽,这时停止消融,并注射"液体隔离带"也不迟;对于恶性结节邻近气管时,因要进行扩大消融,一定要注射"液体隔离带",将结节与气管分离,如果结节与气管产生了粘连或浸润不能分离,可以在其周围组织中注射适量生理盐水,使周围组织产生人为水肿,而减少热量向气管的传导,防止气管的热损伤。⑤如果甲状腺较大结节消融中出现出血、水肿压迫气管,可造成气管痉挛而产生哮鸣音,要立即停止消融,给予对症治疗。⑥对于术中或术后呕吐的患者,要让患者侧卧位,防止呕吐物误吸入气道,造成气管痉挛及吸入性肺炎。

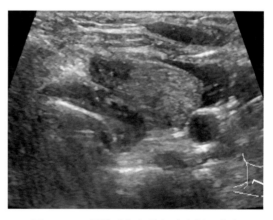

图 7-4-1 甲状腺与气管间隙注射隔离液

2. 处理措施

(1)气管痉挛的治疗

1)面罩加压纯氧吸入。

2)停止一切刺激和手术操作。

3)药物治疗:①快速吸入 β_2 受体激动剂:最常用沙丁胺醇(舒喘灵)气雾剂。②茶碱类药物:一般认为氨茶碱是支气管痉挛患者维持治疗的标准方法,如果既往未用过茶碱类药物,可10~20min 后静脉滴注氨茶碱 5mg/kg 以 0.9mg/(kg·h)维持。茶碱类药物的支气管扩张作用是由于可以提高 cAMP 的浓度,释放内源性儿茶酚胺,拮抗腺苷引起的支气管收缩,促进纤毛运动以及抗炎、免疫调节作用等。③糖皮质激素:糖皮质激素是最有效的抗炎药,可多环节减轻气道炎症、抑制黏膜分泌、减少微血管渗漏、减轻水肿、降低气道高反应性;还可使已降低的 β 受体功能得以恢复,加强、延长机体对 β- 肾上腺素能药物的反应。气雾吸入糖皮质激素具有用量小、局部高效,作用时间长,副作用少等优点。氢化可的松 200mg 静脉滴注,维持剂量最初 24h 可达 400~800mg/d;甲泼尼龙:40~80mg 静脉滴注,1~2 次 /d,连用 2~3d。

(2)气管塌陷的治疗:气管软化是气管塌陷的常见原因,可因术前对气管软化估计不足而使术中及术后出现急性窒息;气管塌陷常发生于甲状腺切除术中及术后 6~24h,是甲状腺切除术中容易并发急性呼吸道梗阻的一种严重并发症。胸骨后甲状腺肿及老年患者的较大甲状腺结节合并气管受压狭窄者热消融时也要警惕发生的风险。

治疗措施:①气管切开是一种有效、快捷的抢救方法。②气管插管是预防气管软化气管塌陷所致急性窒息的关键性措施。③气管瘘的治疗:气管修补术。

二、食管的损伤

颈段食管通常出现在气管的左侧,是一个多层管状结构:内部的黏膜层为高回声层、中间黏膜下层、肌层为低回声层、浆膜层为强回声层。它的位置可以通过患者吞咽所致的食管蠕动而识别。但由于食管紧邻甲状腺后被膜,甲状腺肿瘤较大时可能受压移位并变形,而造成识别困难,特别对于初学者,如果误将食管烧伤,可以导致食管穿孔,如不及时处理,可发生急性纵隔炎、食管胸膜瘘等。穿孔的最初几小时颈部可没有炎症表现,数小时后由于口腔或胃内的液体经过穿孔进入食管后间隙和沿着食管平面进入纵隔,引起纵隔炎症。患者可出现颈部疼痛、僵直,呕吐带血性的胃内容物和呼吸困难。体格检查发现患者危弱,伴各种不同程度的呼吸困难。通常可听到经鼻腔呼吸发出的粗糙的呼吸声。颈部触诊发现颈部硬和由于皮下气肿产生的捻发音。全身感染中毒症状常在 24h 后发生。

1. 操作注意事项

(1)食管损伤可以通过保持食管和消融针尖端之间的安全距离来预防;也可以在手术过程中吞咽冷水来降低食管温度;增加食管蠕动也能防止食管热损伤。

(2)食管憩室的识别:食管壁的一层或全层局限性突出食管壁外,形成与食管腔相通的囊袋状突起,称为食管憩室。按憩室壁结构可分为:①真性憩室,憩室含有正常食管壁全部组织结构,包括黏膜、黏膜下层和肌层;②假性憩室,憩室只含有黏膜和黏膜下层。根据发生机制可分为:①膨出型憩室,由于食管腔内压力过高,使黏膜和黏膜下层从肌层缝隙疝出腔外,故属假性憩室;②牵引型憩室,由食管邻近的纵隔炎性病变预后瘢痕收缩牵拉憩室壁(全层)形成,故属真性憩室。当咽食管憩室(又称 Zenker 憩室)较大时可以向甲状腺左侧叶内突入,常常被误诊为甲状腺结节(图 7-4-2)。

(3)食管憩室的超声表现:甲状腺左侧叶后缘混合性回声,呈圆形或椭圆形,边缘光滑、规则,肿块周边可见低回声晕(为食管憩室的壁,而非肿瘤包膜),肿块内部为不均匀混合回声,强回声后方伴闪烁伪像(食管内气体强回声而非钙化强回声),肿块后方无"包膜",与食管前壁相延续。吞咽时与甲状腺运动不同步,内部可见气体流动;饮水时可见肿块形态发生改变,可见液气回声进入。

(4)如果误将食管憩室作为甲状腺肿瘤进行消融,即可造成食管热损伤,导致食管穿孔。

所以对于位于甲状腺后缘的结节,当结节后缘与食管前壁界限不清时,不能排除食管憩室的可能;当结节与食管憩室判断不清时,一定加压看是否有气体流动,并左侧卧位饮水观察结节的变化。

2. 食管穿孔的治疗措施

(1)一般治疗:禁食、抗炎、支持疗法。

(2)手术治疗的原则:小的颈部食管穿孔,处理上往往仅需要在穿孔的旁边放一引流,瘘口即可自己闭合,而不必做进一步手术处理。严重者要清除所有炎症和坏死组织。根据不同的部位,用适当的方法修补穿孔。

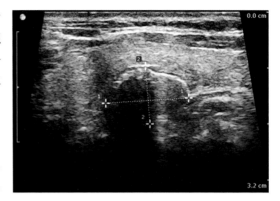

图 7-4-2 食管憩室

第五节 皮 肤 灼 伤

少见并发症,一般为Ⅰ度灼伤,表现为局部红斑、水疱。可由于囊实性结节消融后拔针囊内液体溢出导致皮肤烫伤,也可以是由于操作不当导致针杆温度过高造成皮肤烫伤。

1. 操作注意事项

(1)消融囊性或囊实性结节时,一定注意拔针时不要带出加热的液体,拔针时可以用无菌湿纱布覆盖到针眼上。

(2)正确使用消融设备,严格按照操作流程进行消融,防止杆温过高导致皮肤烫伤。

2. 治疗措施

(1)发现烫伤后立即局部降温,降低局部温度可以避免继续烫伤。

(2)局部涂抹湿润烫伤膏,并定期换药。

第六节 颈 部 肿 胀

一、颈部轻微肿胀

较大甲状腺结节消融后由于热损伤所致炎性渗出常常可致甲状腺结节及周围组织水肿使颈部肿胀明显,大部分患者不会有明显压迫症状,少部分患者可有颈部压迫感,所以要提前处理,防止出现窒息。

(1)消融后给予糖皮质激素 1~3d,以减少炎性渗出。

(2)术后冷敷 30~60min,减少热损伤导致的炎性渗出。

患者颈部肿胀感经过处理后 1~3d 消失。

二、消融区脓肿所致颈部肿胀

在极少数甲状腺结节消融后特别是较大甲状腺良性结节消融后 1~3 个月有发生消融区脓肿的可能。表现为颈部皮肤红肿、胀痛，并可见点状脓液溢出，颈部消融区明显肿胀（图 7-6-1）；超声所见：皮下及消融区呈不规则低回声改变并可见丰富血流信号（图 7-6-2），中央区可见不规则液性暗区。

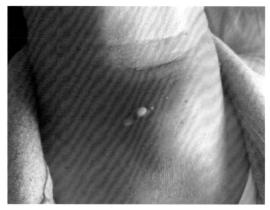

图 7-6-1　甲状腺消融区脓肿形成，颈部皮肤红肿并可见脓液溢出

1. 可能形成的原因分析

（1）感染性化脓性炎症：在数千例消融的病例中有两例出现消融区脓肿，所抽出脓液细菌培养无细菌生长，患者无明显细菌感染的症状及体征。

（2）消融区无菌性炎症反应：热消融使甲状腺结节发生凝固性坏死，穿刺活检显示消融区组织坏死及炎性细胞浸润，坏死组织因酶性分解而变为液态、坏死细胞自身释放大量水解酶或组织富含水分都可使细胞组织坏死后易发生溶解液化称为液化性坏死，其产生的机制有待于进一步的研究。

（3）及时发现、防止液化、避免穿破皮肤形成窦道，形成脓肿前消融区会有肿胀感，颈部肿块明显增大，此时要警惕脓肿形成的可能，及时给予处理。

（4）清热解毒、消肿止痛的中成药及非甾体类消炎药等可以起到一定的缓解作用：如新癀片、布洛芬等，其可能作用于炎症组织局部，通过抑制前列腺素或其他递质的合成而起作用，由于白细胞活动及溶酶体酶释放被抑制，使组织局部的水肿减轻，炎性反应减轻。

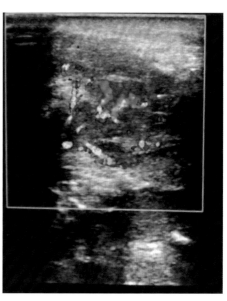

图 7-6-2　超声显示皮下低回声区内可见丰富血流信号

2. 脓肿形成的处理措施

（1）超声引导下抽吸或置管引流。

（2）外科切开引流。

三、结节破裂所致颈部肿胀

比较少见的并发症，Baek JH 等报道了多中心（13 个医疗中心）回顾性研究，1 459 例射频消融的患者中 3 例出现结节破裂，发生在消融后 20~50d；在结节破裂之前，消融的甲状腺肿块已逐渐缩小，结节破裂时突然颈部肿胀和疼痛，影像学检查显示：甲状腺前被膜破裂，颈前部消融后的甲状腺结节前方形成一个新肿块，其中 2 例表现为内出血，1 例表现为内出血后延迟性脓肿形成。甲状腺结节破裂出血可能与消融手术后局部按摩或颈部运动导致微血

管渗漏所致,没有证据表明渗漏是通过颈前针道溢出。

第七节　术中不良反应

甲状腺肿瘤消融术一般在局麻下进行,许多患者为老年人或不能耐受外科手术切除者,术中有可能发生各种不良反应,需要术中或术后给予处理。

一、利多卡因的毒性反应

症状包括心理变化、肌肉抽搐、震颤、癫痫发作等。利多卡因入血后可以造成短时间的震颤、癫痫发作并可合并意识丧失。笔者碰到两例患者 1% 利多卡因 10ml 局麻过程中,出现短暂的抽搐及意识丧失,持续时间 10~20s,未经处理完全恢复,考虑可能为利多卡因误注入皮下及甲状腺周围小动脉内,使脑组织迅速暴露于高浓度局麻药中而造成的抽搐。另有文献报道患者出现短暂的轻度混乱、短暂的肌肉抽搐等。因此,操作者应了解利多卡因毒性反应可能产生的症状,避免造成不必要的慌乱。

二、血管迷走神经反射

可出现血压降低、心率减慢、面色苍白、出汗、恶心等迷走神经张力增高表现,为血管迷走神经反射所致。只有明显窦性心动过缓的迷走神经性心律失常,需用阿托品、异丙肾上腺素、氨茶碱等增加心率的方法治疗。

三、血压增高、心率增快

老年人特别是中老年女性,术中由于原发病及高度紧张,手术操作时的疼痛刺激、消融时的甲状腺激素释放等原因,常会出现心率增快、血压增高等症状,给予对症治疗即可:艾司洛尔、乌拉地尔静脉用药。

四、恶心、呕吐

在消融过程中或消融术后,由于麻药的副作用或体位的影响,患者可能产生恶心或呕吐,以中老年女性多见。考虑原因可能为:①麻醉及镇静药物的副作用。②颈部过伸位、头部位置低,患者合并颈椎病时,可能会有椎动脉血供的影响。③患者紧张、失眠所导致的自主神经紊乱。处理:对症治疗即可,一般呕吐一次后即恢复,注意恶心、呕吐时要采取侧卧位,防止呕吐物误吸。

(王淑荣　余建军　彭成忠　谢晓燕　方　军)

参 考 文 献

[1] Kim C,Lee JH,Choi YJ,et al.Complications encountered in ultrasonography-guided radiofrequency ablation of benign thyroid nodules and recurrent thyroid cancers.Eur Radiol,2017,27(8):3128-3137.

[2] Baek JH,Lee JH,Sung JY,et al.Complications encountered in the treatment of benign thyroid nodules with US-guided radiofrequency ablation:a multicenter study.Radiology,2012,26(2):335-342.

［3］ Baek JH, Moon WJ, Kim YS, et al.Radiofrequency ablation for the treatment of autonomously functioning thyroid nodules.World J Surg, 2009, 33 (9): 1971–1977.

［4］ Di Rienzo G, Surrente C, Lopez C, et al.Tracheal laceration after laser ablation of nodular goitre.Interact Cardiovasc Thorac Surg, 2010, 14 : 115–116.

［5］ Ahmed M, Solbiati L, Brace CL, et al.Image–guided tumor ablation : standardization of terminology and reporting criteria—a 10–year update.J VascIntervRadiol, 2014, 25 (11), 1691–1705.

［6］ Yue WW, WangSR, Lu F, et al.Quality of Life and Cost–Effectiveness of Radiofrequency Ablation versus Open Surgery for Benign Thyroid Nodules : a retrospective cohort study.Sci Rep, 2016, 6 (11): 37838.

［7］ Valcavi R, Riganti F, Bertani A, et al.Percutaneous laser ablation of cold benign thyroid nodules : a 3–year follow–up study in 122 patients.Thyroid, 2010, 20 (11): 1253–1261.

［8］ Kristina H, Christian H, Frank G, et al.Percutaneous microwave ablation of thyroid nodules : effects on thyroid function and antibodies.Int J Hyperthermia, 2015, 31 (5): 560–567.

［9］ Yue WW, Wang SR, Lu F, et al.Radiofrequency ablation vs.microwave ablation for patients with benign thyroid nodules : a propensity score matching study.Endocrine, 2017, 55 (2): 485–495.

［10］ Ha EJ, Baek JH, Lee JH, et al.Clinical significance of vagus nerve variation in radiofrequency ablation of thyroid nodules.Eur Radiol, 2011, 21 (10): 2151–2157.

［11］ Ha EJ, Baek JH, Lee JH.Ultrasonography–based thyroidal and perithyroidal anatomy and its clinical significance.Korean J Radiol, 2015, 16 (4): 749–766.

［12］ Shin JE, Baek JH, Ha EJ, et al.Ultrasound features of middle cervical sympathetic ganglion.Clin J Pain, 2015, 31 (10): 909–913.

［13］ Yue W, Wang S, Wang B, et al.Ultrasound guided percutaneous microwave ablation of benign thyroid nodules : safety and imaging follow–up in 222 patients.Eur J Radiol, 2013, 82 (1): e11–16.

［14］ Canella C, Demondion X, Abreu E, et al.Anatomical study of spinal accessory nerve using ultrasonography.Eur J Radiol, 2013, 82 (1): 56–61.

［15］ Mirjalili SA, Muirhead JC, Stringer MD.Ultrasound visualization of the spinal accessory nerve in vivo.J Surg Res, 2012, 175 (1): e11–e16.

［16］ Monchik JM, Donatini G, Iannuccilli J, et al.Radiofrequency ablation and percutaneous ethanol injection treatment for recurrent local and distant well–differentiated thyroid carcinoma.Ann J Surg, 2006, 244 (2): 296–304.

［17］ Yue W, ChenL, Wang S, et al.Locoregional control of recurrent papillary thyroid carcinoma by ultrasound– guided percutaneous microwave ablation : A prospective study.Int J Hyperthermia, 2015, 31 (4): 403–408.

［18］ Baek JH, Kim YS, Sung JY et al.Locoregional control of metastatic well–differentiated thyroid cancer by ultrasound–guided radiofrequency ablation.AJR, 2011, 197 (2): 331–336.

［19］ Dupuy DE, Monchik JM, Decrea C, et al.Radiofrequency ablation of regional recurrence from well– differentiated thyroid malignancy.Surgery, 2001, 130 (6): 971–977.

［20］ Papini E, Guglielmi R, Gharib H, et al.Ultrasound–guided laser ablation of incidental papillary thyroid microcarcinoma : a potential therapeutic approach in patients at surgical risk.Thyroid, 2011, 21 (8): 917–920.

［21］ Park KW, Shin JH, Han BK, et al.Inoperable symptomatic recurrent thyroid cancers : preliminary result of radiofrequency ablation.Ann Surg Oncol, 2011, 18 (9): 2564–2568.

［22］ De Bernardi IC, Floridi C, Muollo A, et al.Vascular and interventional radiology radiofrequency ablation of benign thyroid nodules and recurrent thyroid cancers : literature review.Radiol med, 2014, 119 (7): 512–520.

［23］ Burke DR, Lewis CA, Cardella JF, et al.Quality improvement guidelines for percutaneous transhepatic cholangiography and biliary drainage.J Vasc Interv Radiol, 2003, 14 (9Pt2): S243–S246.

［24］ Lewis CA, Allen TE, Burke DR, et al.Quality improvement guidelines for central venous access.The Standards of Practice Committee of the Society of Cardiovascular & Interventional Radiology.J Vasc Interv Radiol,

1997,8(3):475-479.

[25] Lee JH,Lee HK,Lee DH,et al.Neuroimaging strategies for three types of Horner syndrome with emphasis on anatomic location.AJR Am J Roentgenol,2007,188:W74-W81.

[26] Yue W,Wang S,Yu S,et al.Ultrasound-guided percutaneous microwave ablation of solitary T1N0M0 papillary thyroid microcarcinoma:initial experience.Int J Hyperthermia,2014,30(2):150-157.

[27] Baek JH,Moon WJ,Kim YS,et al.Radiofrequency ablation for the treatment of autonomously functioning thyroid nodules.World J Surg,2009,33(9):1971-1977.

[28] Pelter MA,Vollmer TA,Blum RL.Seizure-like reaction associated with subcutaneous lidocaine injection.Clin Pharm,1989,8(11):767-768.

[29] Sacks D,McClenny TE,Cardella JF,et al.Society of interventional radiology clinical practice guidelines.J VascInterv Radiol,2003,14:S199-S202.

[30] 丁龙文,刘学政.系统解剖学.第9版.北京:人民卫生出版社,2018.

[31] 张慧先,李瑞锡.局部解剖学.第9版.北京:人民卫生出版社,2018.

[32] YU JJ,Zhang JZ.The nerve protection by heat monitor in thyroid nodular radiofrequency ablation.15th International thyroid congress,85th annual meeting of the ATA.Florida,USA,Oct 18-23,2015.

第八章

甲状腺肿瘤消融的临床护理

第一节 护理要点及注意事项

甲状腺是紧贴在气管前面的内分泌腺,主要功能是分泌甲状腺激素、调节机体代谢,而新陈代谢与人的生命息息相关,甲状腺出现问题,其并发症会随之而生,威胁人体健康。甲状腺结节是一种比较常见的甲状腺疾病,随着检测技术的发展进步及甲状腺检查在体检中的普及,甲状腺结节检出率呈现持续性增高趋势。消融技术作为一种新兴的治疗方法,具有操作简便、安全有效、创伤小、无瘢痕、精准定位、并发症少、可更好地保护甲状腺功能、治疗周期短、费用低等特点,逐渐在临床中普及应用。然而消融术属于侵入性治疗,仍可能发生并发症,因此,对采取超声引导下经皮热消融治疗的甲状腺结节患者做好围手术期护理有助于提高患者的临床治疗成功率,促进患者早日康复。

甲状腺消融术前护士应做好患者的全面评估,协助完成相关的辅助检查,做好患者的心理护理,指导患者进行手术体位的训练及术前准备。术中协助医生进行手术体位的摆放,密切监测患者的生命体征、情绪变化及静脉输液速度,维持患者呼吸稳定,注意有无出血、疼痛、呼吸困难等情况。患者术中出现颈部灼热感及疼痛较常见,可放射至头、牙、双肩和胸,降低功率或中止治疗即刻缓解,无需用药。如对疼痛不能耐受者(患者自述疼痛评分≥4分),遵医嘱酌情给予止痛药物治疗。术后做好常规护理、并发症观察护理及饮食指导。出院时对患者及家属进行甲状腺疾病相关知识的健康宣教,提高认知水平及依从性,具体包括服药指导、自我症状监测、定期复查、定期电话随访、指导患者进行术后颈肩部锻炼等。

术后并发症的观察是甲状腺热消融术后护理的重点,护士应注意观察患者有无出血、喉返神经损伤、喉上神经损伤、疼痛、发热、感染、甲状腺功能异常等并发症。其中出血是最危急的并发症,是术后早期观察和护理的重点,护士需密切观察手术切口敷料有无渗出。术后出现头晕头疼多是因为术中头颈部体位引起的体位综合征,护士应对患者的疼痛情况进行全面评估,包括疼痛部位、性质、程度、持续时间、既往疼痛史、用药情况等,如患者自述疼痛评分≤3分,告知患者多休息后可缓解。如患者自述疼痛评分≥4分,可遵医嘱使用弱阿片类或者小剂量强阿片类止痛药,根据不同给药途径(口服1h、皮下注射30min、静脉注射15min)评估患者疼痛缓解情况,直至患者疼痛评分≤3分,并做好患者疼痛健康宣教,解除患者顾虑,观察有无出现头晕、恶心呕吐、呼吸抑制、嗜睡等不良反应,出现异常及时通知医生进行处理。

第二节　临床护理操作

一、术前护理

(一)休息与心理护理

术前与患者进行交谈,消除其顾虑和恐惧心理,避免情绪激动。精神过度紧张或失眠者,遵医嘱适当应用镇静剂或安眠药。保持病房安静,指导患者适当减少活动。向患者讲解此项技术的治疗原理及优越性、安全性、可靠性。

(二)术前准备

完成常规术前检查,包括颈部彩色多普勒超声检查,以判断肿物有无压迫气管。术前指导患者进行头颈仰伸位的锻炼,如有颈椎病、高血压的患者按医嘱酌情锻炼。手术开始前准备气管切开包、建立静脉通路。

二、术中护理

协助患者垫高颈部呈过伸位,配合医生进行器械传递,安慰患者,缓解紧张情绪,术中密切观察患者呼吸、心率、血压及出血情况,嘱患者深呼吸,有不适及时汇报,根据患者反应给予相应的对症处理,适时应用超声观察甲状腺消融区情况。术后于恢复室观察30min,无明显异常再送回病房。

三、术后护理

(一)病情观察

按局麻后护理常规护理,冰敷穿刺点24h,减少颈部活动。观察局部有无出血,颈部是否肿胀,了解患者的发声情况,进食后有无呛咳等异常情况。注意保持穿刺点干燥无菌,并保持呼吸道通畅。

(二)常见并发症处理

1. 呼吸困难和窒息　最危急的并发症之一,多发生在术后48h内,由于穿刺点出血压迫气管或双侧喉返神经损伤所导致,必要时行气管切开术。

2. 喉返神经损伤　由于消融手术中损伤喉返神经,如一侧损伤可由另一侧声带向患侧过度内收而代偿,但不能恢复原声音;两侧喉返神经损伤可导致失声或严重的呼吸困难,甚至窒息,需立即进行气管切开。

3. 喉上神经损伤　多见于消融手术中损伤喉上神经内外支。若损伤外支,可使环甲肌瘫痪,引起声带松弛、声调降低;若损伤内支,则使喉部黏膜感觉丧失,患者进食时会出现呛咳或误吸,应注意密切观察。

4. 手足抽搐　多发生在术后1~2d,是消融手术中损伤甲状旁腺所造成。多数患者出现面部、唇部或手足部针刺感麻木感。一旦发生,应适当限制进食肉类、乳制品和蛋类食物,轻者口服葡萄糖酸钙或乳酸钙,症状较重或者长期不能恢复的患者,可加服维生素 D_3。抽搐发作时,简单直接的方法:遵医嘱给予静脉注射 10% 葡萄糖酸钙或氯化钙 10~20ml。

5. 疼痛　大多数患者在行热消融治疗时通常有轻微的疼痛或局部有热感。若消融过程中发生严重疼痛,应降低功率或者立即停止,术后根据患者疼痛评分遵医嘱使用止痛药。

(三) 饮食指导

热消融术后遵医嘱给予少量温水或凉水,若无不适,可逐步给予温流食,注意不可饮用过热的食物,以防血管扩张导致出血。

第三节　出 院 指 导

指导患者正确认识疾病,保持心情愉快;合理安排饮食;出院后应定期复查甲状腺超声及甲状腺功能,了解消融后甲状腺肿物吸收及甲状腺功能情况。遵医嘱按时服药,医护人员定期随访时应积极配合,若出现不良反应,需立即就医进行干预,从而保障生活质量。

(马琳琳　丁群芳　李利梅)

参 考 文 献

[1] 张媛媛 . 对接受超声引导下经皮射频消融术的结节性甲状腺肿患者进行围手术期护理的方法 . 当代医药论丛,2017,15(18):229–230.

[2] 连琳琳 . 超声多普勒引导下经皮射频消融术治疗结节性甲状腺肿的护理 . 基础医学论坛,2017,21(6):696–697.

[3] 甄莉,李雅男,周艳,等 . 洼田饮水试验在甲状腺癌术后早期吞咽功能评估中的应用 . 实用医学杂志,2016,32(10):1699–1700.

[4] 王倩琳 . 超声引导下射频消融治疗结节性甲状腺肿围手术期强化护理干预的效果 . 护理实践与研究,2018,15(17):51–52.

[5] 杨晓春,单萍,周红梅,等 . 细节护理在经皮穿刺射频消融术治疗甲状腺肿结节患者中的应用 . 健康研究,2016,36(6):715–716.

[6] 周先利,宋彩萍,赵欢,等 . 微波消融治疗甲状腺良性结节并发症的观察和护理 . 护士进修杂志,2016,31(19):1815–1816.

[7] 陈丹 . 超声引导下经皮穿刺微波消融治疗甲状腺良性肿瘤护理 . 实用临床护理学杂志,2016,11(1):134,137.

[8] 李乐之,路潜 . 外科护理学 . 北京:人民卫生出版社,2012.

第九章

甲状腺肿瘤消融的疗效评价及随访

消融作为一种原位灭活肿瘤的新技术,因其创伤小、安全性高、定位精准等优点已逐渐成为治疗甲状腺结节的重要方法之一。医学随访和评估,重点在于了解疾病的进展、评价治疗效果、及时发现和处理不良反应,有短期和长期随访之分。随访和评估方案的制订,取决于疾病的临床特征、具体的治疗技术及方案、随访目的和评价指标等。同时,也需要在医学随访目的与价值和随访成本与负担之间取得平衡。综合、客观、准确地评价甲状腺结节热消融后的近期效果和中长期缓解趋势至关重要。

第一节 疗效的评估方法

不同的甲状腺肿瘤,消融治疗的主要目的不同,良性肿瘤治疗的主要目的是缩小结节体积、改善症状(外观、局部压迫等),其中,对于高功能腺瘤,还包括消除或缓解甲状腺功能亢进;恶性肿瘤的治疗目标包括彻底消除病灶或缩小肿瘤体积,延缓疾病进展,改善和预防局部压迫。因此热消融后疗效评价应包括消融技术的安全性评估及消融有效性评估,安全性评估包括有无并发症、并发症转归、对甲状腺功能的影响;有效性评估包括结节是否消融完全、消融后结节体积缩小率、结节消失率、有无复发等。

一、安全性评估

(一)有无并发症及转归

热消融尽管是微创治疗,但仍为有创,任何有创操作均存在并发症风险。热消融最常见的并发症为组织结构的热损伤,治疗过程中温度高,且甲状腺体积小、周围解剖结构复杂,热量向周围传导较多,可导致周围组织热损伤,产生疼痛、皮肤烧伤,严重者导致神经、血管、气管、食管等重要器官损伤。局麻、消融针穿刺等任何操作步骤均可能产生并发症。因此,消融过程中、消融后均应随时关注患者心电监护、密切观察患者有无不适,超声应紧密监测消融针位置、超声图像改变,尽早发现异常,及时采取相应措施(详见第七章)。轻微并发症如消融术中疼痛及放射痛往往较轻,降低消融功率后可缓解;Bernardi S 等认为消融患者术后疼痛较手术者轻,给予适量镇痛剂,1~2d 后可消失;少量出血通过及时按压可止血,甲状腺外血肿保守治疗 1~2 个月后可逐渐消失;自身免疫性甲状腺毒症可能与消融破坏甲状腺滤泡导致大量抗原释放,引起自身免疫性炎症反应有关,可于 30d 后恢复。甲状腺功能低下的发生率远低于手术患者(0 vs 23%),未见永久性声带麻痹、呼吸困难、臂丛损伤等严重并发症的报道。热消融普遍被认为是安全、可接受的,并发症往往与操作者经验不足有关,可通过规范化培训提高热消融疗效、降低并发症(详见第六章)。

(二)甲状腺功能的影响

甲状腺功能的影响(详见第二章第三节)。

二、有效性评估

甲状腺结节患者多因精神压力、压迫症状或者美观问题选择热消融治疗,故疗效评价体系应包括结节消融是否完全、症状及美观问题的改善。消融是否完全的评估包括影像学评估和病理学评估。甲状腺热消融治疗是在超声引导下实施的,因此影像学的评价高度依赖超声,尤其是超声造影,可显示微血管特性,能更精确地反映结节微循环灌注的改变,能更准确地评估消融是否完全、结节缩小率等。

(一)影像学评估

1. 超声评估 消融过程中组织受热所产生的强回声汽化区是术中判断消融范围的简便方法,通常汽化区覆盖范围可近似代表消融区。结节较大采用移动式分层消融时,应先消融结节深部组织,减少气体对浅层组织遮挡(图 9-1-1)。强回声气体可向周围组织渗透,汽化区大于实际消融区;汽化区有时也可表现为过小或不规则等形态,与消融的实际范围并不相符。当汽化区形态正常时(呈椭球形、大小与理论消融范围相近)(图 9-1-2、图 9-1-3),汽化区完全覆盖并超过结节时提示结节已完全消融,可停止消融(图 9-1-4~ 图 9-1-6);当汽化区形态异常时,不能单独依据强回声汽化区来判断消融范围,还要参考消融针的理论消融范围。

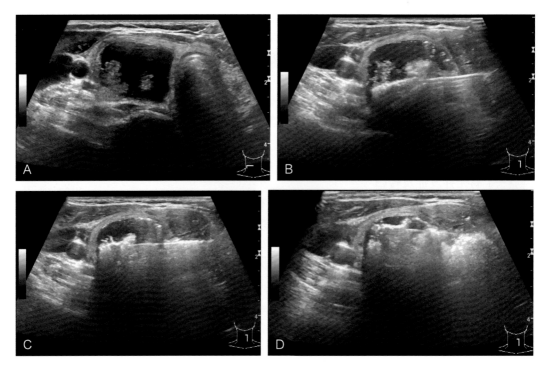

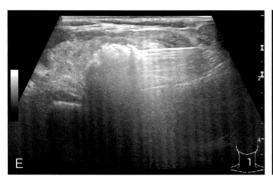 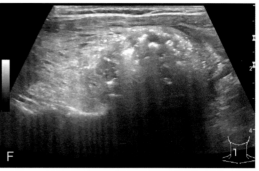

图 9-1-1　较大结节采用自深部向浅层移动式消融,使汽化区覆盖整个结节
A.消融前结节;B~E.消融术中结节汽化区;F.消融结束后,汽化区覆盖整个结节

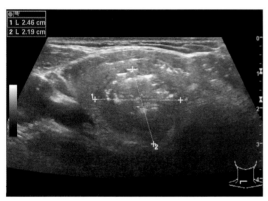 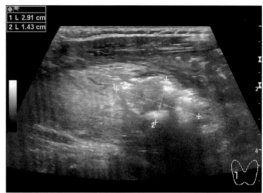

图 9-1-2　消融完成后,汽化区成球形,形态规则　　图 9-1-3　消融完成后,汽化区成椭球形,形态规则

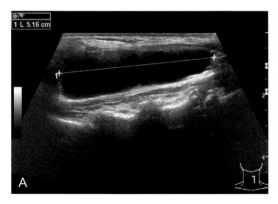 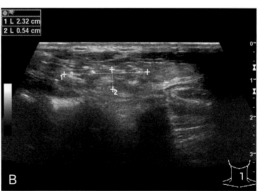

图 9-1-4　囊性结节消融后,汽化区完全覆盖结节,未见囊性区残余
A.囊性结节消融前;B.囊性结节消融后

　　消融停止后,由于甲状腺血供丰富,降温效应明显,强回声可在 1~2min 内消失(图 9-1-7),消融区迅速变为边界不清的低回声区,常规二维图像较难辨别已消融区和未消融区(图

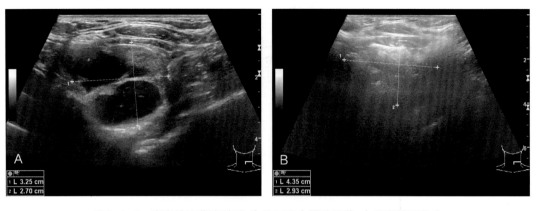

图 9-1-5 囊实性结节消融后,汽化区完全覆盖结节,未见囊性区残余
A.囊实性结节消融前;B.囊实性结节消融后

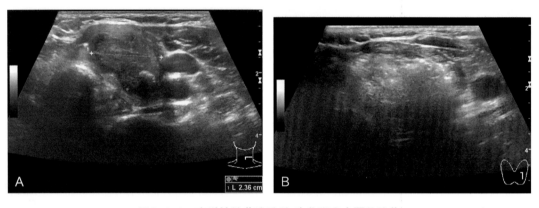

图 9-1-6 实质性结节消融后,汽化区完全覆盖结节
A.实性结节消融前;B.实性结节消融后

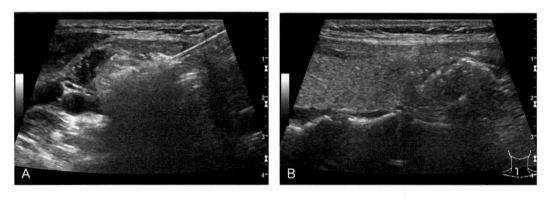

图 9-1-7 消融结束后,结节内强回声气体迅速消退
A.结节消融时;B.结节消融后强回声气体迅速消退

9-1-8)。可采用 CDFI 检测残余灶(图 9-1-9),但 CFDI 受仪器敏感性限制,且对小血管、低速血流敏感性较差;彩色多普勒能量图(图 9-1-10)、超声造影对血流的显示优于 CDFI,超声造影对微血管的显示更加敏感,因此,术后即刻超声造影是必须的,也是公认的准确、有效方法。当超声造影显示无增强范围大于消融前结节的增强范围、消融区边缘清晰光滑时,表明

结节已被完全消融(图 9-1-11、图 9-1-12),消融后甲状腺结节超声造影可作为终止消融的客观影像指征。若结节边缘仍有造影剂灌注,提示留有残余灶(图 9-1-13、图 9-1-14),需补充消融,实时动态超声造影可准确指引消融针到达未消融区。有研究发现 RFA 后即刻超声造影与 CDFI 对残余灶的检出率分别为 9.20%(31/337)、1.78%(6/337)。

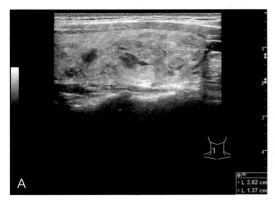
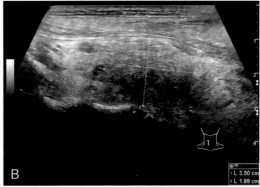

图 9-1-8　消融结束后,消融区迅速变为边界不清的低回声区
A. 消融前结节;B. 消融区变为边界不清的低回声区

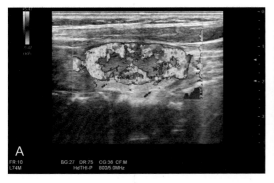
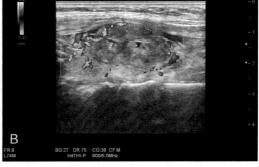

图 9-1-9　彩色多普勒血流显像示甲状腺结节消融前后血流信号的改变
A. 消融前结节内血流信号丰富;B. 消融后结节内未见明显血流

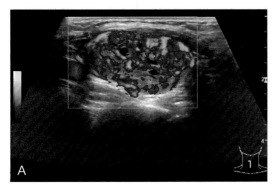
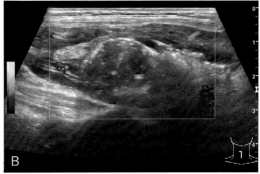

图 9-1-10　彩色多普勒能量图显示甲状腺结节消融前后血流信号的改变
A. 消融前结节内血流信号丰富;B. 消融后结节内未见明显血流

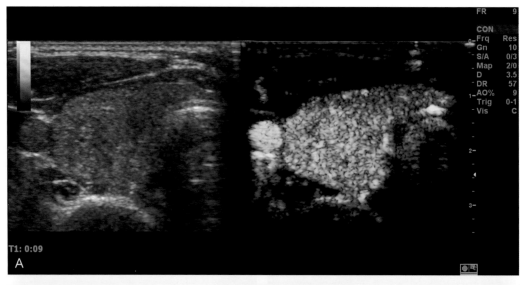

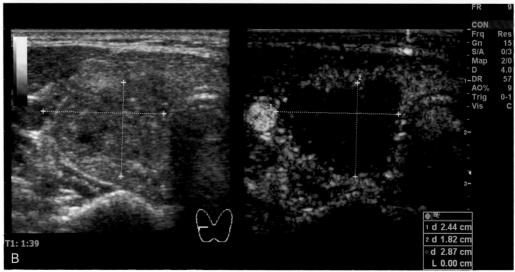

图 9-1-11 甲状腺良性结节消融后,造影剂无增强区范围应覆盖原结节

A. 消融前甲状腺结节内造影剂填充;B. 消融后,造影充盈缺损区范围覆盖原甲状腺结节

2. CT 头颈部薄层增强 CT 可用于评估消融后甲状腺癌复发部位有无存活的残余肿瘤或新发肿瘤;消融完全后,复发性肿瘤部位有无强化结节。对于 PTMC 消融患者,CT 对新发的转移性淋巴结的检测具有重要的辅助作用。

3. 甲状腺核素成像 自主性高功能性甲状腺腺瘤 RFA 后的甲状腺核素成像可能有助于评估疗效。Sung JY 等采用甲状腺核素成像评估 44 个自主性高功能性甲状腺腺瘤 RFA 后疗效,35 个热结节转变为冷结节或温结节,9 个热结节摄取明显减少。

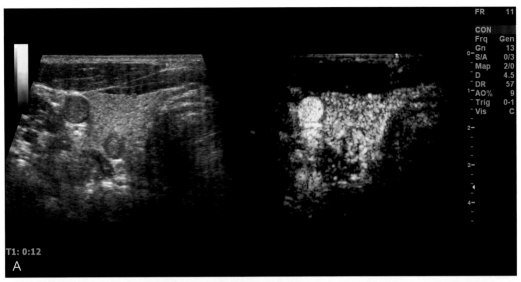

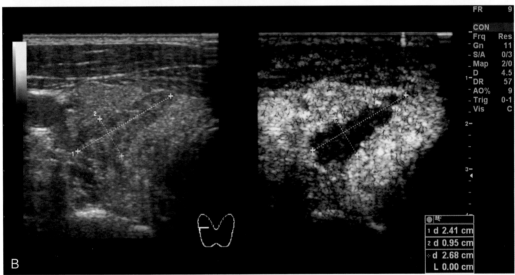

图 9-1-12　甲状腺恶性结节消融后,造影剂无增强区范围应覆盖原结节且大于原结节大小

A. 消融前甲状腺结节内造影剂填充;B. 消融后,造影充盈缺损区覆盖原结节且范围超过原甲状腺结大小

(二)临床评估

1. 症状评估　10cm 视觉评估量表被认为是有效、简便的工具,应用最为广泛。评估前医生应认真与患者沟通,让患者充分理解症状评分是基于视觉直观模拟的评价方式,由患者根据自身感受在 0~10cm 视觉直观模拟尺上做出标记。评分时注意尽量不让患者选择几分,而是在恰为 10cm 长的直线上任选一点作为症状的程度提示,任何症状如不适感、异物感、颈部压迫感、咳嗽、疼痛等都包含,0 表示无不适感,10 表示明显不适感或伴其他压迫症状(如呼吸困难、吞咽困难等)。确保调查表打印后模拟直线的长度恰为 10cm,如有差异,在使用前应校正长度。部分研究中采用 6cm 视觉评估量表,使用方法与 10cm 视觉评估量表类似。对于体积较大、临床症状较明显的结节或自主性高功能性甲状腺腺瘤热消融后,症状改善明显;若评估结果表明压迫症状未完全消除,应再次消融。但 Cesareo 等认为这一类量表敏感性不

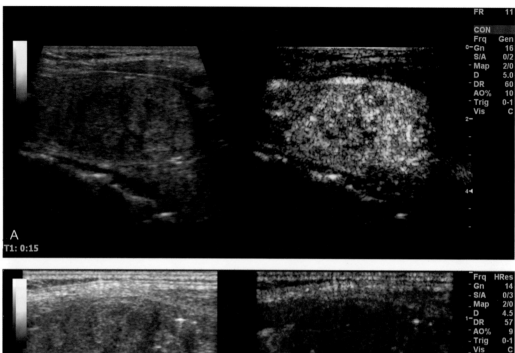

图 9-1-13　消融后造影提示消融不完全

A. 消融前结节超声造影；B. 结节消融后超声造影结节周边有残留

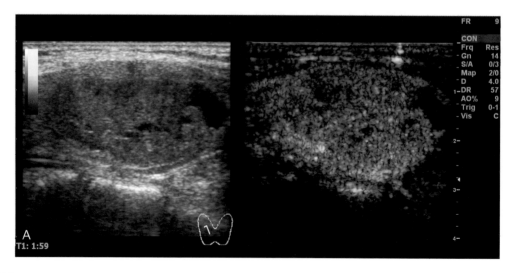

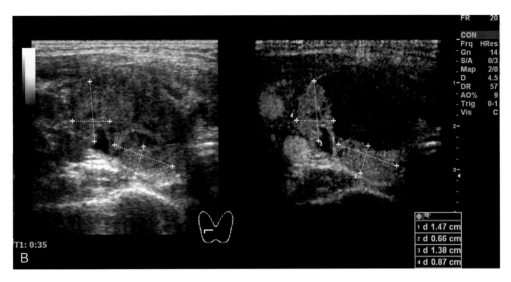

图 9-1-14 消融后造影提示消融不完全
A.消融前结节超声造影;B.结节消融后超声造影结节周边有残留

高,症状评分与结节体积之间无准确的对应关系,在许多研究中,尽管结节大小相差显著,但症状评分相当接近。Deandrea 等发现 10cm 视觉评估量表由患者评估,但可能由于患者的术后心理暗示产生评估偏差。

目前有研究采用简明生活质量量表 –36(short–form–36,SF–36)以关注患者身心健康为主,评估患者热消融后的生活质量(quality of life,QoL)。最近的有一项研究比较了良性甲状腺结节的射频消融与手术切除术的健康相关生活质量(health–related quality of life,HRQoL)和成本效益,得出在总体健康(68.5 vs 66.7,p=0.029)、活力(71.3 vs 67.5,p<0.001)和心理健康(80.9 vs 79.3,p=0.038)方面,RFA 治疗的患者 HRQoL 明显优于手术治疗的患者。其他生活质量量表也被应用于相关研究。

2. 美容评分 采用单盲法,医护人员对患者甲状腺专科检查情况,将美容评分采用 5 分法按照以下标准进行评价:0 分,无肿块;1 分,不可视也不可触及肿块;2 分,不可视但可触及肿块;3 分,仅吞咽时可视肿块;4 分,轻易可视肿块。美容评分与症状评分不同,由单盲的医护人员对患者进行评估,结果更加可靠。Deandrea 等对不同国家的甲状腺良性非功能性结节进行射频消融、随访对比研究,发现 6 个月后,消融组美容评分显著改善(图 9-1-15),且证实韩国采用移动式、高强度、短时间消融方式较意大利采用的低强度长时间消融更为有效。

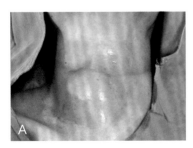
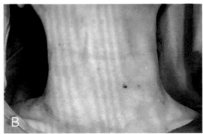

图 9-1-15 消融后肿块明显缩小,美容评分降低
A.术前颈前区可见明显结节突起;B.术后颈前区未见明显结节

第二节 随 访

消融后甲状腺结节的细胞失活、组织凝固,但病灶仍存留于甲状腺内,且因微波和射频都有较强的脱水作用,多数甲状腺结节含有丰富的水分,经过消融后水分脱失、结节变硬,所以部分患者仍可触及颈部的硬结。数月后坏死组织可被机体吸收吞噬,病灶可逐渐缩小、消失。消融后结节的改变是一个动态的变化过程,故应对患者进行长期随访。常规随访时间为术后 1 个月、6 个月、12 个月,此后甲状腺复发癌或 PTMC 每 6~12 个月 1 次,良性结节每12 个月 1 次。

一、影像学随访

(一)甲状腺随访

甲状腺随访包括对消融结节的随访、结节以外甲状腺组织的随访观察,首选超声检查。消融结节的随访包括结节超声特征改变、有无残留、有无复发、结节缩小率等。消融后结节内部回声明显减低,边界清楚,形态规整,后方回声无衰减(图 9-2-1~ 图 9-2-3)。目前报道无任何结节边缘或内部回声较消融前增强。随访早期结节回声较均匀,随着时间的延长,结节内部回声可不均,可见散在分布的斑点状强回声或片状液化坏死区(图 9-2-4)。弹性成像能捕捉生物组织弹性特征,充分利用病变组织弹性变化的特点,更清晰地显示、鉴别病变性质。章建全等利用弹性超声评价离体猪肝微波消融前后对照的研究中,发现消融后肝脏应变率比值(strain ratio,SR)与消融所用的功率和时间呈正相关,即硬度随着功率加大和时间延长逐渐增大;且指出组织坏死对弹性降低有一定的影响,提出可以使用弹性超声评价微波消融的硬化程度。有研究证实超声弹性成像能比较客观、定量地反映消融后甲状腺结节随时间延长而发生的硬度改变(图 9-2-5、图 9-2-6)以及经历 3 个月后开始逐渐软化的趋势。

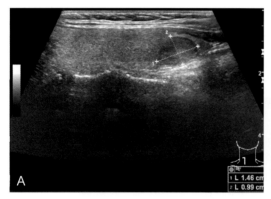
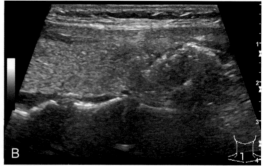

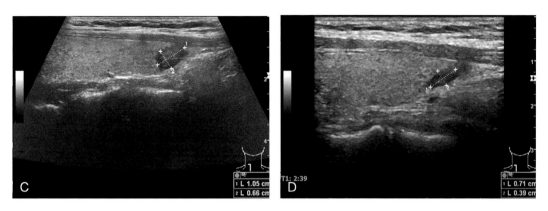

图 9-2-1 消融后结节回声改变

A. 消融前结节呈稍低回声；B. 消融后 1d，结节呈低回声，内见散在气体回声；C. 消融后 1 个月，结节呈低回声，边界清，形态规则；D. 消融后 3 个月，结节呈低回声，边界清，形态规则

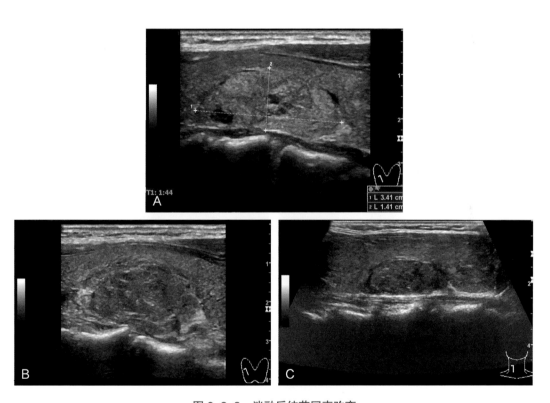

图 9-2-2 消融后结节回声改变

A. 消融前结节呈等回声；B. 消融后 3d，结节呈低回声，边界尚清；C. 消融后 3 个月，结节呈低回声，边界清，形态规则

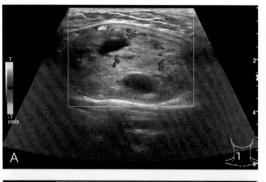

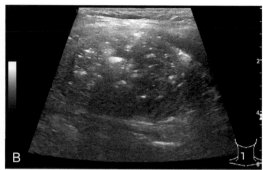

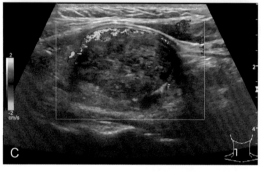

图 9-2-3　消融后结节回声改变

A. 消融前结节呈混合回声;B. 消融后 1d,结节呈低回声,内见散在气体回声;C. 消融后 1 个月,结节呈低回声,边界清,形态规则,内回声尚均匀

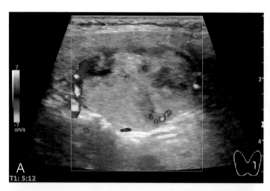

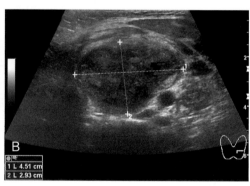

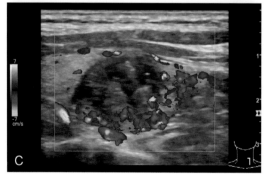

图 9-2-4　消融后结节回声改变

A. 消融前结节呈等回声为主的混合回声;B. 消融后 1 个月,结节呈低回声,内回声尚均;C. 消融后 3 个月,结节呈低回声,内回声不均匀,可见不规则无回声区

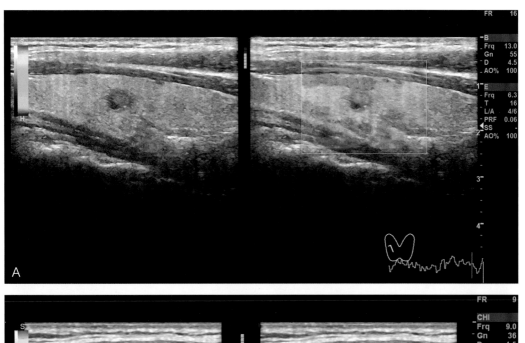

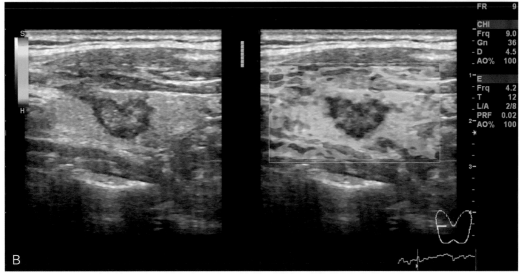

图 9-2-5　消融后结节硬度改变
A.消融前结节弹性成像；B.消融后 1 个月，结节弹性成像

　　消融后患者免疫系统主动对消融区域产生免疫识别、免疫攻击、免疫吞噬，凝固坏死组织不断被吞噬，3 个月、6 个月、12 个月后各超声测值逐渐减小，可采用术后结节体积缩小率、结节消失等评估热消融的长期疗效（图 9-2-7~ 图 9-2-9）。超声选取结节最大纵切面，测量最大长径 a；选取最大横切面，测量结节宽径 b 和厚径 c，根据 V = πabc/6 计算结节体积；体积缩小率（volume reduction ratio，VRR）=（消融后即刻消融体积－随访时体积）/ 初始体积 ×100%。有研究认为射频消融治疗后第 1 个月，结节体积即出现明显缩小，缩小范围为33%~58%，6 个月后缩小 51%~85%。最大的体积缩小量通常在 RFA 后第 1~3 个月，其后体积进一步缩小。韩国一项入组 111 个患者的 126 个良性甲状腺结节的研究中，射频治疗 4 年后结节体积平均缩小 93.4%。Cheng 等发现 6 个月之后，射频消融结节最大径缩小率、体

积缩小率较 MWA 组明显,认为微波消融中心温度(>150℃)高于 RFA 中心温度(>110℃),炭化明显,导致中心部分吸收慢。消融区完全消散时间与原结节大小、物理性质及消融时的炭化程度、机体免疫功能状态、消融是否彻底均有关,结节越小消散得越快,炭化程度越轻消散得越快,囊性结节的消散早于实性结节,消融区消散后通过修复使甲状腺的结构恢复到正常的形态。三维容积重建技术也可客观描述消融病灶体积的变化趋势。

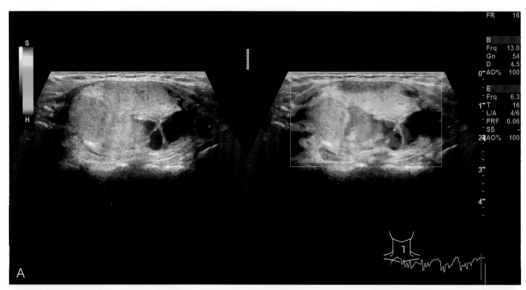

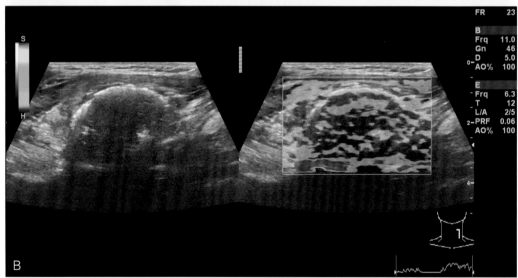

图 9-2-6　消融后结节硬度改变
A. 消融前结节弹性成像;B. 消融后即刻结节弹性成像

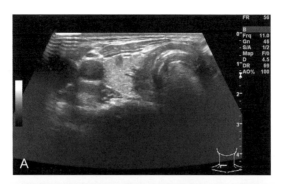

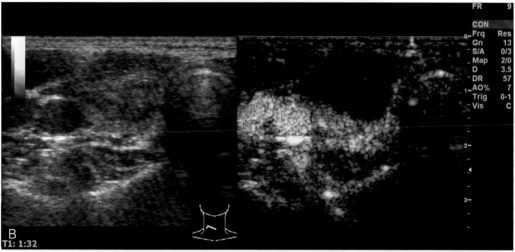

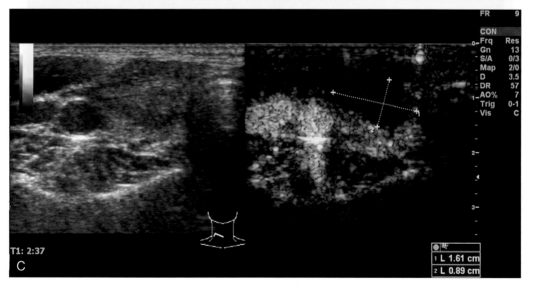

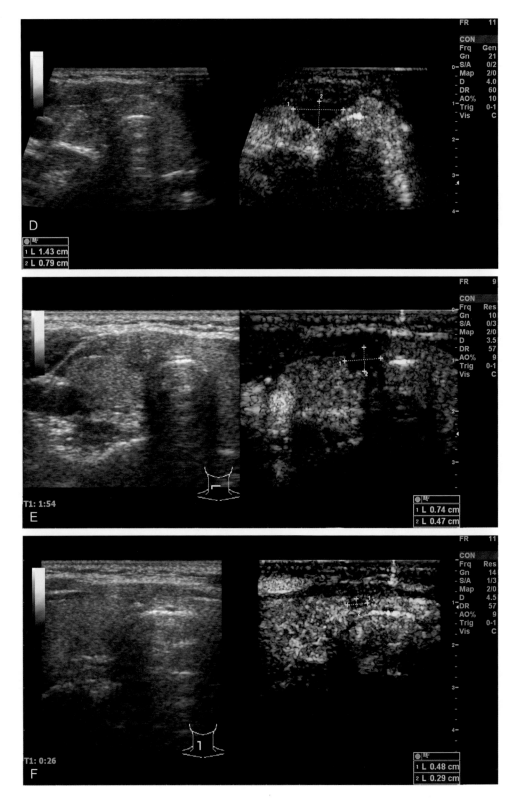

图 9-2-7　甲状腺结节消融后逐渐吸收缩小
A.甲状腺结节消融前图像;B.消融后 3d;C.消融后 1 个月;D.消融后 3 个月;E.消融后 6 个月;F.消融后 12 个月

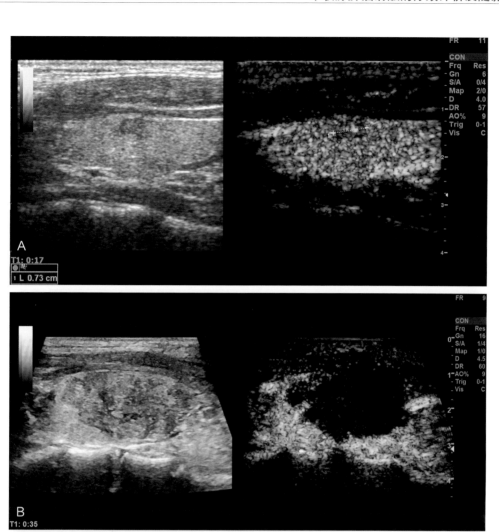

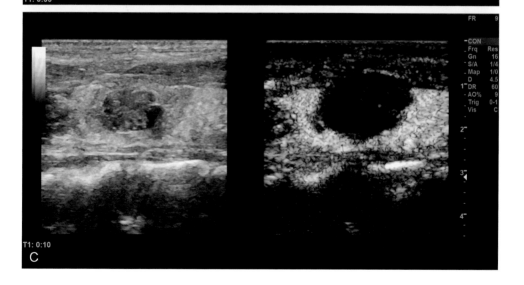

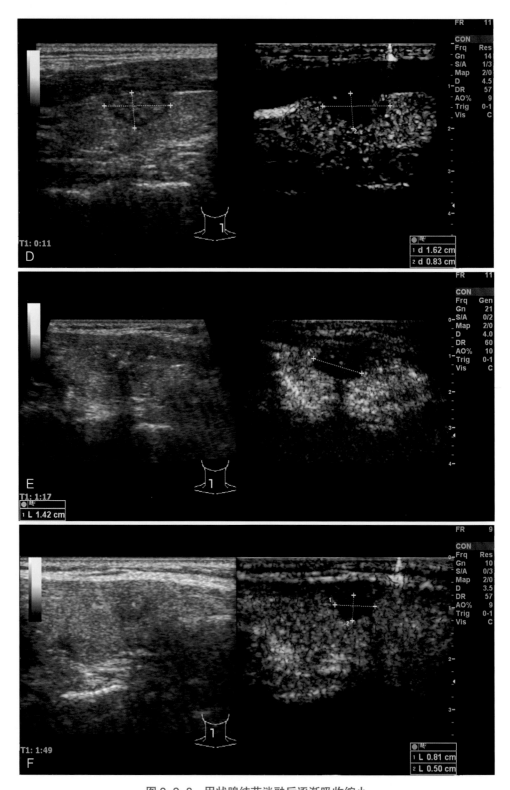

图 9-2-8　甲状腺结节消融后逐渐吸收缩小

A. 甲状腺结节消融前图像;B. 消融后 3d;C. 消融后 1 个月;D. 消融后 6 个月;E. 消融后 12 个月;
F. 消融后 18 个月

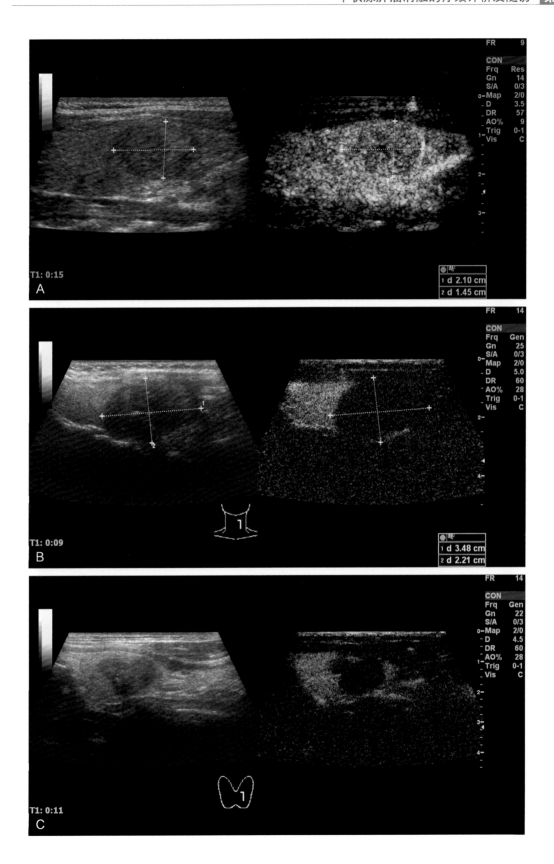

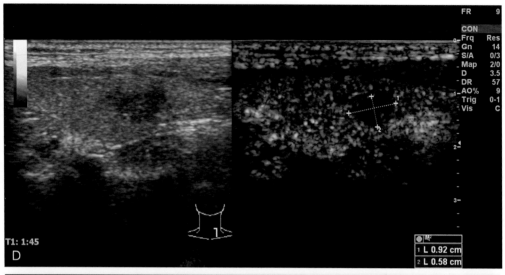

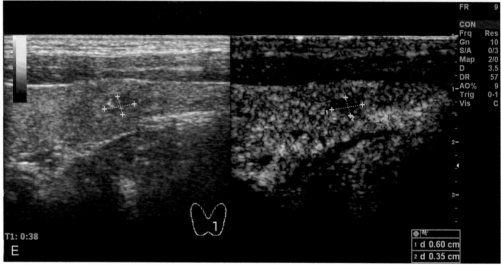

图 9-2-9 甲状腺结节消融后逐渐吸收缩小

A. 甲状腺结节消融前图像;B. 消融后 3d;C. 消融后 3 个月;D. 消融后 6 个月;E. 消融后 12 个月

甲状腺结节体积较前次超声检查增大 50% 以上认为是复发,发生率为 5.6%~24.1%,中等以上大小的结节(>20cm³)消融后应告知患者有复发的可能(图 9-2-10)。美国一个针对良性大结节研究中,单次射频消融 1 年后的 VRR 为 54.3%,两年后 VRR 为 52.8%,研究者认为该现象与消融不彻底的结节边缘在 1~2 年后出现再生长有关。作者也研究发现部分结节体积较大、位置靠近危险区或消融时为避免并发症而没有完全消融的患者,2~3 年后结节未消融部分逐渐增大,需要二次消融。Wang B 等微波消融后复发的相关因素为:结节大小(11.6cm³ ± 14.9cm³ vs 23.9cm³ ± 12.5cm³)、血流、消融时所用能量(1 575.5J/cm³ ± 674.3J/cm³ vs 1 172.3J/cm³ ± 454.2J/cm³,$p < 0.01$)。另外,国外有报道显示,激光消融 2 年后,结节达到最大幅度缩小,在第 3 年体积缩小幅度降低,提示结节再度增生,复发率约 9%。其中一个激光消融队列,消融 67 个月后,35% 的患者(27/78 例)因效果不理想而接受外科手术治疗。因此,即使良

性甲状腺结节,在确保安全基础上,也应尽量彻底消融。如未能完全消融者,应告知患者,延长随访时间,必要时再次消融或选择其他治疗手段。

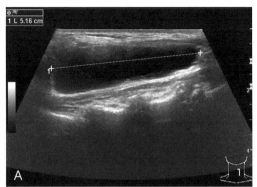
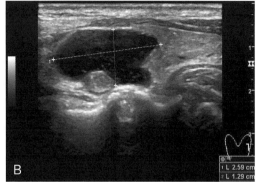
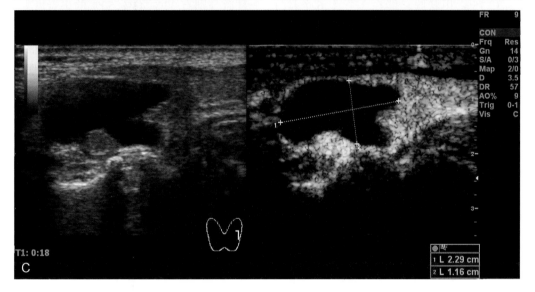

图 9-2-10　甲状腺结节消融后复发

A. 甲状腺结节消融前图像;B. 消融后 18 个月复查,发现新的结节;C. 超声造影提示结节内可见增强区

　　结节以外的甲状腺组织随访观察包括甲状腺体积及回声的改变、有无新发结节等。探及甲状腺体积、组织回声异常时,应警惕甲状腺功能改变。Baek JH 等研究中发现 1 例患者射频消融术后 6 个月甲状腺弥漫性肿大,伴持续性 TSH、甲状腺抗过氧化物酶抗体显著升高、FT_4 降低。Jung SL 等发现消融后甲亢发生率为 0.36%(1/276),Jeong WK 等认为可于 1 个月内自行恢复。PTMC 消融术后随访应侧重观察有无新发可疑恶性病灶。

(二)头颈部及其他部位的随访

　　甲状腺复发癌、PTMC 消融术后患者,除了甲状腺区随访外,应包括头颈部淋巴结、肺等其他部位随访,密切关注有无复发灶、转移灶。头颈部、胸部薄层 CT 在随访中发挥重要作用。

二、甲状腺功能随访

　　热消融使结节细胞失活,蛋白质变性,组织凝固、坏死,因此甲状腺无功能结节(包括良性、恶性结节)术前甲状腺功能正常者,热消融治疗后一般不影响甲状腺功能,这种方法也避免了外科手术行大部切除甲状腺后需终身服用甲状腺素的状况,尤其对于年轻患者来说,更加有益。但热消融在治疗结节的同时也有可能损伤周围正常腺体组织,使甲状腺激素释放入血,少数患者在消融后 1 周内,常呈现 FT_4 增高、TSH 降低,大部分可在 1 个月后恢复正常,无需治疗。部分患者会有甲状腺功能减低现象,可能与术前患者甲状腺结节较多,正常组织受到挤压处于被压抑状态,消融后激素释放不及时有关,仅观察随访即可,多数可于 1~3 个月恢复。因此,消融后 1 周内、1 个月时应复查甲状腺功能,高度重视甲状腺激素的变化状况,以期判断消融是否过度破坏正常甲状腺组织。若术后 1 个月复查甲状腺功能正常,以后可每年复查一次。

2016 年 Bernardi S 等对 30 例体积大小为 17.12ml ± 2.39ml 的自主性高功能性甲状腺腺瘤行射频消融,1 个月、3 个月、6 个月、12 个月后甲状腺结节体积分别减少了 51%、63%、69% 和 75%,甲状腺功能在 3 个月、6 个月、12 个月后分别有 33%、43%、50% 的患者恢复至正常水平。Gambelunghe G 等对 82 例自主性高功能性甲状腺腺瘤射频消融后随访观察 3 年,发现术后 3 个月患者临床症状明显改善,术后 6 个月结节体积明显缩小(缩小 57%),此后的 24 个月体积缩小不明显(缩小 58%),3 年后结节体积 <5ml 的患者均可停用甲巯基咪唑;结节体积 5~15ml 的,剂量减少 90.2%;体积 15~25ml 的,剂量减少 61.1%;结节体积 >25ml 的,用药量降低了 28.5%。随访过程中甲状腺功能、临床症状未完全改善者,应根据 TSH 水平斟酌进一步治疗方法,极少数热结节患者消融后会出现甲状腺功能低下,再次射频消融应慎之又慎;若 TSH 水平未明显下降时,可建议再次射频消融,时间为第一次射频消融后的 1~3 个月。在以往的研究中,自主性高功能性甲状腺腺瘤的平均治疗次数为 1.8~2.2 次(1~6 次)。

消融针等机械刺激导致抗原释放入血,术后部分患者会出现 TPO-Ab 和 Tg-Ab 增高,导致亚临床甲状腺功能减退。因此,在随访期间需要仔细评估甲状腺功能。部分自身抗体增高的患者 1 个月后恢复正常,此后在随访期间很少会再次升高。甲状旁腺素半衰期约 20min,术后即刻复查可早期发现甲状旁腺功能是否损伤,可尽早干预。

三、临床症状及心理状态随访

在每个阶段的随访过程中,患者症状改善程度、美观度、精神压力状态也应受到重视。随访方法见本章第一节临床评估。

四、病理学随访

病理学是评估消融是否完全、有无复发的"金标准"。Zhang M 等 RFA 治疗 92 例低危 PTMC,3 个月后超声引导下采用空心针对消融区中心、边缘及周围甲状腺实质进行穿刺活检,均未发现有肿瘤残存或复发转移。2017 版 KSThR 甲状腺消融指南认为只有在消融后结节体积增大或缩小不明显者提倡 CNB 或 FNA。

近十几年来,热消融作为一种微创技术被推广应用于甲状腺肿瘤的治疗,在方法学上已被证实是安全的,有效性方面尤其是自主性高功能性甲状腺腺瘤、PTMC 等消融,仍有待更深入的研究。超声、CT、核素显像等多种影像学方法、实验室检查、病理学检查联合临床症状及美容评分,可实现对患者生理、病理、心理的全面评估及随访。

(车　颖　孟志强　周玲燕　邝　建　王小平)

参 考 文 献

［1］ Bernardi S, Dobrinja C, Fabris B, et al.Radiofrequency ablation compared to surgery for the treatment of benign thyroid nodules.Int J Endocrinol, 2014：1–10.

［2］ Jeong WK, Baek JH, Rhim H, et al.Radiofrequency ablation of benign thyroid nodules：safety and imaging follow–up in 236 patients.Eur Radiol, 2008, 18（6）:1244–1250.

［3］ Regalbuto C, Le Moli R, Muscia V, et al.Severe Graves' ophthalmopathy after percutaneous ethanol injection in a nontoxic thyroid nodule.Thyroid, 2012, 22（2）:210–213.

［4］ Cesareo R, Palermo A, Pasqualini V, et al.Radiofrequency ablation for the management of thyroid nodules：A critical appraisal of the literature.Clinical Endocrinology, 2017, 87：639–648.

［5］ Pacella CM, Bizzarri G, Guglielmi R, et al.Thyroid tissue：US–guided percutaneous interstitial laser ablation–a feasibility study.Radiology, 2000, 217（3）:673–677.

［6］ Døssing H, Bennedb k FN, Hegedüs L.Long–term outcome following interstitial laser photocoagulation of benign cold thyroid nodules.Eur J Endocrinol, 2011, 165（1）:123–128.

［7］ Valcavi R, Riganti F, Bertani A, et al.Percutaneous laser ablation of cold benign thyroid nodules：a 3–year follow–up study in 122 patients.Thyroid, 2010, 20（11）:1253–1261.

［8］ Brunese L, Romeo A, Iorio S, et al.Thyroid B–flow twinkling sign：a new feature of papillary cancer.Eur J Endocrinol, 2008, 159：447–451.

［9］ Zhao CK, Xu HX, Lu F, et al.Factors associated with initial incomplete ablation for benign thyroid nodules after radiofrequency ablation：first results of CEUS evaluation.Clin Hemorheol Microcirc, 2017, 65：393–405.

［10］ Lu Zhang L, Zhou W, Zhan WW, et al.Percutaneous Laser Ablation of Unifocal Papillary Thyroid Microcarcinoma：Utility of Conventional Ultrasound and Contrast–Enhanced Ultrasound in Assessing Local Therapeutic Response.World J Surg, 2018, 42（8）:2476–2484.

［11］ Hua HX, Xie XY, Lub MD, et al.Ultrasound guilded pereutaneous thermal ablation of heptocellular carcinoma using microwave and radiofrequency ablation.Clin Radiol, 2004, 59：53–61.

［12］ Lim HK, Baek JH, Lee JH, et al.Efficacy and safety of radiofrequency ablation for treating locoregional recurrence from papillary thyroid cancer.Eur Radiol, 2015, 25：163–170.

［13］ Sung JY, Baek JH, Jung SL, et al.Radiofrequency ablation for autonomously functioning thyroid nodules：a multicenter study.Thyroid, 2015, 25：112–117.

［14］ Bernardi S, Stacul F, Michelli A, et al.12–month efficacy of a single radiofrequency ablation on autonomously functioning thyroid nodules.Endocrine, 2017, 7（3）:402–408.

［15］ Cesareo RAP, Pasqualini V, Simeone C, et al.Efficacy and safety of a single radiofrequency ablation of solid benign non–functioning thyroid nodules.Arch Endocrinol Metab, 2017；61（2）:173–179.

［16］ Lim HK, Lee JH, Ha EJ, et al.Radiofrequency ablation of benign non–functioning thyroid nodules：4–year follow–up results for 111 patients.Eur Radiol, 2013, 23：1044–1049.

［17］ Deandrea M, Sung JY, Limone P, et al.Efficacy and safety of radiofrequency ablation versus observation for nonfunctioning benign thyroid nodules：a randomized controlled International Collaborative Trial.Thyroid, 2015, 25：890–896.

［18］ Kim JH, Baek JH, Lim HK, et al.2017 Thyroid Radiofrequency Ablation Guideline：Korean Society of Thyroid Radiology.Korean J Radiol, 2018, 19（4）:632–655.

［19］ 章建全, 刁宗平, 卢峰, 等. 离体猪肝微波消融灶的弹性变化及其病理意义. 中华超声影像学杂志, 2011, 20（1）:84–87.

［20］ Cheng Z, Che Y, Yu S, et al.US–Guided Percutaneous Radiofrequency versus Microwave Ablation for Benign Thyroid Nodules：A Prospective Multicenter Study.Sci Rep, 2017, 7（1）:9554.

［21］ Sim JS,Baek JH,Lee J,et al.Radiofrequency ablation of benign thyroid nodules:depicting early sign of regrowth by calculating vital volume.Int J Hyperthermia,2017,33(8):905-910.

［22］ Wang B,Han ZY,Yu J,et al.Factors related to recurrence of the benign non-functioning thyroid nodules after percutaneous microwave ablation.Int J Hyperthermia,2017,33(8):915-920.

［23］ Jung SL,Baek JH,Lee JH,et al.Efficacy and Safety of Radiofrequency Ablation for Benign Thyroid Nodules:A Prospective Multicenter Study.Korean J Radiol,2018,19(1):167-174.

［24］ Jeong WK,Baek JH,Rhim H,et al.Radiofrequency ablation of benign thyroid nodules:safety and imaging follow-up in 236 patients.Eur Radiol,2008,18(6):1244-1250.

［25］ Baek JH,Kim YS,Lee D,et al.Benign predominantly solid thyroid nodules:prospective study of efficacy of sonographically guided radiofrequency ablation versus control condition.AJR Am J Roentgenol,2010,194:1137-1142.

［26］ Bernardi S,Lanzilotti V,Papa G,et al.Full-Thickness Skin Burn Caused by Radiofrequency Ablation of a Benign Thyroid Nodule.Thyroid,2016,26:183-184.

［27］ Gambelunghe G,Stefanetti E,Colella R,et al.A single session of laser ablation for toxic thyroid nodules:three-year follow-up results.Int J Hyperthermia,2018,22:1-5.

［28］ Baek JH,Moon WJ,Kim YS,et al.Radiofrequency ablation for the treatment of autonomously functioning thyroid nodules.World J Surg,2009,33:1971-1977.

［29］ Baek JH,Lee JH,Sung JY,et al.Korean Society of Thyroid Radiology.Complications encountered in the treatment of benign thyroid nodules with US-guided radiofrequency ablation:a multicenter study.Radiology,2012,262:335-342.

［30］ Luo Y,Zhang Y,Tang J.Efficacy and safety of ultrasound-guided radiofrequency ablation for treating lowrisk papillary thyroid microcarcinoma:a prospective study.Thyroid,2016,26:1581-1587.

第十章

颈部转移性淋巴结热消融术

第一节 适应证与禁忌证

不同个体全身淋巴结的数量差异较大,人体淋巴结有500~600枚,其中在头颈部约有300枚,颈部是淋巴结分布最为集中的地方,承载着头颈部的全部和胸腹部的部分淋巴液回流功能,因而颈部淋巴结是全身浅表淋巴结转移癌最常见的部位,故转移癌在颈部而原发灶位置可遍及全身。

国内学者对热消融治疗颈部转移性淋巴结进行了广泛研究,热消融术后转移性淋巴结不同程度的缩小,相关实验室指标有所下降,消融部位肿瘤存活率及复发率均较低。颈部转移性淋巴结的热消融常见的并发症有皮肤灼伤、局部疼痛、声音嘶哑、恶心、胃部不适等,严重并发症如神经损伤、功能损伤及血管撕裂等非常少见。

对于甲状腺癌患者首诊发现的淋巴结转移,外科手术清扫是标准的首选治疗方案,故明确反对首诊患者淋巴结转移采取消融治疗。但对已行规范性外科手术切除及颈淋巴结清扫术后再次出现淋巴结复发或转移的,国际上已有多个指南或共识提出可采取热消融治疗的方式来处理。我国的《甲状腺良性结节、微小癌及颈部转移性淋巴结热消融治疗专家共识(2018版)》认为,外科治疗依然是甲状腺癌复发、转移性淋巴结的首选治疗,但对符合以下适应证的患者,在充分告知前提下,可选择热消融治疗。共识明确建议了具体的热消融治疗颈部转移性淋巴结的适应证及禁忌证,具有重要的参考意义。

一、适应证

颈部转移性淋巴结热消融需同时满足以下条件:

(1)根治性治疗后,颈部淋巴结再次复发转移的。

(2)影像学提示转移性,FNAC证实转移性淋巴结。

(3)经评估,患者存在手术困难且自身条件不能耐受外科手术或患者主观意愿拒绝外科手术治疗的。

(4)转移性淋巴结 ^{131}I 治疗无效或患者主观意愿拒绝 ^{131}I 治疗的。

(5)转移性淋巴结能够与大血管、重要神经分离且有足够安全的操作空间。

二、禁忌证

符合下列任意一条即排除。

（1）病灶位于Ⅵ区的转移性淋巴结,其病灶对侧声带功能不正常。

（2）严重凝血功能障碍。

（3）重要脏器功能不全。

第二节 操作及疗效评价

一、术前准备

（1）对患者进行相应体格检查,询问病史,有心脑血管疾病及糖尿病者,术前予相应治疗,调整身体状态。

（2）术前检查血常规、血型、尿常规、大便常规、凝血功能、传染病、生化全套、甲状腺功能及Tg、肿瘤标记物、胸片、心电图、肺功能、颈部增强CT或MR、超声造影等。

（3）充分告知患者或其法定代理人患者疾病情况、治疗目的、治疗风险、当前治疗现状和替代治疗方法,并术前签署知情同意书。

（4）患者术前、术后均禁食4 h以上,行局麻镇痛,必要时安定镇静,以便患者更好配合。

（5）建立静脉通路,方便静脉给药。

二、操作方法

（1）术前对病灶行多角度、多切面超声检查,明确病灶的位置及与周围组织的解剖关系。根据病灶大小、位置制订治疗方案和热消融模式、程序。

（2）取仰卧位、颈部后屈过伸,常规消毒、铺巾,超声引导下用麻醉药局部麻醉皮肤穿刺点至淋巴结外周包膜。

（3）根据病灶的位置选择是否进行液体隔离,对难治部位可在超声引导下以2%的利多卡因或其稀释液在转移性淋巴结周围,与周围组织间隙分离,形成安全隔离区域,以保护颈动脉、食管、甲状旁腺及神经等相邻脏器及组织免受损伤。

（4）选取安全、较近的路径,在超声引导下避开颈部血管、气管、神经等重要结构。

（5）消融大体积淋巴结推荐使用"多点固定消融术",将病灶多点、多方向消融,尽可能达到淋巴结完全消融;对于小体积淋巴结则可使用"固定消融术",将热源固定于淋巴结中持续将其热消融。

（6）热消融(射频、微波、激光)功率输出一般需要由小至大逐步调节,具体功率输出范围及启停时间需根据具体热消融选择形式、病灶大小、病灶周围毗邻、设备厂家推荐值等情况酌情控制。

（7）当实时超声显示病灶完全被热消融产生的强回声所覆盖,停止热消融。消融后再次行超声造影检查评估热消融情况,确保消融完全。

三、疗效评价

（1）在消融前、消融后、消融中（必要时）分别进行病灶的超声造影检查及血 Tg 测定。热消融术后即刻行超声造影检查，观察消融病灶热毁损范围，发现残余病灶组织，及时补充消融。

（2）热消融治疗后 3 个月、6 个月、12 个月随访行超声检查或超声造影检查观察治疗病灶坏死情况、病灶大小，并计算体积及结节缩小率，必要时复查血 Tg。术后初次随访需行超声造影检查评估病灶血供及坏死情况，其后随访使用可酌情考虑。

（3）有条件的医疗单位可考虑术后通过穿刺病理检查判断疗效的确切性。

四、注意事项

（1）所有需消融治疗的颈部淋巴结术前均需有明确病理穿刺诊断结果或有相应可靠的影像学诊断支持。

（2）如患者在热消融过程中不能忍受疼痛或有明显不适，应减小消融功率或暂停消融。

（3）注射隔离液及穿刺操作的过程中需谨慎，避免损伤颈部血管、神经等。

（4）术前及术后均禁食 4h 以上，术中及术后留观期需密切监护心率、血压、呼吸、血氧饱和度等生命体征。

（5）部分患者术后可出现轻度疼痛、发热（<39℃）、血肿及神经损伤等，应术前向患者及其家属交代。

（6）少部分患者有发生声音嘶哑的可能，这当中大多数可在 3 个月内自行恢复，应术前向患者及其家属交代。

（7）由于转移性淋巴结的特殊性或可能多发，消融后仍存在肿瘤复发增大的可能，术后需定期复查随访，这些也应术前向患者及其家属交代。

第三节　典型病例

1. 病例一　患者男，40 岁，主诉：甲状腺癌术后两年，发现左颈淋巴结 2d。一般情况可，神清，颈部见手术瘢痕，愈合好，心肺无殊。

超声检查：左侧颈中部见数枚低回声结节，部分融合，最大者约 23mm×7mm×7mm。细针穿刺病理提示：左颈肿块淋巴结转移性乳头状癌。来院行左颈转移性淋巴结射频消融治疗（图 10-3-1）。

2. 病例二　患者女，36 岁，主诉：甲状腺癌 3 次术后 2 次碘治疗后 9 个月余，超声检查提示右侧颈部淋巴结结构异常。现来院行右颈淋巴结消融治疗。体检：一般情况可，神清，颈部见手术瘢痕，愈合好，双颈部及锁骨上未触及肿大淋巴结，心肺无殊。超声检查：右侧颈部可探及多个淋巴结回声，较大者约 12mm×3mm×4mm，皮质回声增强，淋巴门不清，提示转移性可能大。细针穿刺病理提示：右颈部淋巴结转移性乳头状癌。来院行右颈转移性淋巴结射频消融治疗（图 10-3-2）。

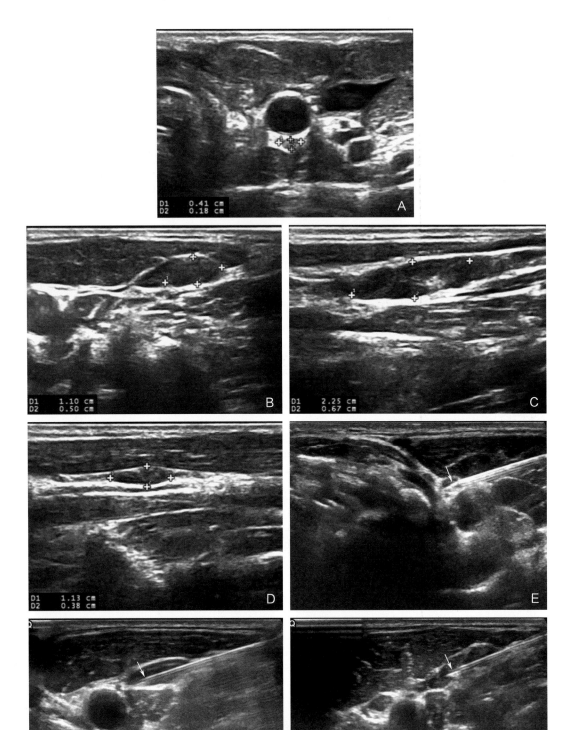

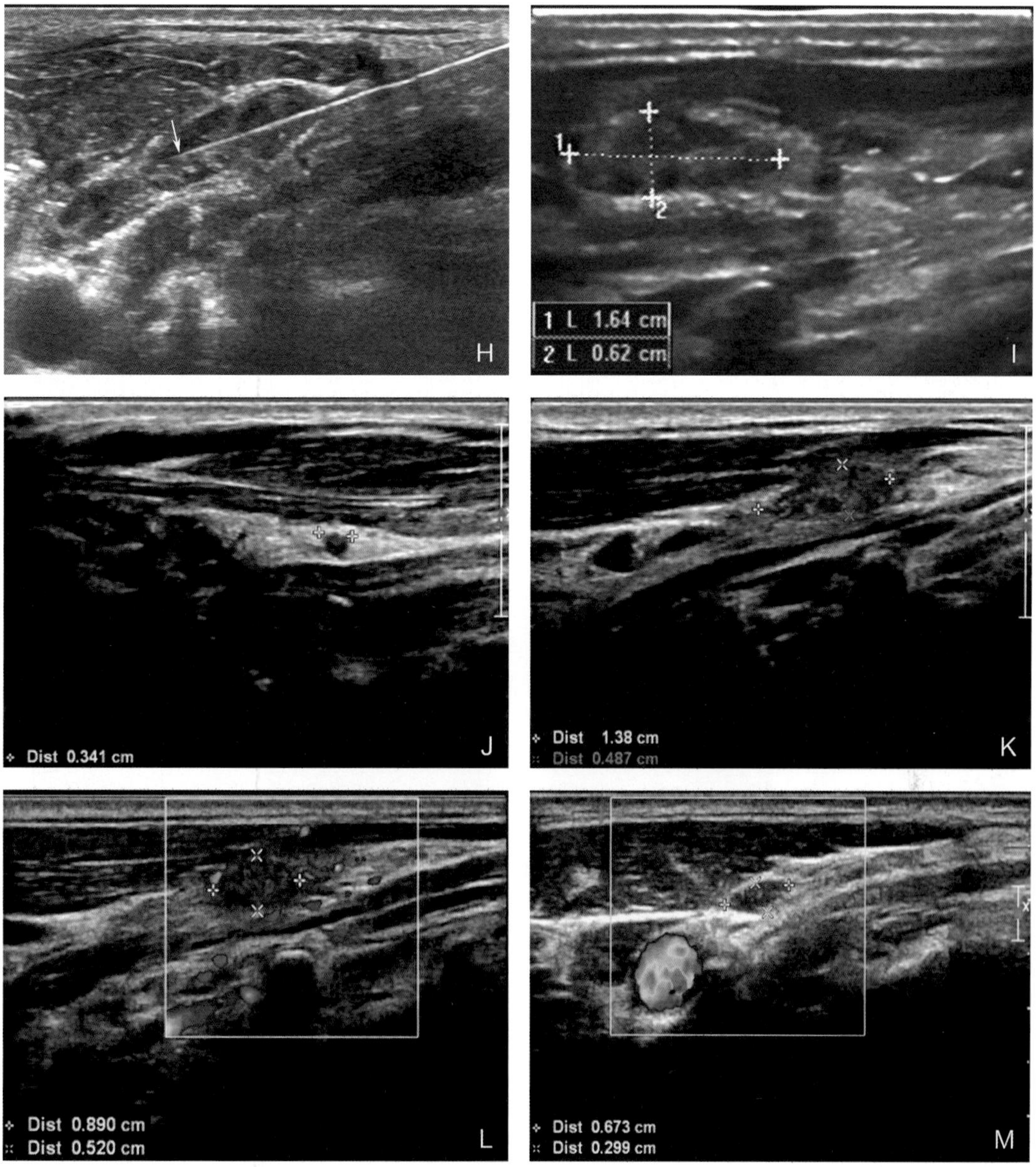

H

1 L 1.64 cm
2 L 0.62 cm

I

Dist 0.341 cm

J

Dist 1.38 cm
Dist 0.487 cm

K

Dist 0.890 cm
Dist 0.520 cm

L

Dist 0.673 cm
Dist 0.299 cm

M

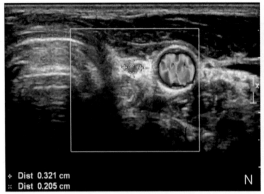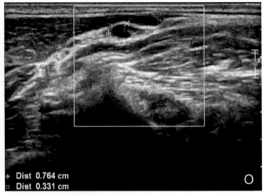

图 10-3-1　左颈转移性淋巴结射频消融

A~D. 左颈Ⅲ区消融术前超声扫查示：多发淋巴结增大，最大者约 23mm×7mm×7mm，皮质增厚，髓质不清或尚清，淋巴门不清，部分互相融合；E~G. 左颈结构异常淋巴结细针穿刺活检，证实为乳头状甲状腺癌颈部淋巴结转移；H. 左颈异常淋巴结行超声引导下射频消融术，箭示消融针；I、J. 消融术后1 个月复查，超声扫查示左侧颈部淋巴结缩小，最大的 16mm×6mm×6mm，皮质增厚，髓质不清，淋巴门消失，彩色多普勒能量图示内部未见明显彩色血流信号；K~M. 消融术后 3 个月复查，超声扫查示：左侧颈部淋巴结明显缩小，结构异常，彩色多普勒超声示淋巴结内部未见明显彩色血流信号，周边可见点状彩色血流信号；N、O. 消融术后 6 个月复查，超声扫查示：左侧颈部淋巴结进一步缩小，未见新生病灶

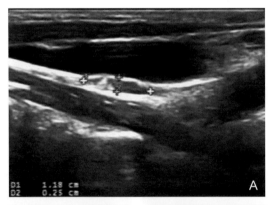

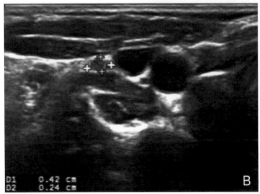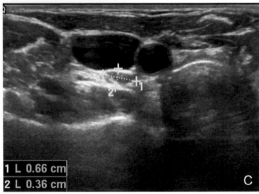

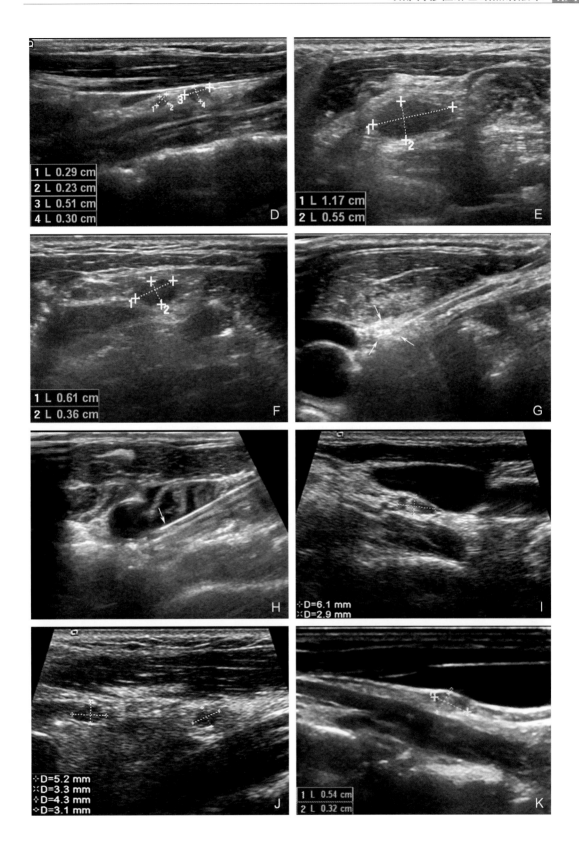

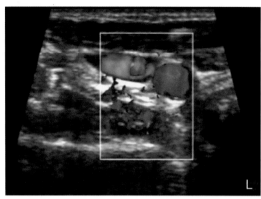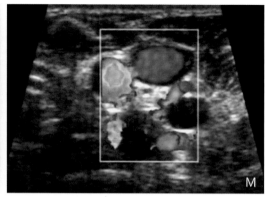

图 10-3-2　右颈转移性淋巴结射频消融

A、B. 消融前 1 个月, 右侧颈部可探及多个淋巴结回声, 较大的 12mm×3mm×4mm, 皮质回声增强, 内可见点状强回声, 淋巴门不清; C~F. 消融术前检查示: 右侧颈部淋巴结较 1 个月前增大, 皮质增厚, 髓质不清, 淋巴门消失; G. 超声引导下行右侧颈部淋巴结射频消融术, 消融后被消融结节呈强回声覆盖; H. 困难部位淋巴结消融, 以液体隔离淋巴结与周围组织后进行消融; I、J. 消融后 1 个月复查, 右侧颈部淋巴结明显缩小; K. 消融后 3 个月复查, 右侧颈部淋巴结无明显变化; L、M. 消融后 6 个月复查, 右侧颈部淋巴结无明显变化

3. 病例三　患者女, 36 岁, 乳头状甲状腺癌术后 2 个月, 超声发现右侧颈部淋巴结结构异常, 提示转移性可能大。查体: 一般可, 生命体征平稳, 体温: 36.8℃, 心脏听诊未闻及病理性杂音, 双肺未闻及干湿性啰音, 腹平软, 无压痛, 未及异常包块, 移动性浊音阴性。甲状腺球蛋白: 507.4ng/ml。来院行右颈转移性淋巴结射频消融治疗 (图 10-3-3)。

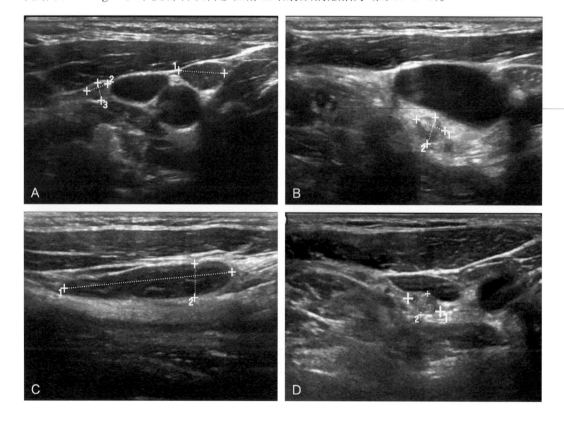

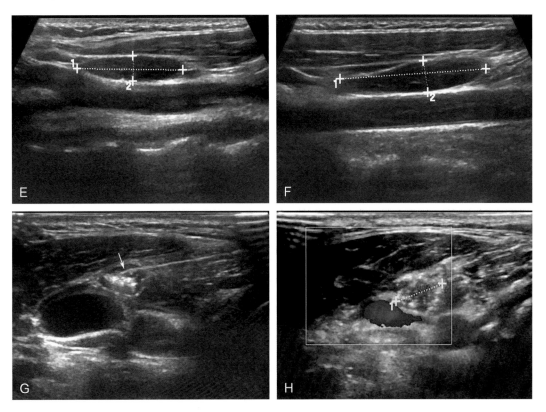

图 10-3-3　右颈转移性淋巴结射频消融

A~C. 消融术前 2 个月，超声发现右侧颈部Ⅱ区及Ⅳ区多发淋巴结增大，较大者约 25mm×6mm×7mm，皮质增厚，髓质不清，淋巴门消失；D~F. 消融术前 1 个月，超声扫查示：右侧颈部Ⅱ区及Ⅳ区多发淋巴结呈进行性增大，较大者约 34mm×10mm×11mm，皮质增厚，髓质不清，淋巴门消失。后经细针穿刺，明确为转移性；G. 对右侧颈部Ⅱ区及Ⅳ区转移性淋巴结进行射频消融，箭头所示为射频针；H. 射频消融后，淋巴结内未见明显彩色血流信号

4. 病例四　患者女，58 岁，主诉：乳头状甲状腺癌术后 3 次碘治疗后两年余，超声检查提示右下颈部淋巴结肿大伴钙化，转移考虑。体检：一般情况可，右下颈可扪及 10mm 左右淋巴结，质中偏硬。穿刺提示转移淋巴结，因患者拒绝手术，今来要求行淋巴结射频消融治疗（图 10-3-4）。

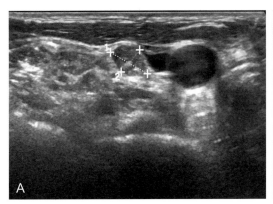
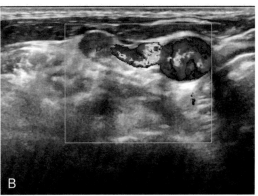

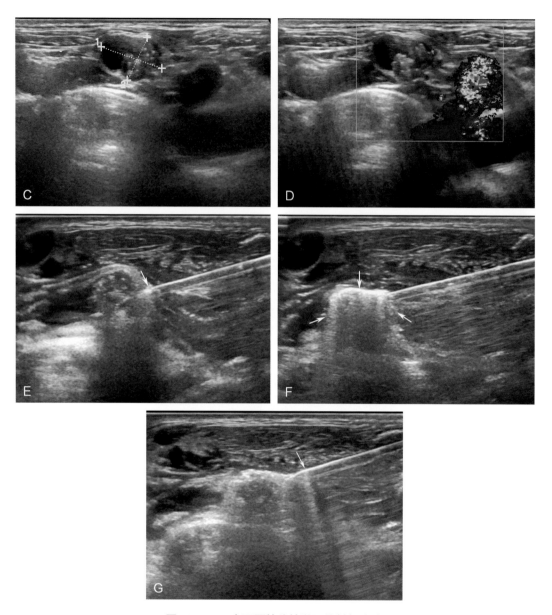

图 10-3-4 右下颈转移性淋巴结射频消融

A~D. 消融前超声扫查示:右侧颈部Ⅳ区可见多个淋巴结,较大者约 13mm×9mm×10mm,结构异常,皮质增厚,淋巴门不清,内可见无回声等液化坏死区,CDFI 示内部彩色血流信号不丰富;E. 对右侧颈部淋巴结进行超声引导下射频消融术,示射频针进入目标淋巴结内;F. 射频作用区覆盖淋巴结;G. 射频术后针道消融

（徐辉雄　杨高怡　于晓玲　于明安　李　萍）

参考文献

[1] Vassallo P, Wernecke K, Roos N, et al.Differentiation of benign from malignant superficial lymphadenopathy: the role of high-resolution US.Radiology, 1992, 183(1): 215.

[2] 牛丽娟, 王勇, 朱利, 等. 彩超诊断甲状腺癌颈部淋巴结转移的临床价值. 中华肿瘤防治杂志, 2007, 14(14): 1100-1101.

[3] 陈贵平, 朱红兵, 冯郑娟, 等. 超声在甲状腺癌颈部淋巴结转移的诊断价值探讨. 华西医学, 2009(6): 1433-1435.

[4] 王蓉. 彩色多普勒超声对甲状腺癌颈部淋巴结转移的诊断价值. 中国临床研究, 2013, 26(10): 1098-1099.

[5] 葛明华, 徐栋. 甲状腺良性结节、微小癌及颈部转移性淋巴结热消融治疗浙江省专家共识(2015 版). 中国普通外科杂志, 2016, 25(7): 944-946.

[6] 中国医师协会甲状腺肿瘤消融治疗技术专家组, 中国抗癌协会甲状腺癌专业委员会, 中国医师协会介入医师分会超声介入专业委员会, 等. 甲状腺良性结节、微小癌及颈部转移性淋巴结热消融治疗专家共识(2018 版). 中国肿瘤, 2018, 27(10): 768-773.

[7] 李猛, 李志艳, 于晓玲. 影像引导射频消融术在肿瘤治疗中的应用进展. 山东医药, 2016, 56(13): 102-105.

[8] 吕明德, 谢晓燕, 陈俊伟, 等. 超声引导消融治疗肝癌——微波与射频的比较. 中华超声影像学杂志, 2002, 11(1): 7-9.

[9] 谷铣之. 肿瘤放射治疗学. 北京: 北京医科大学、中国协和医科大学联合出版社, 1993.

[10] 栗晨, 王辉, 栗玉彬. 彩色多普勒超声及超声造影对甲状腺癌颈部淋巴结转移的诊断价值. 中华超声影像学杂志, 2014, 23(10): 918-919.

[11] Ahuja A.A practical approach to ultrasound of cervical lymph nodes.Journal of Laryngology & Otology, 1997, 111(3): 245-256.

[12] 张晟, 王海玲, 孙岭, 等. 术前超声分区诊断甲状腺癌颈淋巴结转移的临床价值. 中国肿瘤临床, 2010, 37(16): 917-920.

[13] 黄崑, 赵一, 刘艳君, 等. 甲状腺癌颈部淋巴结转移的超声诊断及分布研究. 中国全科医学, 2013, 16(39): 3995-3997.

[14] 丛淑珍, 陈青, 李康, 等. 彩色多普勒超声在甲状腺乳头状癌颈部淋巴结转移诊断中的应用价值. 中华地方病学杂志, 2010, 29(1): 107-107.

[15] 韩志江, 雷志锴, 陈文辉, 等. 超声和 CT 在甲状腺乳头状癌颈部淋巴结转移术前评估中的价值. 中国临床医学影像杂志, 2014, 25(11): 804-806.

附 甲状腺良性结节、微小癌及颈部转移性淋巴结热消融治疗专家共识(2018版)

中国医师协会甲状腺肿瘤消融治疗技术专家组,中国抗癌协会甲状腺癌专业委员会,中国医师协会介入医师分会超声介入专业委员会, 中国医师协会介入医师分会肿瘤消融专业委员会, 中国抗癌协会肿瘤介入专业委员会,中国抗癌协会肿瘤微创治疗专业委员会

摘 要:热消融作为肿瘤的治疗方法之一,已在多个实体脏器(肝脏、肾脏等)肿瘤领域取得令人满意的疗效。然而国内外对于其在甲状腺结节及颈部转移性淋巴结的临床应用中仍然有很大的争议。近几年国际上有多个相关学术组织发表了甲状腺结节的热消融治疗共识。国内2015年浙江省抗癌协会甲状腺肿瘤专业委员会也发表了"甲状腺良性结节、微小癌及颈部转移性淋巴结热消融治疗浙江省专家共识(2015版)"。为进一步严格规范热消融技术在甲状腺肿瘤中的应用,由中国医师协会甲状腺肿瘤消融治疗技术专家组联合其他相关学术组织,多次组织专家研讨,几经易稿,初步达成共识,制定了"甲状腺良性结节、微小癌及颈部转移性淋巴结热消融治疗专家共识(2018版)"。

关键词:结节性甲状腺肿;甲状腺肿瘤;消融技术;共识;指南

中图分类号:R736.1   **文献标识码**:A   **文章编号**:1004-0242(2018)10-0768-06

doi:10.11735/j.issn.1004-0242.2018.10.A006

Expert Consensus on Thermal Ablation for Thyroid Benign Nodes, Microcarcinoma and Metastatic Cervical Lymph Nodes(2018 Edition)

Thyroid Tumor Ablation Experts Group of Chinese Medical Doctor Association, Chinese Association of Thyroid Oncology, Interventional Ultrasound Committee of Chinese College of Interventionalists, Tumor Ablation Committee of Chinese College of Interventionalists, The Society of Interventional Therapy of China Anti-Cancer Association, The Society of Minimally Invasive Therapy in Cancer of China Anti-Cancer Association

Abstract: As one of treatment options for cancer, thermal ablation has satisfactory effects on many types of solid tumors (such as liver and renal cancers). However, its clinical application for the treatment of thyroid nodes and metastatic cervical lymph nodes is still under debates in China and abroad. In 2015, the "Expert consensus on thermal ablation for thyroid benign nodes, microcarcinoma, and metastatic cervical lymph nodes (2015 edition)", was released by the Thyroid Cancer Committee of Zhejiang Anti-Cancer Association. To further standardize the application of thermal ablation for thyroid tumors, the Thyroid Tumor Ablation Experts Group of Chinese Medical Doctor Association had organized many seminars and finally came to the consensus to formulate the "Expert Consensus on Thermal Ablation for Thyroid Benign Nodes, Microcarcinoma and Metastatic Lymph Nodes (2018 Edition)".

Key words: nodular goiter; thyroid neoplasms; ablation techniques; consensus; guideline

近年来,甲状腺良性结节、甲状腺微小癌的发病率呈逐年上升趋势,手术仍然是甲状腺肿瘤,尤其是甲状腺癌的首选治疗方法[1-3];借助影像技术引导的热消融(射频、微波、激光)治疗具有损伤小、恢复较快、重复性较好、美观效果更好且甲状腺功能保全更

佳等特点,近年来在部分甲状腺良性结节、部分低危甲状腺微小乳头状癌及颈部转移性淋巴结非外科手术治疗中已有所开展[4-9]。自2016年"甲状腺良性结节、微小癌及颈部转移性淋巴结热消融治疗浙江省专家共识(2015版)"[10]发布后,国内对甲状腺结节消融治疗产生了热烈的讨论[9,11-13]。随着时间的推移和实践深入, 为体现医学界对甲状腺热消融技术新的认识,国内相关专家经过反复讨论,基于甲状腺肿

收稿日期:2018-07-24

通讯作者:葛明华,E-mail:gemh@zjcc.org.cn

　　　　徐栋,E-mail:xudong@zjcc.org.cn

　　　　滕皋军,E-mail:gjteng@vip.sina.com

瘤诊治原则、医学伦理及浙江版共识基础，出台本共识，旨在进一步强化甲状腺结节及甲状腺肿瘤的诊疗规范，也进一步规范医学研究[14,15]。

1 术前评估

甲状腺结节热消融治疗是一种体内原位灭活肿瘤以达到局部根治（热切除）的技术手段，因此，其手术前的肿瘤学评估应作为治疗的前置条件。所有患者术前均需穿刺活检获得满意的病理结果，推荐采用细针穿刺抽吸活检（FNA）行细胞学检查，细胞病理学报告推荐采用 Bethesda 报告系统；也可应用粗针穿刺活检（CNB）行组织病理检查。良性结节是指 FNA-Bethesda Ⅱ类，对于符合消融条件的恶性结节也需 FNA 明确诊断，便于术前患者知情并做出选择。

2 适应证与禁忌证

2.1 甲状腺良性结节

2.1.1 适应证

需同时满足 1~3 条并满足第 4 条之一者。

①超声提示良性[16,17]，细针穿刺活检细胞学病理 FNA-Bethesda 报告系统报告为 Ⅱ类，或术前组织学活检病理证实为良性结节[18]；②患者无儿童期放射治疗史[19]；③患者充分知情情况下要求微创介入治疗，或拒绝外科手术及临床观察；④同时需满足以下条件之一：（1）自主功能性结节引起甲亢症状的[20]；（2）患者存在与结节明显相关的自觉症状（如异物感、颈部不适或疼痛等），或影响美观，要求治疗的；（3）手术后残余复发结节，或结节体积明显增大[17,18]。

2.1.2 禁忌证

符合下列任意一条即排除。

①巨大胸骨后甲状腺肿或大部分甲状腺结节位于胸骨后方（对无法耐受手术及麻醉者，可考虑分次消融或姑息性治疗）[21]；②对侧声带功能障碍；③严重凝血功能障碍；④重要脏器功能不全。

2.2 甲状腺微小乳头状癌

至今没有足够的循证医学证据证明热消融对原发性甲状腺微小乳头状癌治疗的有效性，故不推荐将热消融治疗作为甲状腺微小癌治疗的常规手段。本共识多数专家认为，在严格遵循相关法律法规、严

格遵循医学伦理和伦理审查流程，尤其是患者充分知情的情况下，对符合以下适应证的患者，不反对开展前瞻性临床研究，探索治疗的有效性和安全性，以明确热消融治疗是否适用于甲状腺癌的治疗及其治疗适应证，但开展此前瞻性临床研究的手术操作医生需具备副主任医师及以上职称，从事甲状腺消融治疗工作 2 年以上。

2.2.1 适应证

需同时满足以下 9 条。

①非病理学高危亚型[22,23]；②肿瘤直径≤5mm（对肿瘤四周均未接近包膜者可放宽至直径≤1cm），且结节距离内侧后包膜>2mm[24,25]；③无甲状腺被膜受侵且无周围组织侵犯[26-29]；④癌灶不位于峡部；⑤无多灶性甲状腺癌；⑥无甲状腺癌家族史；⑦无青少年或童年时期颈部放射暴露史[30,31]；⑧无淋巴结或远处转移证据；⑨患者经医护人员充分告知后，仍拒绝外科手术，也拒绝密切随访的[32]。

2.2.2 禁忌证

符合下列任意一条即排除。

①颈部或远处发现转移[33,34]；②癌灶短期内进行性增大（6 个月内增大超过 3mm）[35]；③病理学高危亚型（高细胞亚型、柱状细胞亚型、弥漫硬化型、实体/岛状型、嗜酸细胞亚型）[36-38]；④对侧声带功能障碍；⑤严重凝血功能障碍；⑥重要脏器功能不全。

2.3 颈部转移性淋巴结

对于甲状腺癌患者首诊发现的淋巴结转移，外科手术清扫是标准的首选治疗方案，故明确反对首诊患者淋巴结转移采取消融治疗。但对已行规范性外科手术切除及颈淋巴结清扫术后再次出现淋巴结复发或转移的，国际上已有多个指南或共识提出了可考虑采取热消融治疗的方式来处理[39]。本共识认为，外科治疗依然是甲状腺癌复发、转移性淋巴结的首选治疗，但对符合以下适应证的患者，在充分告知前提下，可选择热消融治疗[40,41]。

2.3.1 适应证

颈部转移性淋巴结需同时满足以下条件。

①根治性治疗后，颈部淋巴结再次复发转移的；②影像学提示转移性，FNA 证实转移性淋巴结；③经评估，患者存在手术困难且自身条件不能耐受外科手术或患者主观意愿拒绝外科手术治疗的[9,42]；④转移性淋巴结碘 131 治疗无效或患者主观意愿拒绝碘

131 治疗的；⑤转移性淋巴结能够与大血管、重要神经分离且有足够安全的操作空间[42]。

2.3.2 禁忌证

符合下列任意一条即排除。

①病灶位于Ⅵ区的转移性淋巴结，其病灶对侧声带功能不正常[9]；②严重凝血功能障碍；③重要脏器功能不全。

3　术前准备

①患者进行相应体格检查，询问病史，有心脑血管疾病及糖尿病者，术前应积极治疗基础疾病，调整身体状态。②术前检查血常规、血型、尿常规、大便常规、凝血功能、传染病、肿瘤标志物、甲状腺功能 8 项、PTH、降钙素、生化全套、胸部 X 线片、心电图、肺功能、喉镜、颈部增强 CT 或 MR、超声造影（推荐超声造影检查，不做强制要求）等。③充分告知患者或其法定代理人患者疾病情况、治疗目的、治疗风险、当前治疗现状和替代治疗方法，并术前签署知情同意书。④患者术前、术后均禁食 4h 以上，手术通常采用局部麻醉，根据患者的实际病情及实际疼痛耐受情况也可选择（或调整为）局部神经阻滞、静脉全身麻醉、针刺复合麻醉等，以便患者更好配合。⑤建立静脉通路，方便静脉给药。

4　操作方法

①术前对病灶行多角度、多切面超声检查，明确病灶的位置及与周围组织的解剖关系。根据病灶大小、位置制定治疗方案和热消融模式、程序[43,44]。②取仰卧位、颈部过伸后屈，常规消毒、铺巾，超声引导下用麻醉药局部麻醉皮肤穿刺点至甲状腺前缘外周包膜。③根据病灶的位置，相应地在超声引导下以 2% 利多卡因或其稀释液在甲状腺前包膜与颈前肌群间隙进行局部浸润麻醉及隔离，随后以生理盐水或灭菌注射用水 10~20ml（或加入 0.5mg 肾上腺素混合液）在甲状腺外包膜与颈动脉间隙、甲状腺后包膜与食管间隙、甲状腺与甲状旁腺间隙及甲状腺后包膜与喉返神经穿行区域、转移性淋巴结与周围组织间隙分离，形成安全隔离区域（可根据具体肿瘤的位置酌情掌握），以保护颈动脉、食管、甲状旁腺及喉

返神经等相邻脏器及组织免受损伤。④选取安全、较近的路径（穿刺路径应以峡部进针为主要路径，也可根据实际需要采取侧颈部进针的穿刺路径），在影像（推荐超声）引导下避开颈部血管、气管、神经等重要结构[44,45]。⑤消融良性大体积病灶推荐使用"移动消融技术[46]"，将病灶分为多个小的消融单元，通过移动热源，逐个对单元进行热消融处理，需确保病灶于三维上能实现整体热消融。对于小体积病灶或恶性病灶则可使用"固定消融技术"，将热源固定于病灶中持续将其热消融，并酌情考虑多点消融，恶性者需扩大消融以达到局部根治[47]。⑥热消融（射频、微波、激光）功率输出一般需要由小至大逐步调节，具体功率输出范围及启停时间需根据具体热消融选择形式、病灶大小、病灶周围毗邻、设备厂家推荐值等情况酌情控制[48,49]。⑦当实时超声显示病灶完全被热消融产生的强回声所覆盖，停止热消融[50]；有条件的可在消融后再次行增强影像学（推荐超声造影）检查评估热消融情况，以判断是否消融完全[51]。⑧热消融操作者资质：参照《肿瘤消融治疗技术管理规范（2017 版）》。

5　疗效评价

①可在消融前、消融中、消融后分别进行病灶的影像学检查，推荐以超声影像学检查（超声造影更佳）作为消融术后即刻和消融术后随访疗效的主要评价指标[52]。②热消融治疗后 3、6、12 个月随访行影像学检查观察治疗病灶坏死情况，病灶大小，计算体积及结节缩小率。治疗病灶缩小率：[（治疗前体积-随访时体积)/治疗前体积]×100%。③记录症状改善情况、相关并发症及其治疗、恢复情况。甲状腺肿瘤及其颈部转移性淋巴结热消融患者随访时需检测甲状腺功能指标及相应标志物等[53]。④有条件的医疗单位可考虑术后（一般在术后 1~3 个月以后的复查过程中）通过穿刺病理检查判断疗效的确切性。

6　注意事项

①如患者在热消融过程中不能忍受疼痛或有明显不适，应减小消融功率或暂停消融，或改变麻醉方式，必要时分次消融[54]。②术中需监护并密切观察患

者的心率、血压、血氧饱和度等生命体征。③因肿瘤较大或其他因素，部分患者可能存在消融不完全，可能需要多次或分次消融，部分患者甚至需要中转开放性手术；由于肿瘤的特殊性，消融后仍存在肿瘤复发增大的可能，术后需定期复查随访。④术前与患者及其家属或其法定代理人做好充分沟通，规范告知，使其充分知情，并术前签署知情同意书。

7 热消融术后并发症及处理

7.1 出　血

由于大部分消融本身具备凝血功能，故术后出血发生率较低，出血多发生在腺体表面，少数在腺内或囊内；在穿刺过程中伤及皮下血管极少数可引起皮肤瘀斑。部分出血可通过热消融凝固止血，对于已经形成的血肿，可通过超声进行动态观察，并通过局部压迫的方法控制出血进一步发展。出血控制后，酌情加压包扎、冰敷防止再次出血，一般血肿会自行吸收[55]。罕见情况如出血不能控制，尤其影响呼吸的时候需及时手术减压处理。

7.2 疼　痛

少部分患者术后会出现轻微痛感或放射痛，大部分患者可耐受，随时间的延续逐渐减轻[56]。对于少数患者持续疼痛，需进一步查明原因，必要时通过暂停消融、追加麻药、颈丛神经阻滞等方法，进行针对性止痛、对症处理。

7.3 喉返神经和喉上神经损伤

热消融操作不当或肿瘤粘连可损伤喉上神经和喉返神经，部分为热消融过程中，热量通过甲状腺肿瘤及其周围组织传导，引起喉返神经、喉上神经灼伤或热损伤。喉返神经损伤常引起同侧声带麻痹，有时单侧声带麻痹没有任何症状，但大多数单侧声带麻痹的患者伴有声音的症状，从较轻的声音容易疲劳到比较严重的声音嘶哑。通常随时间的延续患者症状逐渐减轻，绝大多数患者在3~6个月内恢复，可予以激素、神经营养药物等。双侧喉返神经损伤、呼吸问题可导致严重的上呼吸道梗阻，常常需要紧急气管切开或者紧急气管插管。喉上神经外支受损主要导致环甲肌麻痹，患侧声带张力减低，发声时可出现音调降低、音域变窄、嗓音低沉无力、最大发音时间缩短、无法高声言语或呼喊等音质改变。

7.4 肿瘤未控

由于肿瘤的特殊性，或术中出现不可预知的情况包括并发症等，导致消融手术失败，部分情况可能需及时中转或择期外科手术。（另注：这种情况下，为减少局部粘连，对于不影响生存期和生活质量的择期手术，建议考虑在消融术后3个月之后再行外科手术。）

参加撰写及讨论专家：

顾　问：高　明　滕皋军　梁　萍
组　长：葛明华　徐　栋　杨安奎
副组长：程若川　孙　辉　王鸿程　章建全
　　　　程志刚　吴泽宇
专家组成员（按姓氏拼音字母排序）：
车　颖　陈　凛　陈丽羽　程　文　董　刚
段佩琰　范卫君　费　健　付荣湛　高梅鸾
黄品同　蒋天安　邝　建　黎洪浩　李　萍
李新营　李志辉　卢　漫　罗渝昆　秦建武
秦华东　邱新光　谭　卓　唐丽娜　王朝晖
王淑荣　王小平　吴高松　谢晓燕　徐海苗
徐辉雄　殷德涛　余济春　余建军　詹维伟
张福君　张俊清　郑荣琴　郑向前　郑元义
朱又华　邹英华

秘　书：王一凡　王佳峰

参考文献：

[1] Haugen BR, Alexander EK, Bible KC, et al. 2015 American thyroid association management guidelines for adult patients with thyroid nodules and differentiated thyroid cancer：the American thyroid association guidelines task force on thyroid nodules and differentiated thyroid cancer [J].Thyroid, 2016, 26 (1)：1–133.

[2] Tuttle RM, Haddad RI, Ball DW, et al. Thyroid carcinoma, version 2.2014 [J]. J Natl Compr Canc Netw, 2014, 12 (12)：1671–1680.

[3] Chinese Association of Thyroid Oncology. Chinese expert consensus on diagnosis and treatment for papillary thyroid microcarcinoma(2016 edition)[J]. Chinese Journal of Clinical Oncology, 2016, 43(10)：405–411.[中国抗癌协会甲状腺癌专业委员会. 甲状腺微小乳头状癌诊断与治疗中国专家共识(2016版)[J]. 中国肿瘤临床, 2016, 43(10)：405–411.]

[4] Kim JH, Baek JH, Lim HK, et al. 2017 thyroid radiofrequency ablation guideline：Korean society of thyroid radiology [J]. Korean J Radiol, 2018, 19(4)：632–655.

[5] Jung SL, Baek JH, Lee JH, et al. Efficacy and safety of radiofrequency ablation for benign thyroid nodules：a

prospective multicenter study[J]. Korean J Radiol,2018,19(1):167–174.

[6] Garberoglio R,Aliberti C,Appetecchia M,et al. Radiofrequency ablation for thyroid nodules:which indications? the first Italian opinion statement[J]. J Ultrasound,2015,18(4):423–430.

[7] Li J,Liu Y,Liu J,et al. Ultrasound-guided percutaneous microwave ablation versus surgery for papillary thyroid microcarcinoma [J]. Int J Hyperthermia,2018,34(5):653–659.

[8] Ge MH,Wang JF. Concerned about some controversial problems in surgery for thyroid diseases [J]. Chinese Journal of Otorhinolaryngology Head and Neck Surgery,2013,48(9):705–707. [葛明华,王佳峰. 关注甲状腺外科中的某些争议性问题[J]. 中华耳鼻咽喉头颈外科杂志,2013,48(9):705–707.]

[9] Zhang JQ. Application prospect of percutaneous thermal ablation in papillary thyroid carcinoma and its regional lymph node metastasis[J]. Chinese Journal of Medical Ultrasound,2014,11(8):1–4. [章建全. 经皮热消融治疗在甲状腺乳头状癌及其区域淋巴结转移中的应用前景 [J]. 中华医学超声杂志,2014,11(8):1–4.]

[10] Thyroid Cancer Committee of Zhejiang Anti-Cancer Association. Expert consensus on thermal ablation for thyroid benign nodules,microcarcinoma and metastatic cervical lymph nodes (2015 edition)[J]. Chinese Journal of General Surgery,2016,25(7):944–946. [浙江省抗癌协会甲状腺肿瘤专业委员会. 甲状腺良性结节、微小癌及颈部转移性淋巴结热消融治疗浙江省专家共识(2015 版)[J]. 中国普通外科杂志,2016,25(7):944–946.]

[11] Tian HY,Xu D. Research progress in ultrasound-guided thermal ablation for thyroid nodules [J]. Journal of Chinese Oncology,2016,22(1):6–11.[田海英,徐栋. 超声引导下热消融治疗甲状腺结节的研究进展[J]. 肿瘤学杂志,2016,22(1):6–11.]

[12] Xu D. Regulate the treatment of thyroid thermal ablation is imperative [J]. Medicine and Philosophy,2017,38(7B):14–18.[徐栋. 规范甲状腺热消融治疗势在必行 [J]. 医学与哲学,2017,38(7B):14–18.]

[13] Hao SL,Ma JH,Jiang LX,et al. Progress of thermal ablation in minimally invasive treatment on thyroid nodules[J]. Chinese Archives of General Surgery(Electronic Edition),2016,10(1):77–80.[郝少龙,马纪红,姜立新,等. 热消融术在甲状腺结节微创治疗中的应用进展[J]. 中华普通外科学文献(电子版),2016,10(1):77–80.]

[14] Dong WW,Zhang H,Zhang P,et al. Re-operation for papillary thyroid carcinoma after radiofrequency ablation therapy:a clinical analysis of 5 cases [J]. Chinese Journal of Practical Surgery,2015,35(6):653–655.[董武试,张浩,张平,等. 甲状腺乳头状癌射频消融治疗后再手术 5 例临床分析 [J]. 中国实用外科杂志,2015,35(6):653–655.]

[15] Burch HB,Burman KD,Cooper DS,et al. A 2015 survey of clinical practice patterns in the management of thyroid nodules[J]. J Clin Endocrinol Metab,2016,101(7):2853–2862.

[16] Tessler FN,Middleton WD,Grant EG,et al. Re:ACR thyroid imaging,reporting and data system (TI-RADS):white paper of the ACR TI-RADS committee[J]. J Am Coll Radiol,2018,14(5):587.

[17] Kihara M,Hirokawa M,Masuoka H,et al. Evaluation of cytologically benign solitary thyroid nodules by ultrasonography:a retrospective analysis of 1877 cases[J]. Auris Nasus Larynx,2013,40(3):308–311.

[18] Feng B,Liang P,Cheng Z,et al. Ultrasound-guided percutaneous microwave ablation of benign thyroid nodules:experimental and clinical studies [J]. Eur J Endocrinol,2012,166(6):1031–1037.

[19] Adam MA,Thomas S,Hyslop T,et al. Exploring the relationship between patient age and cancer-specific survival in papillary thyroid cancer:rethinking current staging systems[J]. J Clin Oncol,2016,34(36):4415–4420.

[20] Chianelli M,Bizzarri G,Todino V,et al. Laser ablation and 131-iodine:a 24-month pilot study of combined treatment for large toxic nodular goiter[J]. J Clin Endocrinol Metab,2014,99(7):E1283–E1286.

[21] Gao M. Guidelines for the diagnosis and treatment of thyroid nodules and differentiated thyroid cancer [J]. Chinese Journal of Clinical Oncology,2012,39(17):1249–1272.[高明. 甲状腺结节和分化型甲状腺癌诊治指南 [J]. 中国肿瘤临床,2012,39(17):1249–1272.]

[22] Mazurat A,Torroni A,Hendrickson-Rebizant J,et al. The age factor in survival of a population cohort of well-differentiated thyroid cancer[J]. Endocrine Connections,2013,2(3):154–160.

[23] Baek JH,Kim YS,Sung JY,et al. Locoregional control of metastatic well-differentiated thyroid cancer by ultrasound-guided radiofrequency ablation[J]. AJR Am J Roentgenol,2011,197(2):W331–W336.

[24] Shin JH,Ha TK,Park HK,et al. Implication of minimal extrathyroidal extension as a prognostic factor in papillary thyroid carcinoma [J]. Int J Surg,2013,11(9):944–947.

[25] De Biase D,Gandolfi G,Ragazzi M,et al. TERT promoter mutations in papillary thyroid microcarcinomas [J]. Thyroid,2015,25(9):1013–1019.

[26] Mete O,Rotstein L,Asa SL. Controversies in thyroid pathology:thyroid capsule invasion and extrathyroidal extension [J]. Ann Surg Oncol,2010,17(2):386–391.

[27] Youngwirth LM,Adam MA,Scheri RP,et al. Extrathyroidal extension is associated with compromised survival in patients with thyroid cancer[J]. Thyroid,2017,27(5):626–631.

[28] Radowsky JS,Howard RS,Burch HB,et al. Impact of degree of extrathyroidal extension of disease on papillary thyroid cancer outcome[J]. Thyroid,2014,24(2):241–244.

[29] Wang LY,Ghossein R,Palmer FL,et al. Microscopic positive margins in differentiated thyroid cancer is not an independent predictor of local failure[J]. Thyroid,2015,25(9):993–998.

[30] Castagna MG,Cantara S,Pacini F. Reappraisal of the indication for radioiodine thyroid ablation in differentiated thyroid cancer patients[J]. J Endocrinol Invest,2016,10(39):1087–1094.

[31] Ganly I,Nixon IJ,Wang LY,et al. Survival from differenti-

ated thyroid cancer：what has age got to do with it？[J]. Thyroid，2015，25(10)：1106-1114.

[32] De Bernardi IC，Floridi C，Muollo A，et al. Vascular and interventional radiology radiofrequency ablation of benign thyroid nodules and recurrent thyroid cancers：literature review[J]. Radiol Med，2014，119(7)：512-520.

[33] Ito Y，Ichihara K，Masuoka H，et al. Establishment of an intraoperative staging system （iStage）by improving UICC TNM classification system for papillary thyroid carcinoma [J]. World J Surg，2010，34(11)：2570-2580.

[34] Ito Y，Fukushima M，Tomoda C，et al. Prognosis of patients with papillary thyroid carcinoma having clinically apparent metastasis to the lateral compartment [J]. Endocr J，2009，56(6)：759-766.

[35] Nixon IJ，Wang LY，Migliacci JC，et al. An international multi-institutional validation of age 55 years as a cutoff for risk stratification in the AJCC/UICC staging system for well-differentiated thyroid cancer[J]. Thyroid，2016，26(3)：373-380.

[36] Perrier ND，Brierley JD，Tuttle RM. Differentiated and anaplastic thyroid carcinoma：major changes in the American joint committee on cancer eighth edition cancer staging manual[J]. CA Cancer J Clin，2018，68(1)：55-63.

[37] Nixon IJ，Ganly I，Patel S，et al. The impact of microscopic extrathyroid extension on outcome in patients with clinical T1 and T2 well-differentiated thyroid cancer[J]. Surgery，2011，150(6)：1242-1249.

[38] Kim SJ，Myong JP，Suh H，et al. Optimal cutoff age for predicting mortality associated with differentiated thyroid cancer[J]. PLoS One，2015，10(6)：0130848.

[39] Tuttle RM，Haugen B，Perrier ND. Updated American joint committee on cancer/tumor-node-metastasis staging system for differentiated and anaplastic thyroid cancer （eighth edition）：what changed and why？[J]. Thyroid，2017，27(6)：751-756.

[40] Dupuy DE，Monchik JM，Decrea C，et al. Radiofrequency ablation of regional recurrence from well-differentiated thyroid malignancy [J]. Surgery，2001，130(6)：971-977.

[41] Jin YN，Wang YF，Xu D，et al. Radio-frequency ablation for cervical metastasis lymph nodes[J]. Chinese Journal of Ultrasound in Medicine，2017，33(5)：403-405. [金英楠，王一凡，徐栋，等. 颈部淋巴结转移癌的超声引导下射频消融治疗[J]. 中国超声医学杂志，2017，33(5)：403-405.]

[42] Guang Y，Luo YK，Zhang Y，et al. Ultrasound-guided radiofrequency ablation for cervical lymph nodes metastasis from papillary thyroid carcinoma[J]. Acta Academiae Medicinae Sinicae，2018，40(1)：67-71. [广旸，罗渝昆，张艳，等. 超声引导下射频消融治疗甲状腺乳头状癌颈部转移淋巴结的疗效评价[J]. 中国医学科学院学报，2018，40(1)：67-71.]

[43] Park HS，Baek JH，Park AW，et al. Thyroid radiofrequency ablation：updates on innovative devices and techniques [J]. Korean J Radiol，2017，4(18)：615-623.

[44] Yue W，Wang S，Yu S，et al. Ultrasound-guided percutaneous microwave ablation of solitary T1N0M0 papillary

thyroid microcarcinoma：initial experience[J]. Int J Hyperthermia，2014，30(2)：150-157.

[45] Valcavi R，Riganti F，Bertani A，et al. Percutaneous laser ablation of cold benign thyroid nodules：a 3-year follow-up study in 122 patients[J].Thyroid，2010，20(11)：1253-1261.

[46] Kong Y，Cheng ZG，Han ZY，et al. Application value of moving-shot technique in the treatment of microwave ablation for thyroid nodules [J]. Academic Journal of Chinese PLA Medical School，2014，35(7)：660-662. [孔月，程志刚，韩治宇，等. 移动消融技术在微波消融治疗甲状腺良性结节中的应用价值 [J]. 解放军医学院学报，2014，35(7)：660-662.]

[47] Liang P，Dong BX，Yang Y，et al. Prognostic factors for percutaneous microwave coagulation therapy of hepatic metastases[J]. Am J Roentgenol，2003，181(5)：1319-1325.

[48] Papini E，Guglielmi R，Gharib H，et al. Ultrasound-guided laser ablation of incidental papillary thyroid microcarcinoma：a potential therapeutic approach in patients at surgical risk[J]. Thyroid，2011，21(8)：917-920.

[49] Momesso DP，Tuttle RM. Update on differentiated thyroid cancer staging[J]. Endocrinol Metab Clin North Am，2014，43(2)：401-421.

[50] Lee CU，Kim SJ，Sung JY，et al. Needle track tumor seeding after radiofrequency ablation of a thyroid tumor [J]. Jpn J Radiol，2014，32(11)：661-663.

[51] Liu XL，Huang J，Sun DS，et al. Clinical experience of ultrasound-guided radiofrequency ablation for thyroid micropapillary carcinoma[J]. Heilongjiang Medical Journal，2015，39(1)：69-70.[刘晓岭，黄靖，孙德胜，等. 超声引导下射频消融治疗甲状腺微小乳头状癌的临床体会[J]. 黑龙江医学，2015，39(1)：69-70.]

[52] Wang SR，Zhang JQ，Xu QL，et al. Percutaneous thermal ablation for nodular thyroid diseases：an assessment of short-term effects[J]. Academic Journal of Second Military Medical University，2011，32(12)：1316-1320.[王淑荣，章建全，徐庆玲，等. 甲状腺结节性病变经皮热消融治疗的近期疗效评价[J]. 第二军医大学学报，2011，32(12)：1316-1320.]

[53] Pathak KA，Mazurat A，Lambert P，et al. Prognostic nomograms to predict oncological outcome of thyroid cancers[J]. J Clin Endocrinol Metab,2013,98(11):4768-4775.

[54] Qian LX. Application of ultrasound-guided radiofrequency and microwave ablation in the treatment of thyroid nodules [J/CD]. Chinese Journal of Medical Ultrasound (Electronic Edition)，2013，10(11)：870-873.[钱林学. 超声引导下射频及微波消融在甲状腺结节治疗中的应用 [J/CD]. 中华医学超声杂志(电子版)，2013，10(11)：870-873.]

[55] Feng B，Liang P. Status and progress of local ablation for thyroid nodules [J]. Chinese Journal of Otorhinolaryngology Head and Neck Surgery，2011，46(8)：695-697.[冯冰，梁萍. 甲状腺结节局部消融治疗的现状及进展 [J]. 中华耳鼻咽喉头颈外科杂志，2011，46(8)：695-697.]

[56] Yue W，Wang S，Wang B，et al. Ultrasound guided percutaneous microwave ablation of benign thyroid nodules：safety and imaging follow-up in 222 patients[J]. Eur J Radiol，2013，82(1)：e11-e16.